速效按摩全图解

张俊莉◎著

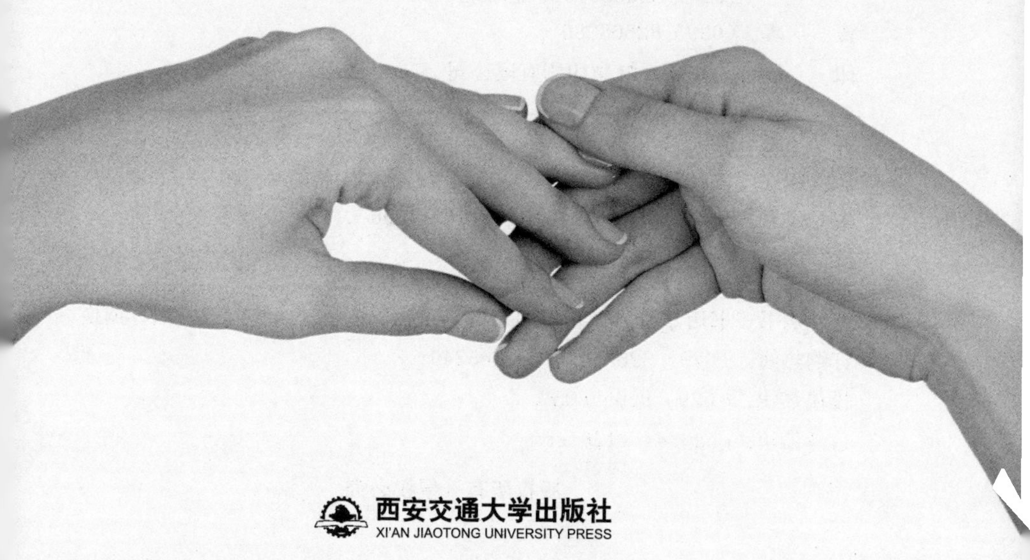

西安交通大学出版社
XI'AN JIAOTONG UNIVERSITY PRESS

图书在版编目（CIP）数据

速效按摩全图解 / 张俊莉著 —西安 ：西安交通大学出版社，2016.4

ISBN 978 - 7 - 5605 - 8441 - 6

Ⅰ.①速… Ⅱ.①张… Ⅲ.①按摩疗法（中医）—图解 Ⅳ.①R244.1-64

中国版本图书馆CIP数据核字（2016）第272966号

书　　名　速效按摩全图解
著　　者　张俊莉
责任编辑　李　晶

出版发行　西安交通大学出版社
（西安市兴庆南路10号　邮政编码710049）
网　　址　http://www.xjtupress.com
电　　话　（029）82668805　82668502（医学分社）
（029）82668315　（总编办）
传　　真　（029）82668280
印　　刷　北京欣睿虹彩印刷有限公司

开　　本　880mm×1280mm　1/32　　印张　9.5　　字数　223千字
版次印次　2016年7月第1版　　2016年7月第1次印刷
书　　号　ISBN 978-7-5605-8441-6/R•1166
定　　价　39.80元

读者购书、书店添货、如发现印装质量问题，请通过以下方式联系、调换。
订购热线：（029）82665248　82665249
投稿热线：（029）82668805
读者信箱：medpress@126.com

序

Prologue

获得健康主要有三种途径：养生、保健与治病。在祖国医学中，能够同时发挥这三种作用的方法很多，按摩、食疗养生就位列其中！

最了解身体的莫过于自己。科学证明，手对身体具有极强的感知力，通过对经络、反射区、穴位进行按、揉、压、搓等操作，能够将这种感知传达给身体各处，最大限度地激发人体自愈潜能。

不过，按摩虽然对健康有极大的帮助，但碍于传统按摩书的艰涩难懂，不少人对按摩望而却步。而现在，你终于可以摆脱这个困扰！本书将按摩与食补结合起来，为你呈现最丰富的内容：

◎最容易理解的按摩原理

◎最清楚的按摩方法

◎最有针对性的按摩用途

◎最详细的按摩步骤

◎最真切的按摩图片

◎最贴心的配套食补妙方

本书能使不同年龄人群、不同性别人群均获得最好的养生、保健、治病之道。相信本书一定会令你在轻松实践中学会按摩，爱上按摩，与家人一同分享按摩的生活乐趣!

目录

CONTENTS

PART 3 人体局部养生自我按摩

PART 4 人体对症养生自我按摩

PART 5 1分钟改善恼人病症

PART 6 学会自我按摩，美容塑身不发愁

常用穴位取穴对照表

经络是人体针灸和按摩的基础，是中医学的重要组成部分。“经”的原意是“纵丝”，有路径的意思，也就是经络系统中的主要路径；“络”的原意是“网络”，也就是主路分出的辅路，存在于机体的表面，纵横交错，遍布全身。

十二经脉又称“十二经”或“十二正经”。它的功能与作用除了沟通内外，贯穿上下，联系左右前后，使人体各部协调而成整体之外，还能运行气血，协调阴阳，荣润周身，适应四时，抗病御邪，反映病症。

十二经脉具体指手三阴经，包括手太阴肺经、手少阴心经、手厥阴心包经；手三阳经，包括手阳明大肠经、手太阳小肠经、手少阳三焦经；足三阳经，包括足阳明胃经、足太阳膀胱经、足少阳胆经；足三阴经，包括足太阴脾经、足少阴肾经、足厥阴肝经。

手太阴肺经经穴

【循行】起于中焦胃部，属肺，下络大肠，联系胃及肺系，从肺系出来后，外行线起于侧胸上部，循行于上肢内侧前缘，入寸口，沿大鱼际边缘出于大指桡侧端。其分支从腕后分出，止于食指桡侧端。

【主治】咳嗽、喘息、咽痛等肺系疾病，以及经脉循行部位的其他局部病症。

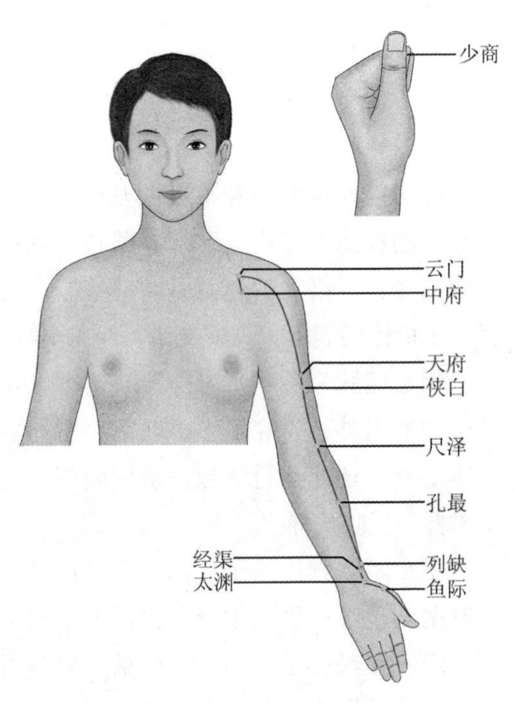

手太阴肺经经穴

中府 Zhōng fǔ

【取法】 胸前壁外上侧，云门穴下1寸，平第1肋间隙处，距前正中线6寸。

【主治】 气喘、咳嗽、胸中烦热、水肿、肋间神经痛、支气管炎、喉痹等。

云门 Yún mén

【取法】胸外侧部，肩胛骨喙突内缘，锁骨下窝凹陷处，距前正中线6寸。

【主治】气管炎、胸痛、哮喘、咳嗽、背痛、胸中烦痛、肩关节周围炎等。

侠白 Xiá bái

【取法】 在臂内侧面，肱二头肌桡侧缘，腋前纹头下4寸，或肘横纹上5寸处。

【主治】 支气管炎、支气管哮喘、咳嗽、肺炎、干呕、烦满、心痛、心悸、上臂内侧神经痛等。

尺泽 Chǐ zé

【取法】 肘横纹中，肱二头肌腱桡侧凹陷处。

【主治】咳嗽、气喘、咳血、哮喘、潮热、胸部胀满、咽喉肿痛、吐泻、肘臂挛痛等。

孔最 Kǒng zuì

【取法】 前臂掌面桡侧，当尺泽与太渊连线上，腕横纹上7寸处。

【主治】 咳嗽、咽炎、扁桃体炎、支气管炎、支气管哮喘、肘臂痛、手关节痛、痔疾等。

列缺 Liè quē

【取法】 前臂桡侧缘，桡骨茎突上方，腕横纹上1.5寸，当肱桡肌与拇长展肌腱之间。

【主治】感冒、咽喉肿痛、哮喘、面神经痉挛、牙痛、遗精、高血压、腕部疾病等。

太渊 Tài yuān

【取法】腕掌侧横纹桡侧，桡动脉搏动处。

【主治】扁桃体炎、肺炎、咽喉肿痛、咳嗽、气喘、咳血、胸痛、腕臂痛、掌心发热等。

手少阴心经经穴

【循行】起于心中，联系心系、肺、咽、目系，属心络小肠，从腋下迁出，沿手臂内侧后缘前行至掌后豌豆骨，进入掌内，止于小指桡侧端。

【主治】心、胸、神志病症以及经脉循行部位的其他局部病症。

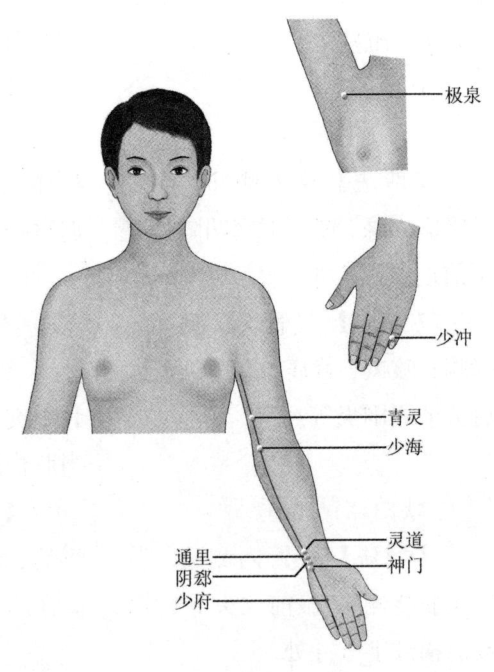

手少阴心经经穴

极泉 Jí quán

【取法】上臂外展，腋窝顶点，腋动脉搏动处。

【主治】心痛、咽干、烦渴、胁肋疼痛、肩臂疼痛、消化不良、干呕、胃胀、冠心病、心痛等。

青灵 Qīng líng

【取法】臂内侧，当极泉与少海的连线上,肘横纹上3寸，肱二头肌的内侧沟中。

【主治】头痛、胁痛、肩臂疼痛等。

少海 Shào hǎi

【取法】屈肘，当肘横纹内侧端与肱骨内上髁连线的中点处。

【主治】神经衰弱、头痛、眩晕、三叉神经痛、落枕、前臂麻、肘臂挛痛、胸膜炎等。

灵道 Líng dào

【取法】前臂掌侧，当尺侧腕屈肌腱的桡侧缘，腕横纹上1.5寸。

【主治】心痛、癔证、干呕、臂肘拘挛等。

通里 Tōng lǐ

【取法】前臂掌侧，当尺侧腕屈肌腱的桡侧缘，腕横纹上1寸。

【主治】头痛、目眩、遗尿、月经过多、心痛、心悸、肘前臂疼痛、面赤热、狂证等。

阴郄 Yīn xì

【取法】前臂掌侧，当尺侧腕屈肌腱的桡侧缘，腕横纹上0.5寸。

【主治】神经衰弱、失眠、心悸、盗汗、心痛、癫痫、鼻出血、胃出血、肺结核、子宫内膜炎等。

神门 Shén mén

【取法】腕部，腕掌侧横纹尺侧端，尺侧腕屈肌腱的桡侧凹陷处。

【主治】淋巴结炎、扁桃体炎、健忘、失眠、心悸、心烦、神经弱、癔证等。

手厥阴心包经经穴

【循行】起于胸中，属心包，下隔，络三焦；支脉从胸内出胁部，沿手臂内侧面的中间部循行，入掌中出于中指桡侧末端；掌中分支止于无名指末端。

【主治】心、心包、胸、胃、神志病以及经脉循行部位的其他局部病症。

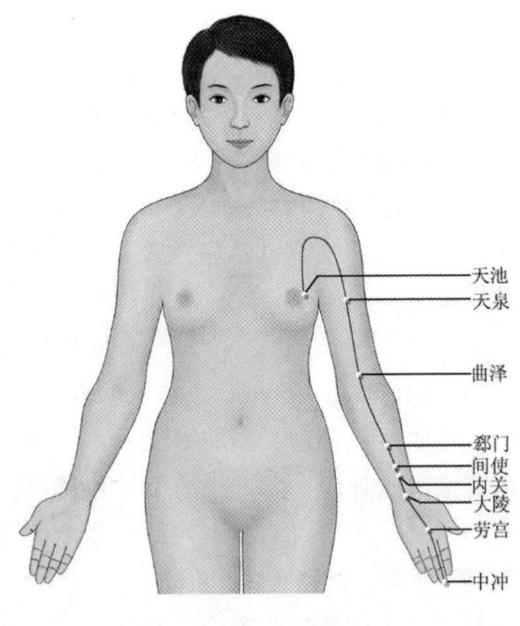

手厥阴心包经经穴

天池 Tiān chí

【取法】 胸部，当第 4 肋间隙，乳头外 1 寸，前正中线旁开 5 寸。

【主治】咳嗽、气喘、痰多、胸闷、胸痛、乳痛、腋下肿痛等。

曲泽 Qū zé

【取法】 仰掌，微屈肘，在肘横纹上，肱二头肌腱的尺侧缘凹陷中。

【主治】心痛、急性胃肠炎、支气管炎、中暑、善惊、身热、烦心、口干、呕吐、胃痛、烦躁、臂肘痛等。

郄门 Xì mén

【取法】 前臂掌侧，当曲泽与大陵的连线上，腕横纹上5寸。

【主治】心痛、心悸、心烦、胃出血、乳痛、膈肌痉挛、癔证、胸痛、胃痛等。

间使 Jīan shǐ

【取法】 前臂掌侧，当曲泽与大陵的连线上，腕横纹上 3 寸，掌长肌腱与桡侧腕屈肌腱之间。

【主治】感冒、咽炎、失音、心痛、胃痛、臂痛、心悸、干呕、烦躁、热病、癫痫、癔证等。

内关 Nèi guān

【取法】 前臂掌侧，当曲泽穴与大陵穴的连线上，腕横纹上 2 寸，掌长肌腱与桡侧腕屈肌腱之间。

【主治】眩晕、失眠、头痛、呕吐、哮喘、胃痛、癫狂、中风、产后血晕、膈肌痉挛、休克等。

劳宫 Láo gōng

【取法】手掌心，当第 2、3 掌骨之间偏于第 3 掌骨，握拳屈指的中指尖处。

【主治】心痛、心悸、昏迷、口舌生疮、口臭、咯血、中风、烦热、发热无汗、二便带血、胸胁胀满、黄疸、胸胁痛、中暑等。

手太阳小肠经经穴

【循行】手太阳小肠经起于小指尺侧端，沿上肢外侧后缘上行，绕行肩胛部，内行线从缺盆进入，络心，属小肠，联系胃、咽；上行线从缺盆上行，经面颊到外眼角、耳中，分支从面颊到鼻，继续上行至内眼角。

【主治】头面五官病、热病、神志病以及经脉循行部位的其他局部病症。

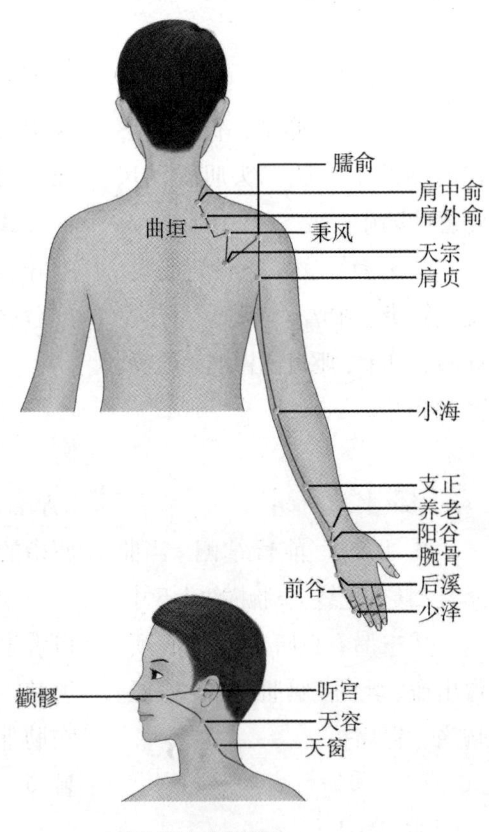

手太阳小肠经经穴

少泽 Shào zé

【取法】微握拳,掌心向下,伸小指,在小指尺侧,距指甲角0.1寸处。

【主治】头痛、热病、中风昏迷、乳少、乳痈、咽痛、耳鸣耳聋、肩臂外后侧痛等。

肩贞 Jiān zhēn

【取法】肩关节后下方,臂内收时,腋后纹头上1寸。

【主治】头痛、耳鸣、耳聋、肩臂疼痛、肩关节周围炎、风湿痛等。

天宗 Tiān zōng

【取法】肩胛部,当冈下窝中央凹陷处,与第4胸椎相平。

【主治】咳喘、肩周炎、乳痈、臂肘外后侧痛等。

肩外俞 Jiān wài shū

【取法】背部,当第1胸椎棘突下旁开3寸。

【主治】神经衰弱、肩背酸痛、颈项强痛、上肢冷痛等。

肩中俞 Jiān zhōng shū

【取法】背部,当第7颈椎棘突下旁开2寸。

【主治】哮喘、支气管炎、恶寒发热、咳嗽、视物不清等。

天容 Tiān róng

【取法】颈外侧部,当下颌角的后方,胸锁乳突肌的前缘凹陷中。

【主治】咽炎、咽痛、耳聋、耳鸣、哮喘、牙痛、咳嗽、颊肿等。

颧髎 Quán liáo

【取法】面部,当目外眦直下,颧骨下缘凹陷处。

【主治】口眼歪斜、面痛、牙痛、颊肿、唇痈、鼻炎、鼻窦炎等。

听宫 Tīng gōng

【取法】面部,耳屏前,下颌骨髁状突的后方,张口时呈凹陷处。

【主治】耳鸣、耳聋、中耳炎、牙痛、失音、头痛等。

手阳明大肠经经穴

【循行】起于食指桡侧端，沿手臂外侧前缘循行至肩峰部前缘，下入缺盆，络肺，属大肠，从缺盆向上走行，经颈部进入下齿槽，过人中沟，止于对侧鼻孔旁边。

【主治】头面五官病、皮肤病、热病、肠胃病、神志病以及经脉循行部位的其他局部病症。

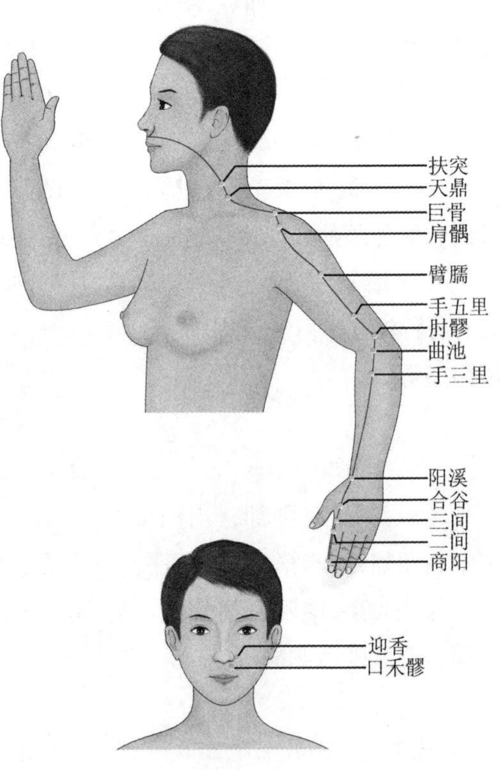

手阳明大肠经经穴

商阳 Shāng yáng

【取法】手食指末节桡侧，距指甲角 0.1 寸。

【主治】牙痛、咽炎、喉炎、下齿痛、耳鸣、耳聋、喘咳、热病汗不出、昏厥、中风昏迷等。

合谷 Hé gǔ

【取法】手背，第 1、2 掌骨间，当第 2 掌骨桡侧的中点处。

【主治】感冒、头痛、牙痛、咽炎、鼻炎、鼻出血、耳鸣、便秘、胃痛、腹痛、半身不遂、痛经等。

阳溪 Yáng xī

【取法】腕背横纹桡侧，手拇指上翘起时，当拇短伸肌腱与拇长伸肌腱之间的凹陷中。

【主治】头痛、耳聋、耳鸣、咽痛、牙痛、热病心烦、癫狂、腕痛、臂痛、面痹等。

手三里 Shǒu sān lǐ

【取法】前臂背面桡侧，当阳溪与曲池连线上，肘横纹下 2 寸。

【主治】腹胀、呕吐、腹泻、感冒、牙痛、目痛、手臂麻痛、肘部拘挛、高血压、乳痈等。

曲池 Qū chí

【取法】屈肘，肘横纹外侧端与肱骨外上髁连线中点。

【主治】高血压、牙痛、咽喉肿痛、癫狂、上肢不遂、双目赤痛、手臂肿痛等。

肩髃 Jiān yú

【取法】臂外侧，三角肌上，臂外展，或向前平伸时，当肩峰前下方向凹陷处。

【主治】肩臂疼痛、手臂挛急、上肢不遂、目疾等。

迎香 Yíng xiāng

【取法】鼻翼外缘中点旁开约 0.5 寸，当鼻唇沟中。

【主治】鼻炎、鼻窦炎、鼻塞、鼻出血、口歪、嗅觉减退、鼻息肉、月经不调、盆腔炎、痛经、便秘等。

手少阳三焦经经穴

【循行】起于无名指末端，沿着小指、无名指之间上行，沿手臂外侧中间部上行，过肩，经颈部上行联系耳后，从耳上方向下联系面颊、眼下；体腔支从缺盆进入，分布于胸中，联络心包、横膈、三焦。

【主治】头、目、耳、面颊、咽喉、胸胁病、热病以及经脉循行部位的其他局部病症。

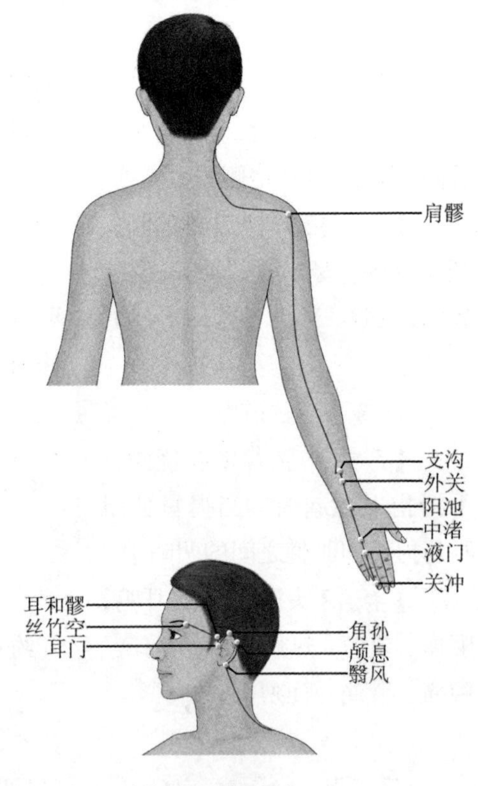

手少阳三焦经经穴

阳池 Yáng chí

【取法】腕背横纹中，当指总伸肌腱的尺侧缘凹陷处。

【主治】流行性感冒、风湿病、目赤肿痛，耳聋、口干、喉痹、腕痛、肩背痛、颈肩部疼痛、糖尿病、手脚冰冷等。

外关 Wài guān

【取法】前臂背侧，当阳池穴与肘尖的连线上，腕背横纹上 2 寸，尺骨与桡骨之间。

【主治】热病、头痛、颊痛、耳聋、耳鸣、目赤肿痛、胁痛、肩背痛、肘臂屈伸不利、手指疼痛、手颤等。

支沟 Zhī gōu

【取法】前臂背侧，当阳池穴与肘尖穴的连线上，腕背横纹上 3 寸，尺骨与桡骨之间。

【主治】咽喉肿痛、心绞痛、腹泻、瘰疬、经闭、乳汁不泌、耳聋、耳鸣、热病、呕吐、便秘、胁肋痛、肩背酸痛、急性腰扭伤等。

翳风 Yì fēng

【取法】耳垂后方，当乳突与下颚角之间的凹陷处。

【主治】耳鸣、耳聋、头痛、面瘫、牙痛、牙关紧闭、下颌关节炎、颊肿、腮腺炎、甲状腺肿、面神经麻痹、膈肌痉挛。

角孙 Jiǎo sūn

【取法】头部，折耳郭向前，当耳尖直上，入发际处。

【主治】牙痛、头项强、目疾、牙龈炎等。

耳门 Ěr mén

【取法】面部，当耳屏上切迹的前方、下颌骨髁状突后缘，张口有凹陷处。

【主治】上牙痛、耳聋、耳鸣、中耳炎、口周肌肉痉挛等。

丝竹空 Sī zhú kōng

【取法】面部，当眉梢凹陷处。

【主治】头痛、偏头痛、眩晕、面神经麻痹、小儿惊风、牙痛、癫痫等。

足太阳膀胱经经穴

【循行】

起于内眼角，上行至额部，交会于头顶，入里络脑；主支从头顶向下至枕部，沿着脊柱两侧下行一直通过臀部，属膀胱络肾，止于腘窝；另一支从枕部分出，沿着腰背部主干线外侧循行至腘窝；二者相合后沿着小腿后侧循行，经外踝，止于小趾外侧端。

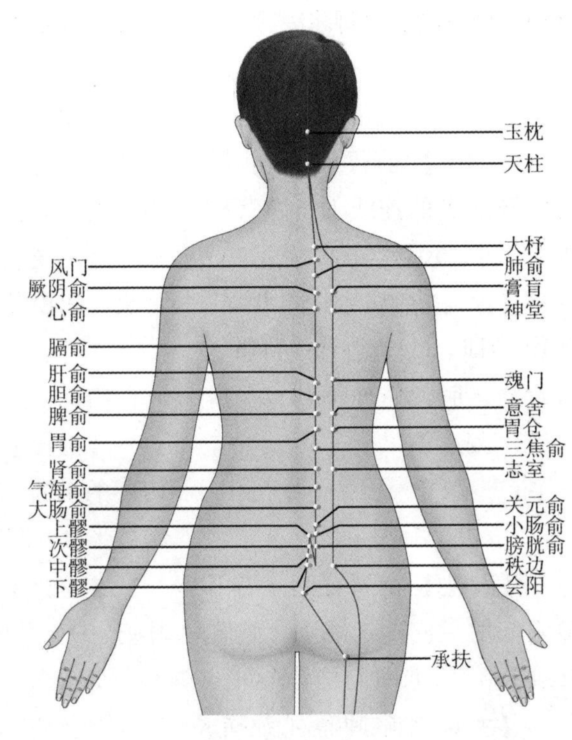

足太阳膀胱经经穴

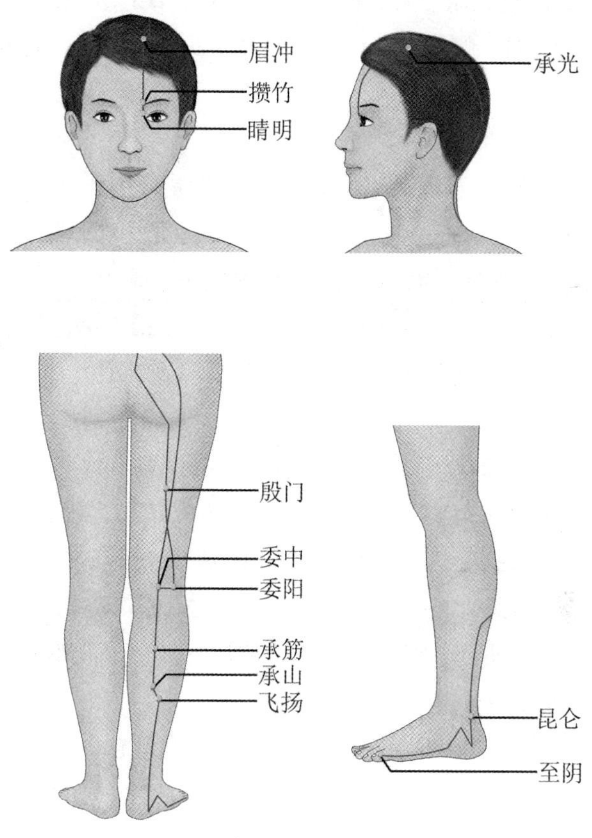

足太阳膀胱经经穴

【主治】 头面五官病，颈、背、腰、下肢病症，神志病，经脉循行部位的局部病症以及背部两条侧线的背俞穴所相应的脏腑及有关组织器官的疾病。

睛明 Jīng míng

【取法】 面部，目内眦角稍上方凹陷处。

【主治】 近视眼、青光眼、夜盲、迎风流泪、腰痛等。

攒竹 Cuán zhú

【取法】面部，当眉头陷中，眶上切迹处。

【主治】 头痛、面瘫、目视不明、目赤肿痛、眼睛充血、假性近视、腰背肌扭伤等。

天柱 Tiān zhù

【取法】项部大筋（斜方肌）外缘之后发际凹陷中，约当后发际正中旁开 1.3 寸。

【主治】后头痛、神经衰弱、失眠、慢性鼻炎、鼻出血、咽炎、感冒、惊厥、癔证等。

大杼 Dà zhù

【取法】 背部，当第 1 胸椎棘突下，旁开 1.5 寸。

【主治】头痛、咽炎、感冒、鼻塞、支气管炎、肺炎、癫痫、肩胛酸痛、腰背痛等。

风门 Fēng mén

【取法】 背部，当第 2 胸椎棘突下，旁开 1.5 寸。

【主治】 支气管炎、发热、咳嗽、头痛、目眩、流涕、鼻塞、哮喘、百日咳、感冒、遗尿等。

肺俞 Fèi shū

【取法】 背部，当第 3 胸椎棘突下，旁开 1.5 寸。

【主治】咳嗽、气喘、潮热、盗汗、鼻塞、肩背痛、喉痹等。

厥阴俞 Jué yīn shū

【取法】 背部，当第 4 胸椎棘突下，旁开 1.5 寸。

【主治】 心痛、神经衰弱、肋痛、胃炎、牙痛、呕吐、胸满等。

心俞 Xīn shū

【取法】 背部，当第 5 胸椎棘突下，旁开 1.5 寸。

【主治】心痛、失眠、肋痛、惊悸、咳嗽、吐血、健忘、盗汗等。

膈俞 Gé shū

【取法】 背部，当第 7 胸

椎棘突下，旁开1.5寸。

【主治】呕吐、呃逆、气喘、咳嗽、潮热、盗汗、血证等。

肝俞 Gān shū

【取法】背部，当第9胸椎棘突下，旁开1.5寸。

【主治】偏头痛、神经衰弱、急慢性肝炎、胆囊炎、慢性胃炎、目疾、癫狂痫、月经不调等。

脾俞 Pí shū

【取法】背部，当第11胸椎棘突下，旁开1.5寸。

【主治】胃下垂、胃炎、胃痉挛、消化不良、呕吐、痢疾、便血、功能性子宫出血等。

胃俞 Wèi shū

【取法】背部，当第12胸椎棘突下，旁开1.5寸。

【主治】胃脘痛、消化不良、胃下垂、胃痉挛、胰腺炎、腹胀、肠鸣、腹泻、呕吐、糖尿病等。

三焦俞 Sān jiāo shū

【取法】腰部，当第1腰椎棘突下，旁开1.5寸。

【主治】水肿、呕吐、肠鸣、腹胀、腹泻、痢疾、尿潴留、小便不利、腰背强痛等。

肾俞 Shèn shū

【取法】腰部，当第2腰椎棘突下，旁开1.5寸。

【主治】月经不调、白带、遗尿、遗精、阳痿、视物不清、哮喘、耳鸣、耳聋、腰痛等。

气海俞 Qì hǎi shū

【取法】腰部，当第3腰椎棘突下，旁开1.5寸。

【主治】腹痛、水肿鼓胀、消化不良、便秘、遗尿、遗精、腰痛、食欲不振、夜尿症等。

大肠俞 Dà cháng shū

【取法】腰部，当第4腰椎棘突下，旁开1.5寸。

【主治】腹胀、腹泻、肠炎、便秘、腰痛、腰痛、小腹疼痛等。

膀胱俞 Páng guāng shū

【取法】骶部，当骶正中

嵴旁 1.5 寸，平第 2 骶后孔。

【主治】肠炎、腹泻、小便不利、坐骨神经痛、糖尿病等。

上髎 Shàng liáo

【取法】骶部，当髂后上棘与后正中线之间，适对第 1 骶后孔处。

【主治】月经不调、子宫脱垂、痔疮、盆腔炎、腰骶痛等。

次髎 Cì liáo

【取法】骶部，当髂后上棘内下方，适对第 2 骶后孔处。

【主治】月经不调、赤白带下、痛经、腰痛、疝气等。

中髎 Zhōng liáo

【取法】骶部，当次髎下内方，适对第 3 骶后孔处。

【主治】月经不调、便秘、尿潴留、小便不利、腰痛等。

下髎 Xià liáo

【取法】骶部，当中髎下内方，适对第 4 骶后孔处。

【主治】小腹痛、腰痛、肠鸣、腹泻、便秘、小便不利等。

殷门 Yīn mén

【取法】在大腿后面，承扶与委中的连线上，承扶下 6 寸。

【主治】腰脊强痛、下肢痿痹、坐骨神经痛等。

委中 Wěi zhōng

【取法】腘横纹中点，当股二头肌腱与半腱肌肌腱的中间。

【主治】腰痛、腹痛、吐泻、小便不利、鼻出血、腘筋痉急等。

志室 Zhì shì

【取法】腰部，当第 2 腰椎棘突下，旁开 3 寸。

【主治】遗精、阳痿、尿潴留、小便不利、水肿等。

昆仑 Kūn lún

【取法】足部外踝后方，当外踝尖与跟腱之间的凹陷处。

【主治】高血压、目眩、目疾、畏寒、头痛、项强、癫痫等。

足阳明胃经经穴

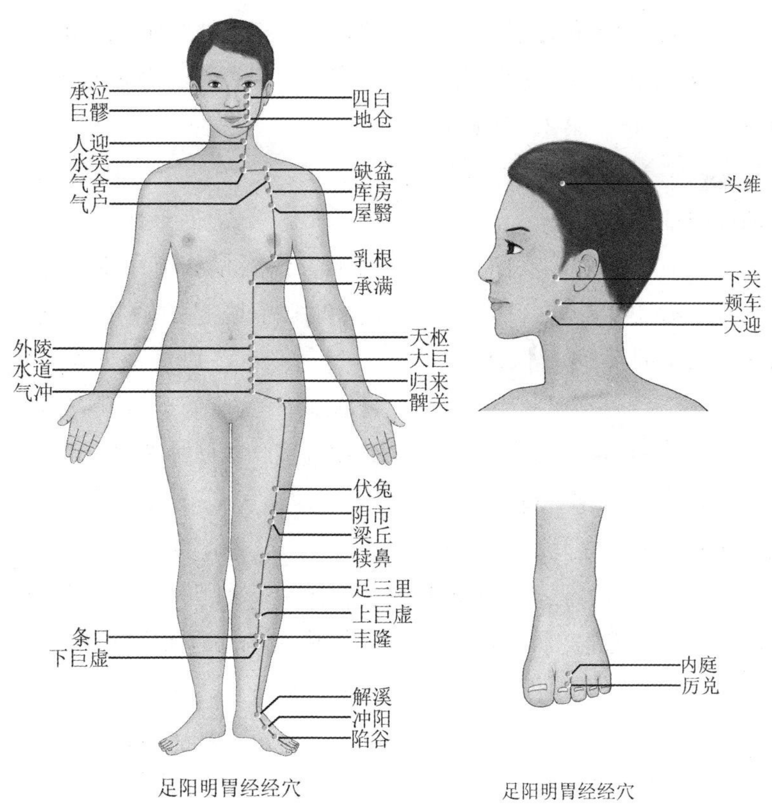

足阳明胃经经穴

足阳明胃经经穴

【循行】 起于鼻旁，沿鼻翼外侧下行入上齿槽中，环绕口唇，在下交会于颏唇沟，沿着下颌角走行上耳前，止于两侧额角；主干线从颈部下到胸部，内行部分入缺盆，属胃络脾；外行部分沿胸腹第二侧线下行，至腹股沟处，沿下肢外侧前缘下行，止于第2趾外侧端，其分支从膝下3寸和足背分出，分别到中趾和足大趾。

【主治】胃肠病、头面五官、神志病、皮肤病、热病以及经脉循行部位的其他局部病症。

承泣 Chéng qì

【取法】 面部，瞳孔直下，当眼球与眶下缘之间。

【主治】 近视、夜盲、角膜炎、视神经萎缩、眼睑痉挛、老花眼、白内障、口眼歪斜等。

四白 Sì bái

【取法】 面部，瞳孔直下，当眶下孔凹陷处。

【主治】 头痛、眩晕、眼红痛痒、目翳、口眼歪斜、三叉神经痛、面肌痉挛、鼻窦等。

地仓 Dì cāng

【取法】面部，口角旁开0.4寸（指寸），上直对瞳孔。

【主治】 面神经麻痹、面肌痉挛、三叉神经痛、口角炎、牙痛、口眼歪斜、癫痫等。

颊车 Jiá chē

【取法】 面颊部，下颌角前上方约一横指（中指），当咀嚼时咬肌隆起，按之凹陷处。

【主治】 腮腺炎、颊肿、牙关紧闭、牙痛、口眼歪斜、颈项强痛、咬肌痉挛等。

下关 Xià guān

【取法】 耳前方，当颧弓下缘中央与下颌切迹所形成的凹陷中。

【主治】牙痛、耳聋、耳鸣、耳痛、眩晕、口眼歪斜、面痛等。

头维 Tóu wéi

【取法】 头侧部，当额角发际上0.5寸，头正中线旁

4.5 寸。

【主治】 头痛、偏头痛，眼痛、目眩、视物不清、迎风流泪、眼睑跳动、高血压等。

缺盆 Quē pén

【取法】 锁骨上窝中央，距前正中线 4 寸。

【主治】咳嗽、气喘、胸痛、水肿、肩痛等。

屋翳 Wū yì

【取法】 胸部，当第 2 肋间隙，距前正中线 4 寸。

【主治】 支气管炎、咳嗽、气喘、胸胁胀痛、乳痈等。

天枢 Tiān shū

【取法】 腹中部，平脐中，距脐中 2 寸。

【主治】 便秘、腹胀肠鸣、脐痛、急性肠胃炎、月经不调、痛经、疝气、水肿等。

伏兔 Fú tù

【取法】 大腿前面，当髂前上棘与髌底外侧端连线上，髌底上 6 寸。

【主治】 疝气、腹胀、腰腿痛、腿膝寒冷、下肢麻木、下肢痉挛、脚气、荨麻疹等。

足三里 Zú sān lǐ

【取法】 小腿前外侧，当犊鼻穴下 3 寸，距胫骨前缘一横指（中指）。

【主治】 高血压、冠心病、心绞痛、胃痛、呕吐、腹胀、便秘、支气管炎、支气管哮喘等。

丰隆 Fēng lóng

【取法】 小腿前外侧，当外踝尖上 8 寸，条口外，距胫骨前缘二横指（中指）。

【主治】 咳嗽痰多、哮喘、咽肿痛、便秘、头痛、头晕、下肢痿软无力、失眠、癔证等。

足少阳胆经经穴

【循行】 起于外眼角，上行至额角，再折下绕耳后，从颈旁至肩入缺盆；耳部支脉从耳后入耳中，至耳前再至外眼角；另一支脉从外眼角下行，经颊部、颧部至缺盆与前支会合；内行支入胸中，过膈，联系肝胆，经胁里，出于腹股沟动脉处；躯干主治从缺盆行至腋下，再沿胸侧、季肋部向下会合于髋关节部，再向下沿大腿外侧下行，出外踝前，止于第4趾外侧；背部分支止于足大趾端。

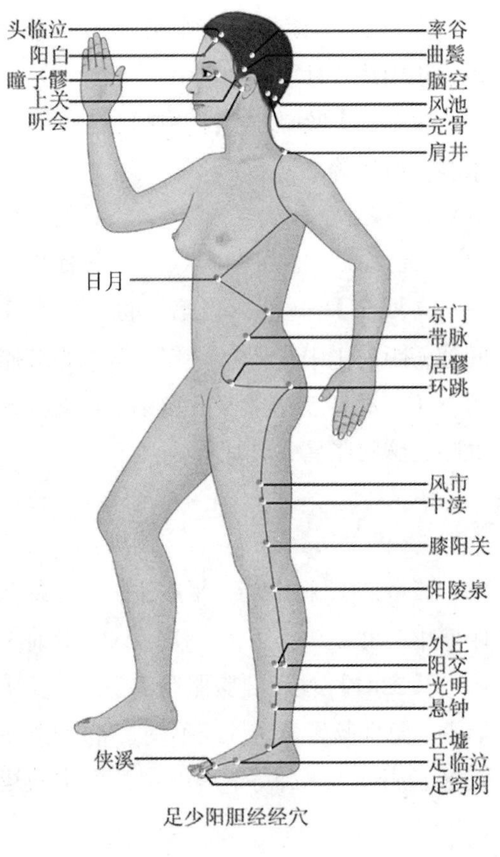

足少阳胆经经穴

【主治】 肝胆病，侧头、目、耳、咽喉、胸胁病以及经脉循行部位的其他局部病症。

瞳子髎 Tóng zǐ liáo

【取法】面部，目外眦旁，当眶外侧缘处。

【主治】头痛、目痛、远视不明、目翳、口眼歪斜等。

听会 Tīng huì

【取法】面部，当耳屏间切迹的前方，下颌骨髁突的后缘，张口有凹陷处。

【主治】头痛、牙痛、耳鸣、耳聋、口眼歪斜、中耳炎等。

风池 Fēng chí

【取法】项部，当枕骨之下，与风府相平，胸锁乳突肌与斜方肌上端之间的凹陷处。

【主治】头痛、眩晕、颈项强痛、目赤痛、鼻炎、感冒等。

肩井 Jiān jǐng

【取法】肩上，前直乳中穴，当大椎穴与肩峰端连线的中点上。

【主治】颈项强痛、手臂不举、肩背痹痛、乳痈、心悸、耳鸣、鼻出血等。

京门 Jīng mén

【取法】侧腰部，章门后1.8寸，当第12肋骨游离端的下方。

【主治】肠鸣、腹泻、腹胀、水肿、腰腿痛、小便不利等。

环跳 Huán tiào

【取法】股外侧部，侧卧屈股，当股骨大转子最凸点与骶管裂孔连线的外1/3与中1/3交点处。

【主治】感冒、神经衰弱、腰腿痛、半身不遂、髋关节疾病、膝踝肿痛、脚气、湿疹等。

风市 Fēng shì

【取法】大腿外侧部的中线上，当腘横纹上7寸。或直立垂手时，中指尖处。

【主治】半身不遂、下肢痿软无力、腰病、脚气等。

阳陵泉 Yáng líng quán

【取法】小腿外侧，当腓骨小头前下方凹陷处。

【主治】腰腿疲劳、消化不良、高血压、遗尿、腰痛等。

足太阴脾经经穴

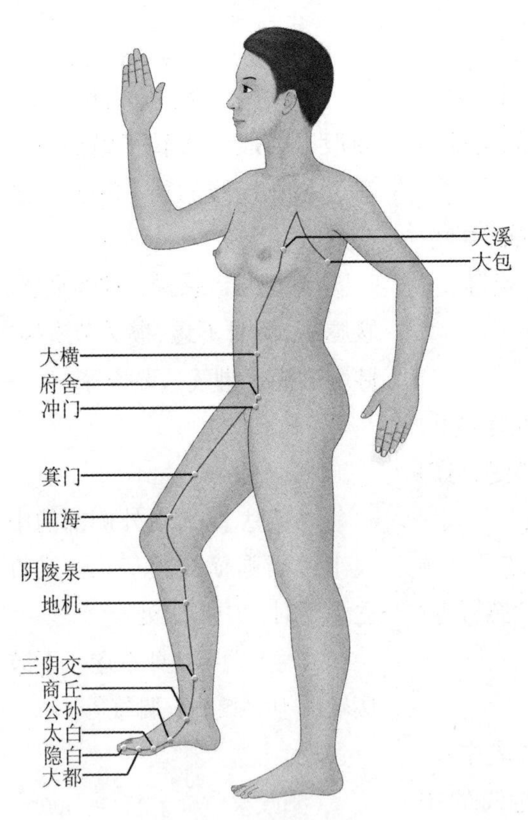

足太阴脾经经穴

【循行】起于足大趾，沿着小腿内侧中间循行至内踝上 8 寸后沿内侧前缘上行，经过膝部、股部上行入腹部，属脾络胃，通过横膈，向上过咽喉，止于舌下；分支从胃流注入心中；另一分支分布于胸腹第 3 侧线，经锁骨下，止于腋下大包穴。

【主治】脾胃病、妇科病、前阴病以及经脉循行部位的其他局部病症。

隐白 Yǐn bái

【取法】足大趾末节内侧，距趾甲角 0.1 寸。

【主治】功能性子宫出血、腹胀、心痛、咳逆、喘息、便血等。

太白 Tài bái

【取法】足内侧缘，当足大趾本节（第 1 跖趾关节）后下方赤白肉际凹陷处。

【主治】胃痛、腹胀、肠鸣、便秘、痔疮、消化不良、下肢麻痹、胸胁胀痛、心痛等。

公孙 Gōng sūn

【取法】足内侧缘，当第 1 跖骨基底的前下方。

【主治】胃痛、腹胀、消化不良、腹泻、便秘、热病、烦心失眠、精神病等。

三阴交 Sān yīn jiāo

【取法】小腿内侧，当足内踝尖上3寸，胫骨内侧缘后方。

【主治】腹胀、月经不调、阳痿、遗精、小便不利、失眠、神经衰弱、水肿、足膝痹痛等。

阴陵泉 Yīn líng quán

【取法】小腿内侧，当胫骨内侧踝后下方凹陷处。

【主治】尿失禁、遗精、消化不良、腹胀、水肿、喘逆、膝肿痛、月经不调、失眠等。

血海 Xuè hǎi

【取法】屈膝，位于大腿内侧，髌底内侧端上 2 寸，当股四头肌内侧头的隆起处。

【主治】月经不调、功能性子宫出血、赤白带下、经闭、湿疹、皮肤瘙痒等。

腹结 Fù jié

【取法】下腹部，大横下 1.3 寸，距前正中线 4 寸。

【主治】绕脐痛、疝气、心痛、支气管炎、阳痿等。

天溪 Tiān xī

【取法】胸外侧部，当第 4 肋间隙，距前正中线 6 寸。

【主治】肺炎、胸膜炎、支气管炎、胸胁疼痛、咳嗽、乳痛、乳汁少等。

足少阴肾经经穴

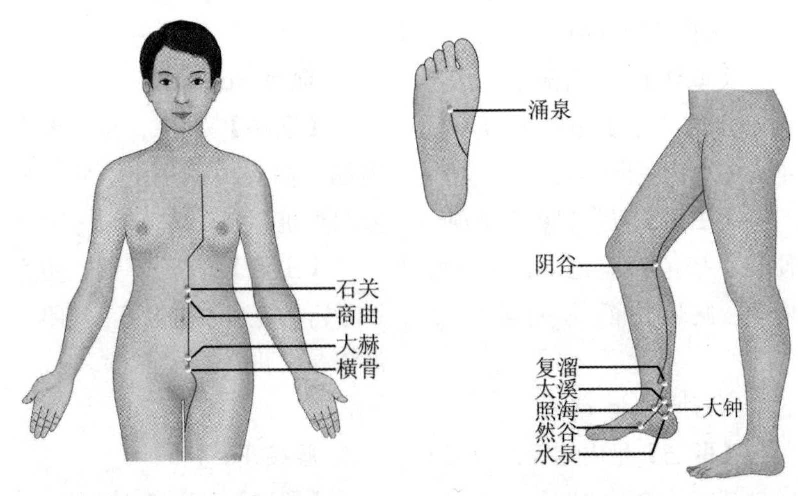

足少阴肾经经穴

【循行】起于足小趾之下，斜走足心，内踝后缘向上，经过脊柱，属肾，络膀胱，从肾部向上过肝、膈、入肺、沿喉咙上止于舌根旁；分支向上行于腹部前正中线旁开 0.5 寸，至胸部行于旁开 2 寸，止于锁骨下；另一分支从肺分出，络心，流注胸中。

【主治】 妇科病、前阴病、肾脏病、与肾有关的其他系统疾病以及经脉循行部位的其他局部病症。

涌泉 Yǒng quán

【取法】 足底部，卷足时足前部凹陷处，约当第 2、3 趾趾缝纹头端与足跟连线的前 1/3 与后 2/3 交点上。

【主治】 咽炎、胃痛、头顶痛、眩晕、失眠、休克、晕车、癫痫、精神病、小儿惊风、高血压、子宫脱垂、足底痛等。

然谷 Rán gǔ

【取法】 足内侧缘，足舟骨粗隆下方，赤白肉际。

【主治】 月经不调、阴痒、遗精、阳痿、尿潴留、小便不利、泄泻、胸胁胀满、咯血、糖尿病、牙关紧闭、下肢痿痹、足背痛等。

太溪 Tài xī

【取法】足内侧，内踝后方，当内踝尖穴与跟腱之间的凹陷处。

【主治】头痛目眩、健忘、咽肿痛、牙痛、慢性咽炎、口腔炎、耳鸣、耳聋、咳嗽、气喘、月经不调、失眠、遗精、阳痿、小便频数、腰肌劳损、腰脊痛、下肢厥冷、下肢痿软无力、足跟痛、内踝肿痛等。

水泉 Shuǐ quán

【取法】 足内侧，内踝后下方，当太溪直下 1 寸（指寸），跟骨结节的内侧凹陷处。

【主治】 月经不调、闭经、月经过少、子宫脱垂、膀胱痉挛、腹痛、视物昏花、尿潴留、小便不利等。

照海 Zhào hǎi

【取法】 足内侧，内踝尖下方凹陷处。

【主治】 失眠、咽痛、目齿肿痛、尿潴留、小便不利、小便频数、月经不调、痛经、赤白带下、惊恐不安等。

复溜 Fù liū

【取法】 小腿内侧，太溪直上 2 寸，跟腱的前方。

【主治】 水肿、腹胀、泄泻、功能性子宫出血、热病无汗、盗汗、遗精、早泄、糖尿病、腰脊强痛、下肢肿等。

足厥阴肝经经穴

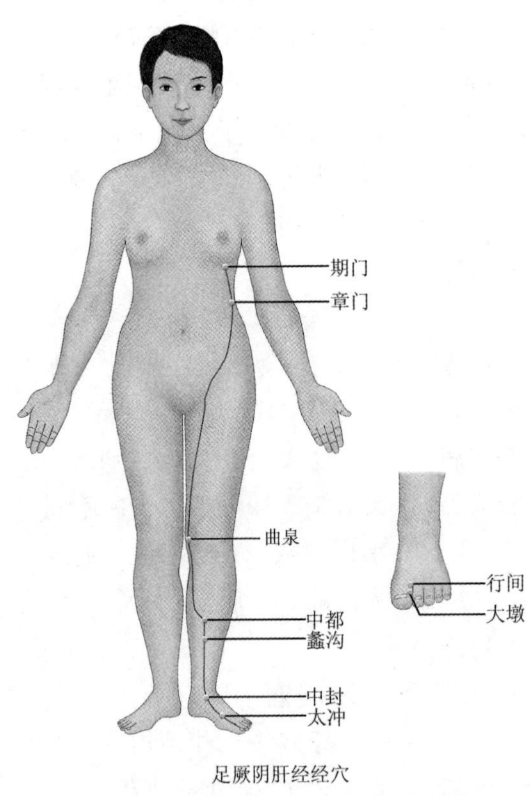

足厥阴肝经经穴

【循行】起于足大趾外侧端，向上沿足背内侧至内踝上 8 寸处后上行于大腿内侧，联系阴部，上行联系胃、肝、胆、膈、胁肋，沿咽喉上行，连接目系，上行出于额部与督脉交会；目系支脉下行环绕唇内；肝部支脉从肝分出，通过横膈，向上流注于肺。

【主治】肝胆病、脾胃病、妇科病、少腹、前阴病以及经脉循行部位的其他局部病症。

大敦 Dà dūn

【取法】足大趾末节外侧，距趾甲角 0.1 寸。

【主治】疝气、小腹痛、功能性子宫出血、月经不调、胃痛、便秘等。

行间 Xíng jiān

【取法】足背部，第 1、2 趾间，趾蹼缘的后方赤白肉际处。

【主治】痛经、功能性子宫出血、遗尿、消化不良、心痛、心悸、高血压、肋痛等。

太冲 Tài chōng

【取法】足背侧，当第 1 跖骨间隙的后方凹陷处。

【主治】高血压、心痛、胸胁胀痛、便秘、泄泻、腹痛、头痛、咳嗽、疝气等。

中封 Zhōng fēng

【取法】足背部，当足内踝前，商丘与解溪的连线之间，胫骨前肌腱的内侧凹陷处。

【主治】遗精、尿路感染、疝气腹痛、腹胀、内踝肿痛等。

蠡沟 Lí gōu

【取法】小腿内侧，当足内踝尖上 5 寸，胫骨内侧面中央。

【主治】性欲亢进、月经不调、小便不利、腰背拘急等。

中都 Zhōng dū

【取法】小腿内侧，当内踝尖上 7 寸，于胫内侧面的后中 1/3 交点处。

【主治】疝气、产后恶露不尽、功能性子宫出血、腹胀、腹痛、泄泻、膝痛等。

章门 Zhāng mén

【取法】侧腹部，当 11 肋游离端的下方处。

【主治】高血压、胸痛、肋痛、腹痛、肠鸣、泄泻、呕吐、胸闷、烦躁、气短、腰酸痛等。

期门 Qī mén

【取法】胸部，当乳头直下，第 6 肋间隙，前正中线旁开 4 寸。

【主治】胸胁胀满、呕吐、呃逆、吞酸、腹胀、泄泻、咳喘、尿潴留、高血压、心痛等。

督脉经穴

【循行】起于小腹，出于会阴部，向上沿背部正中线上行，至项后风府入脑，并继续上行至巅顶，沿前额下行止于上唇内齿龈部。

【主治】神志病，热病，腰、背、头项等局部病症及相应的内脏病症。

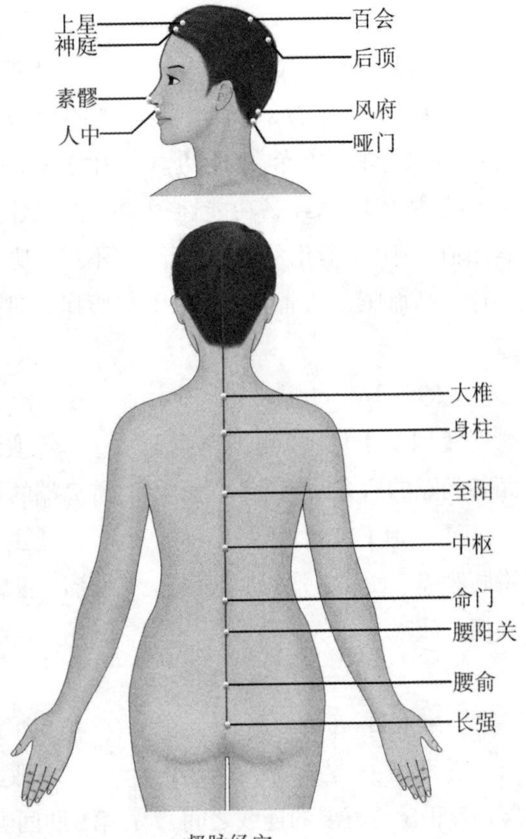

督脉经穴

长强 Cháng qiáng

【取法】尾骨端下，当尾骨端与肛门连线的中点处。

【主治】便秘、便血、痔疮、脱肛、泄泻、痫症、癔证、腰脊痛、骶骨痛、腰神经痛等。

腰俞 Yāo shū

【取法】骶部，当后正中线上，适对骶管裂孔。

【主治】腰脊疼痛、小腹痛、脱肛、便秘、尿血、月经不调、闭经、下肢痿痹、痔疮等。

腰阳关 Yāo yáng guān

【取法】腰部，当后正中线上，第4腰椎棘突下凹陷中。

【主治】腰骶痛、下肢痿痹、坐骨神经痛、月经不调、赤白带下、遗精、阳痿、尿路感染等。

命门 Mìng mén

【取法】腰部，当后正中线上，第2腰椎棘突下凹陷中。

【主治】虚损腰痛、遗尿、泄泻、遗精、阳痿、月经不调、小儿发痫、胃下垂、耳鸣等。

至阳 Zhì yáng

【取法】背部，当后正中线上，第7胸椎棘突下凹陷中。

【主治】胸胁胀痛、腰背疼痛、黄疸、四肢沉重、喘促、食欲缺乏、呕吐、呃逆、吞酸等。

身柱 Shēn zhù

【取法】背部，当后正中线上，第3胸椎棘突下凹陷中。

【主治】咳嗽、气喘、疮疖、癫狂、腰脊强痛、癫狂、小儿风痫、癔证、精神病等。

大椎 Dà zhuī

【取法】背部，后颈下端，第7颈椎棘突下凹陷处。

【主治】哮喘、感冒、落枕、肩颈酸痛、颈项强直、咳嗽喘急、风疹、癫狂、黄疸等。

哑门 Yǎ mén

【取法】项部，当后发际正中直上0.5寸，第1颈椎下。

【主治】脊强反折、舌缓不语、呕吐、音哑、头重、头痛、舌骨肌麻痹、癫狂、癔证等。

风府 Fēng fǔ

【取法】项部，当后发际正中直上1寸，枕外隆凸直下，两侧斜方肌之间凹陷处。

【主治】神经性头痛、眩晕、目痛、感冒、颈项强急肌肉疼痛、癔证、失音、鼻出血等。

后顶 Hòu dǐng

【取法】头部，当后发际正中直上5.5寸（脑户上3寸）。

【主治】失眠、头痛、偏头痛、项强、眩晕、癫狂、痫症、精神病、癔证等。

百会 Bǎi huì

【取法】头部，当前发际正中直上5寸，或两耳尖连线中点处。

【主治】癫狂、痫证、头痛、眩晕、慢性疲劳、惊悸、癔证、耳鸣、鼻塞、脱肛、高血压、低血压等。

上星 Shàng xīng

【取法】头部，当前发际正中直上1寸。

【主治】头痛、眩晕、眼红肿痛、迎风流泪、面赤肿、中风偏瘫、失眠、鼻出血、癫狂、热病、精神病、高血压、鼻炎等。

神庭 Shén tíng

【取法】头部，当前发际正中直上0.5寸。

【主治】目赤肿痛、头痛、眩晕、失眠、癫狂、白发、迎风流泪、目翳、雀目、鼻渊、鼻出血等。

素髎 Sù liáo

【取法】面部，当鼻尖的正中央。

【主治】鼻流清涕、鼻塞、鼻出血、惊厥、昏迷、鼻炎、虚脱等。

任脉经穴

【循行】

起于小腹，出于会阴部，向上沿腹内前正中线上上行，至咽喉部，再上行环绕口唇，经过面部到达眼下部中央。

【主治】

少腹（小腹）、脐腹、胃脘、胸、颈、咽喉、头面等局部病症及相应的内脏病症。

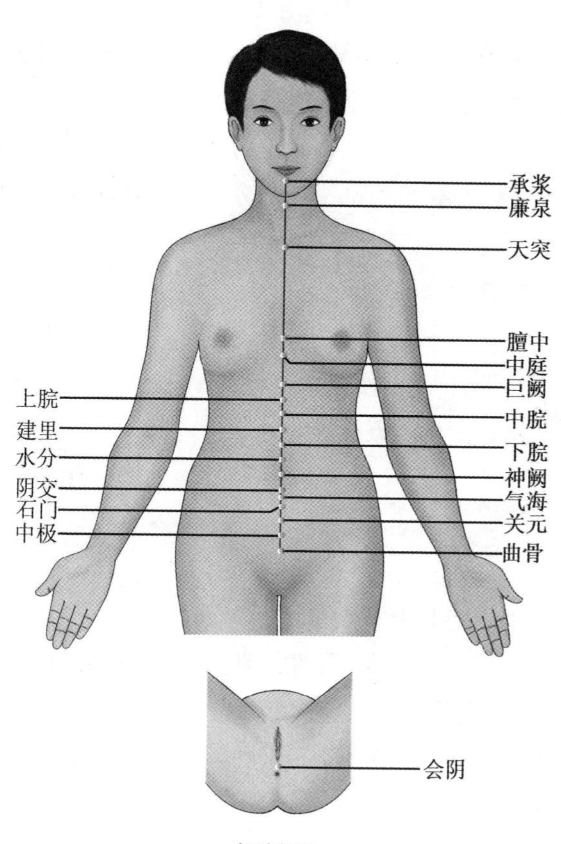

任脉经穴

会阴 Huì yīn

【取法】会阴部，男性当阴囊根部与肛门连线的中点。女性当大阴唇后联合与肛门连线的中点。

【主治】阴痒、阴痛、小便不利、大便秘结、疝气、月经不调、子宫脱垂、痔疮等。

曲骨 Qū gǔ

【取法】前正中线上，耻骨联合上缘的中点处。

【主治】痛经、子宫脱垂、赤白带下、小便淋沥、遗尿、遗精、阳痿、五脏虚弱等。

中极 Zhōng jí

【取法】下腹部，前正中线上，当脐中下4寸。

【主治】尿潴留、泄泻、阳痿、遗尿、尿频、小腹痛、闭经、痛经、产后恶露不下、水肿等。

关元 Guān yuán

【取法】下腹部，前正中线上，当脐中下3寸。

【主治】下腹疼痛、大便不通、泻痢不止、脘腹胀满、肌体羸瘦、四肢力弱、疝气、失眠、神经衰弱等。

气海 Qì hǎi

【取法】下腹部，前正中线上，当脐中下1.5寸。

【主治】失眠、神经衰弱、小腹痛、气喘、阳痿、遗精、闭经、功能性子宫出血等。

神阙 Shén què

【取法】腹中部，脐中央。

【主治】水肿、肠鸣、泄泻、绕脐痛、腹胀、便秘、脱肛、产后尿潴留等。

石门 Shí mén

【取法】位于人体的下腹部，前正中线上，当脐中下2寸。

【主治】腹胀、泻痢、绕脐疼痛、疝气、水肿、阳痿、闭经、带下、崩漏、产后恶露不止。

下脘 Xià wǎn

【取法】上腹部，前正中线上，当脐中上2寸。

【主治】腹坚硬胀、肠炎、消化不良、消瘦、胃炎、胃溃疡、胃痉挛、胃扩张等。

中脘 Zhōng wǎn

【取法】上腹部，前正中线上，当脐中上4寸。

【主治】头痛、失眠、胃脘痛、腹胀、呕吐、呃逆、泻痢、便秘、哮喘、惊风、惊悸、癫狂等。

建里 Jiàn lǐ

【取法】在上腹部，前正中线上，当脐中上3寸。

【主治】胃脘疼痛，腹胀，呕吐，食欲不振，水肿等。

上脘 Shàng wǎn

【取法】上腹部，前正中线上，当脐中上5寸。

【主治】反胃、呕吐、消化不良、胃痛、胃炎、腹胀、腹痛、咳嗽痰多、黄疸、膈肌痉挛等。

巨阙 Jù què

【取法】上腹部，前正中线上，当脐中上6寸。

【主治】胸痛、气短、胃痛、反胃、呃逆、腹胀、咳嗽、健忘、支气管炎、癔证、癫痫等。

膻中 Dàn zhōng

【取法】胸部，当前正中线上，平第4肋间，两乳头连线的中点。

【主治】胸痛、胸闷、气短、咳嗽、气喘、心痛、心悸、噎嗝、产后缺乳、肋痛、乳痈等。

天突 Tiān tū

【取法】颈部，当前正中线上胸骨上窝中央。

【主治】哮喘、咳嗽、神经性呕吐、咽肿痛、支气管哮喘、支气管炎、喉炎、咳嗽等。

廉泉 Lián quán

【取法】颈部，当前正中线上，喉结上方，舌骨上缘凹陷处。

【主治】舌下肿痛、舌根急缩、舌干口燥、失音、流涎、咳嗽、哮喘、糖尿病、消化不良、中风失语等。

经外奇穴

在十四经穴之外具有固定名称、位置和主治作用的腧穴，简称奇穴。“奇”是相对于“常”而言的，即以十四经经穴为常，它是指既有定名，又有定位，临床用之有效，但尚未纳入十四经穴系统的腧穴。经外奇穴分布比较分散，但与经络仍有密切联系，如印堂与督脉，太阳与三焦等。其中少数腧穴，后来又补充到十四经穴，如督脉的阳关、中枢、灵台，膀胱经的眉冲、膏肓俞、厥阴俞等。随着针灸学术的发展，现代的一些新穴，诸如阑尾穴、球后穴等，亦入经外奇穴之列。

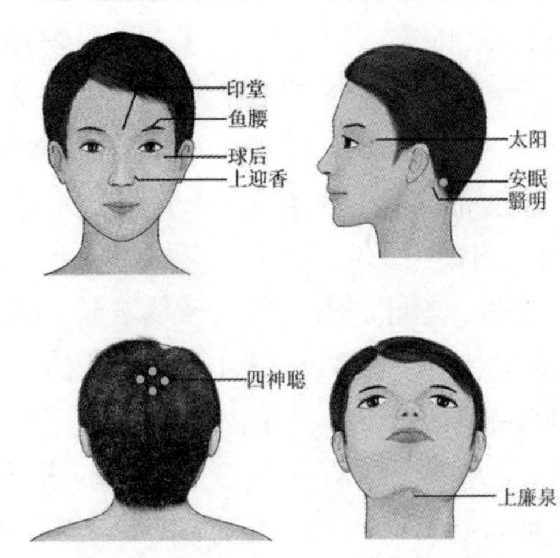

经外奇穴

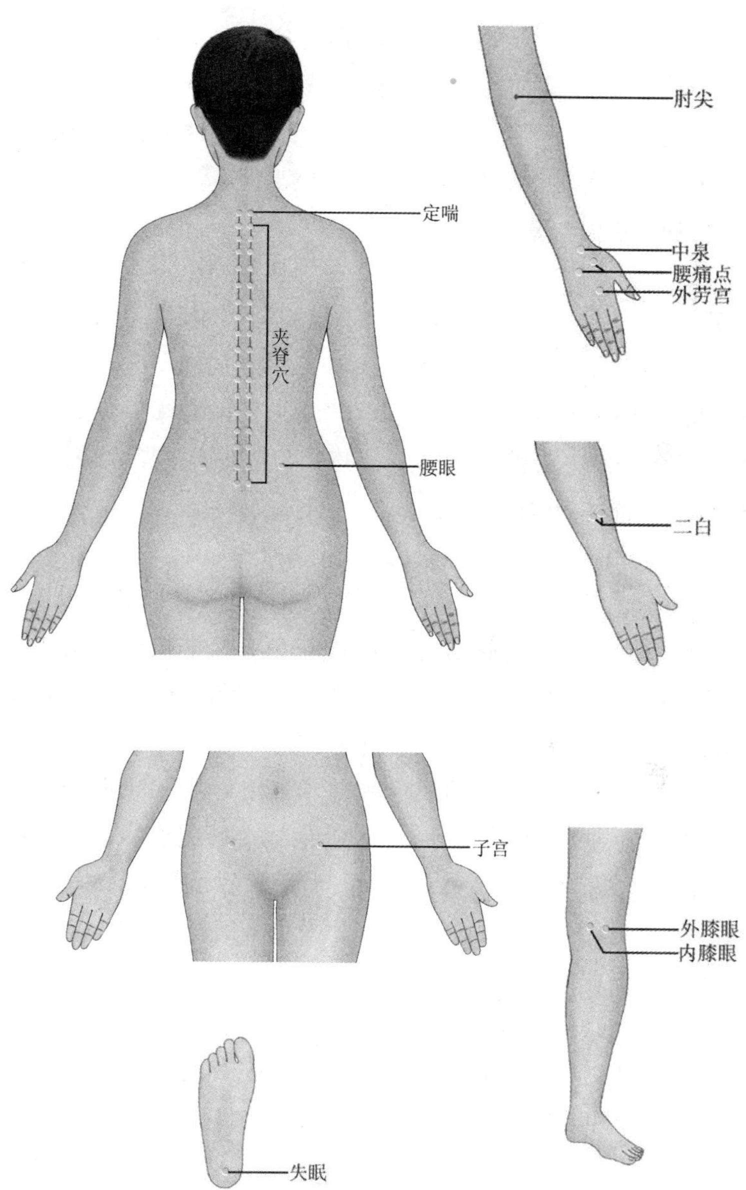

经外奇穴

四神聪 Sì shén cōng

【取法】 百会穴前后左右各1寸，共4穴。

【主治】头痛、眩晕、失眠、健忘、癫痫、焦虑、鼻塞等。

印堂 Yìn táng

【取法】 前额部，当两眉头间连线与前正中线之交点处。

【主治】头痛、头昏、耳鸣、鼻炎、目赤肿痛、三叉神经痛等。

太阳 Tài yáng

【取法】 颞部，当眉梢与目外眦之间，向后约一横指的凹陷处。

【主治】 头痛、三叉神经痛、牙痛、目赤肿痛、眼睛疲劳、视物不清、口眼歪斜等。

球后 Qiú hòu

【取法】 面部，当眶下缘外1/4与内3/4交界处。

【主治】 目疾等。

腰眼 Yāo yǎn

【取法】 腰部，位于第4腰椎棘突下，旁开约3.5寸凹陷中。

【主治】腰痛、腹痛、尿频、遗尿、糖尿病等。

定喘 Dìng chuǎn

【取法】 颈部，第7颈椎棘突下，旁开0.5寸。

【主治】 咳嗽、哮喘、荨麻疹、颈项强痛、背痛等。

夹脊 Jiā jí

【取法】 背腰部，当第1胸椎至第5腰椎棘突下两侧，后正中线旁开0.5寸，一侧17个穴位。

【主治】 肺及上肢病症、心脏疾病、肝胆疾病、脾胃疾病、肾脏疾病、膀胱、大小肠、子宫及下肢疾病等。

子宫 Zǐ gōng

【取法】 下腹部，当脐中下4寸，中极旁开3寸。

【主治】 子宫下垂、月经不调、功能性子宫出血、子宫内膜炎、不孕症等。

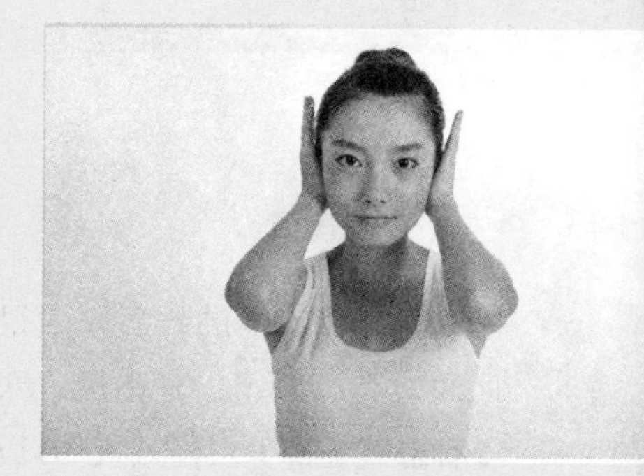

PART 1

一按见效的轻松按摩

自我按摩＋食补的五大功效

虽然人体的致病原因很多，但总体说来不外乎外感与内伤这两大类。外感，是指风、寒、暑、湿、燥、火等“六气”，及各种邪气、寄生虫侵入人体以及各种外伤；内伤，则包括喜、怒、忧、思、悲、恐、惊等“七情”，及饮食不慎、房事不节、疲劳过度等。不管外感还是内伤，都是导致人体生病的原因。

自我按摩，不仅可以对外感致病有一定的疗效，对于内伤致病也非常有效。当按摩刺激某些部位或是特定的穴位时，会产生较为明显的酸、胀、麻、热等感应，这种感应现象往往会循着人体的经络扩散到人体的脏腑或其他组织器官，从而达到疏通经络、整复错位、解除痉挛、松解粘连、散寒除痹、运行气血、营养全身的施治功效。

而食疗则是利用摄入体内的食物，影响机体各方面的功能，使人体获得健康或愈疾、防病的一种方法。按摩搭配食疗，内外相结合，以外调内、以内养外，达到双重养生的效果。

1. 舒筋活络，消肿止痛

中医讲究“通则不痛，痛则不通”，无论急症还是慢症，都会引起身体肿胀或疼痛的反应，这些都是因为血离经脉，经络受阻，气血流通不畅所致。通过按摩，能够促进局部血液和淋巴的循环，加速局部瘀血的吸收，改善局部组织代谢，理顺筋络，并可以提高局部组织的痛阈，使气血通畅，从而起到舒筋活络，消肿止痛的作用。

在按摩过程中，搭配一些具有舒筋活络、消肿止痛功效的食物能够达到更好的治疗效果，比如芋头、平菇等。

2. 解除痉挛，放松肌肉

受伤后产生的疼痛，可能会反射性地引起局部软组织痉挛，这是肢体对损伤的一种保护性反应，尽管如此，如果不及时治疗，或治疗不妥当，痉挛的组织很可能会刺激神经，加重痉挛，日久便会形成不同程度的粘连、纤维化或疤痕化而加重原有损伤，形成恶性循环。按摩，能解除痉挛，放松肌肉，起到镇静作用。另外，按摩还可以直接作用于痉挛的软组织，使之放松，打破恶性循环，帮助肢体恢复正常功能。

按摩与食疗双管齐下，效果更佳。可以多吃一些含钙、镁、维生素 D 等具有镇静作用的食物，比如桂圆、赤豆、银耳、莲子、红枣等。

3. 整复错位，调正骨缝

肌肉、肌腱、韧带所受的外伤，可以造成纤维撕裂或引起肌腱的滑脱，使所伤之筋离开原来正常的位置，另外，关节在外界暴力的作用下也可以产生微细的错缝或引起关节内软骨板的损伤。而中医按摩恰恰可以使损伤的软组织纤维抚顺理直，错缝的关节和软骨扳回到正常位置，这样疼痛也就可以缓解或消失了。

从食疗角度讲，初期可以多吃一些蛋类、豆制品、鱼汤、瘦肉等清淡的食物。恢复中期以和营止痛、接骨续筋为主，则可以由清淡转为高营养补充，在食谱中加入骨头汤、动物肝脏等。到了恢复后期，饮食上就可以解除禁忌，食谱中应该再搭配些老母鸡汤、猪骨汤、羊骨汤等。

4. 双向调节，调和脏腑

脏腑是人体的功能单位，按摩对其具有双向调节的作用。例如，排便不畅是由于肠道蠕动过慢造成的，通过按摩可以加快蠕动速度，减少排泄物在肠道内的停留时间；腹泻是由于胃肠蠕动过快造成的，按摩能适当减缓蠕动速度，起到止泻的作用。除了胃肠道外，按摩对心脏、膀胱、肝脏、肾脏等器官也具有调节作用。在按摩的基础上加以食补的配合，可达到事半功倍的效果。例如，调和脾胃可以在食谱中加一些山楂、木耳、芝麻等；补益肺气应该多吃些木耳、百合、鲜藕、猪肺等。

5. 散寒除痹，调和气血

“风寒湿三气杂至，合而为痹也。其风气盛者为行痹，寒气盛者为痛痹，湿气盛者为著痹也……痹在于骨则重，在于脉则血凝而不流，在于筋则屈不伸，在于肉则不仁，在于皮则寒。”按摩具有和血脉而除痹痛的作用。临床上对风寒、湿热所致的各种疼痛，都能获效。再搭配食疗，能够起到事半功倍的效果，比如猪蹄、花生、核桃等。

自我按摩的五大优点

自我按摩以南北朝时期道教代表人物陶弘景的《养性延命录》导引按摩篇为代表，自我按摩功法，多为气功、导引之辅助功，是自己按摩自己的一种保健方法。

自我按摩较之被动按摩，手法比较简单，一般用于自我保健按摩，在按摩环境和手法力度的要求上，也不像被动按摩那样严格。

1. 简便易行

自我按摩主要是依靠双手，无须其他特殊设备，只要学会各种手法，找准穴位，就可以实现养生保健、自我治疗的作用。如果某些部位不便于按摩或发力，只需要借助一些小道具，如发卡、捶捶乐、按摩棒等，就可以想按哪里按哪里。

2. 安全有效

与吃药、打针相比，一些小病或常见症状使用按摩方法解决，不仅方便，副作用也比较小。药物具有一定的副作用，长时间服用不仅对脏腑器官伤害极大，还会严重影响到神经系统。将自我按摩与药物配合使用，并根据自身情况和操作部位调整手法轻重，就能在提高身体自愈能力，促进疾病愈合的同时，达到缩短服药疗程、减少人体蓄毒的目的。因此，自我按摩也被称为“绿色疗法”。

当然，自我按摩并不能治百病，它也有适用证和禁忌证，对于患有禁忌证的人绝对禁止使用按摩进行治疗。

3. 适用范围广泛

自我按摩不仅可以单独使用，也可以与其他疗法配合使用，尤其是功能性慢性疾病或长期服药效果不佳的疾病，坚持按摩可以收到较好的效果。

自我按摩的适用广泛性还体现在人群上。一般来说，自我按摩适用人群包括：

（1）慢性病患者。

（2）生活不规律、经常加班、睡眠不足、工作压力大、应酬多或用脑过度的人群。

（3）免疫力差，极易患疾病的人群。

（4）每天负责一日三餐的家庭主妇。

（5）身体虚弱、经常患病的老人。

（6）偏嗜油脂、甜食的人群。

4. 有病治病，无病健身

自我按摩涵盖养生、保健、治病三个领域，以增强机体抗病能力、延年益寿、治病祛疾为目的，让你在一次按摩中获得到三种不同的健康体验。

5. 自己治疗，救急应急

自己最了解自己的身体状况，可以及时对按摩后身体的各种反应做出判断，以便决定是否继续或停止按摩。此外，对于一些急性病突发病，在没有医疗救援的情况下，自我按摩还能起到救急应急作用，为生命争取时间。

自我按摩的适应证

自我按摩的适应证非常广泛，在提倡“绿色健康”的今天，按摩正以它独特、简便的治疗方法及优势被更多人所接受。

1. 情绪失落，容易动怒

有些人会因情志失调而导致胸闷。胸闷者表现为胸部满闷，有堵塞感或气短，还会伴有胸痹、心悸、痰饮、肺胀等病症。对于这种情况，我们完全可以通过自我按摩的方式得到缓解。

2. 身体疲劳

身体出现疲劳信号的时候，最好做一个自我保健按摩，可通过浴头的方法解除肌肉疲劳，加快新陈代谢，松弛神经，促进睡眠。此法还能调和百脉，使气血不衰，面色红润，减少皱纹。

3. 用眼过度

我们可以通过扣攒竹、旋眼睛、点睛明、揉眼皮等按摩手法消除眼胀、恢复视力，同时还能起到消除眼痛和明目的效果。

4. 易感冒，免疫力差

易感冒、免疫力差的人，或过敏性鼻炎患者，均可通过按摩迎香、足三里、合谷等穴位增强抵抗力，缓解病证。

5. 肌肉疲劳

对于肌肉疲劳、肩颈疲劳的患者，可通过揉胸脯、抓肩肌等按摩手法起到加速血流、减轻肌肉疲劳的效果。

6. 寒证

按摩对于各种寒证，如肩周炎、各类关节炎等，可以达到活血化瘀、祛风散寒的效果。足底保健可通过对足底反射区的按摩刺激，增强五脏六腑自身的功能，调节内分泌系统的平衡，提高免疫力，促进消化和吸收，从而达到防病健身的作用。

7. 咳喘

当咳喘严重时，可通过点膻中、苏华盖、豁胸廓等手法起到豁胸、顺气、镇痛、止喘的作用，对于缓解咳喘症状很有帮助。

8. 婴幼儿厌食症

按摩独创的小儿捏脊法对婴幼儿的厌食症有很好的疗效。

9. 高血压

高血压患者可通过干洗面和假梳头等按摩手法起到醒脑、降压的效果。

10. 急性损伤、慢性劳损

急性损伤、慢性劳损的患者，通过按摩不仅可以减轻病痛，同时还可起到标本兼治的作用。

11. 颈椎病、腰椎间盘突出症

颈椎病、腰椎间盘突出症，虽然西医界不主张按摩治疗，但经过按摩医师长期的临床实践，却收到了惊人的疗效。尤其在急性发作期，通过手法治疗，对减轻病症具有疗程短、见效快的特点。

12. 心慌、晕车

因为疲劳出现心慌，或者心脏不好以及经常晕车者，都可以通过按摩内关穴来达到缓解病症的效果。

自我按摩的禁忌证

自我按摩虽有很好的保健、治疗作用，但并不代表所有的不适都可以进行自我按摩。在选择按摩疗法之前，应先弄清楚自己的症状是否适合按摩，否则不但无法起到治病保健的效果，还可能会损伤身体、加重症状。

1. 常见病症的按摩禁忌

溃疡性皮肤病、严重心脏病、急性滑囊炎患者，以及处在神经根炎性水肿期的腰椎间盘突出症、神经根型颈椎病患者，均不能施行按摩疗法。还要忌在有痈疖、肿瘤的部位按摩，以免导致病变随血液扩散到其他各处而加重病情。

2. 腰腿痛的按摩禁忌

如果随意使用整体按摩手法，可能造成神经严重受损、下肢瘫痪的悲惨后果。

3. 撞伤及扭伤

骨质受损后，会产生大量渗出物，同时骨质本身也会变得十分脆弱，按摩只能加剧病情的恶化，同时也会给患者造成巨大的痛苦。特别是伴有骨折的严重扭伤，如果盲目地按摩会导致折骨移位，加大治疗上的困难。

4. 骨质疏松或严重的缺钙

外力的作用会导致骨折或骨裂。因此，对骨质疏松或严重缺钙的人进行按摩极易导致瘫痪。

5. 女性经期不宜按摩

女性月经期期间进行按摩，不仅不会缓解疲劳，反而会增加月经血流量，给身体带来危害。

6. 空腹或饱食后严禁按摩

人体在饱食后，血流加快，胃蠕动增强，此时按摩易引起呕吐、胸闷等不良反应；如空腹状态进行按摩，因体表有很多穴位通过经络与胃相联系，当体表按摩的刺激反射引起胃蠕动时，造成胃空磨，易损害胃黏膜而诱发胃病。所以饥饿或饭后半小时内不宜做按摩。

7. 足部按摩禁忌

足部按摩疗法的优点虽多，但也不能包治百病，对足部皮肤有皮肤病，如足部皮肤上的脓疮、溃疡，足部有新鲜或未愈合的伤口，或足部骨折等不可乱用足部按摩。另外，有出血性或出血倾向的疾病如尿血、呕血、便血等或白血病、血小板减少等的病人也要慎重。

一些外科疾病，如急性阑尾炎、肠穿孔、关节脱位等也不适宜做足部按摩。还有各种传染性疾病，如肝炎、结核、伤寒及各种性病等；各种中毒，如煤气、药物、食物中毒，狂犬咬伤等都不适合做足底按摩。

8. 人中不能乱掐

急性脑中风、急性心肌梗死以及其他严重的感染、中毒性疾病，单纯依赖掐人中穴很可能会延误抢救时机。

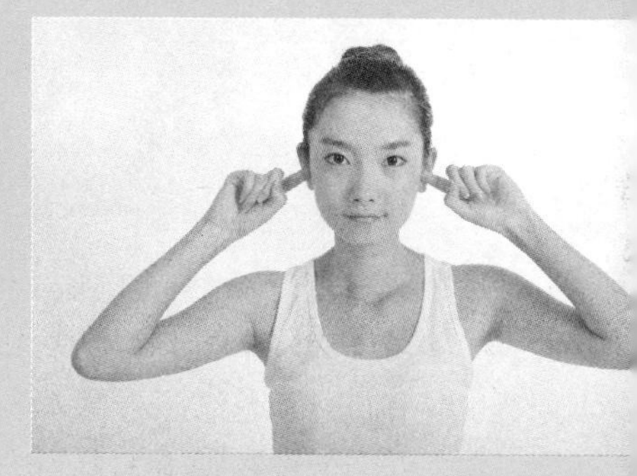

PART 2 掌握技巧，做自己的按摩师

自我按摩的常用手法及要领

自我按摩的手法种类很多，为了方便大家的实际运用和操作，本书归纳和总结了最基本、最常用的 13 种单一按摩手法。可根据各自的实际情况和具体病症，选择相应的手法操作，也可将这几种单一的手法结合成为复式手法，以增强按摩效果。

1. 按法

【手法】以手指、手掌的不同部位或肘尖，置于经穴或体表其他部位，逐渐用力加压的手法。分为指按法、掌按法和肘按法。

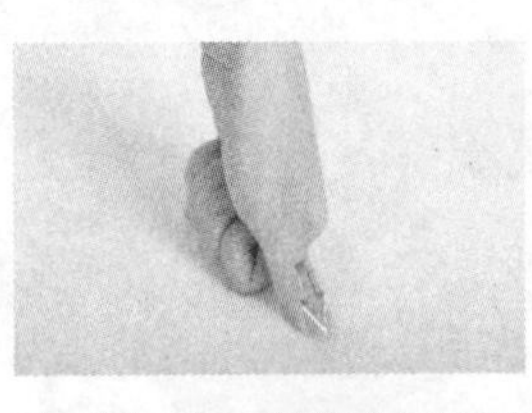

【适用部位】指按法适用于头面部、身体小关节面；掌按法适用于背腰、下肢等肌肉较丰厚的地方。

2. 点法

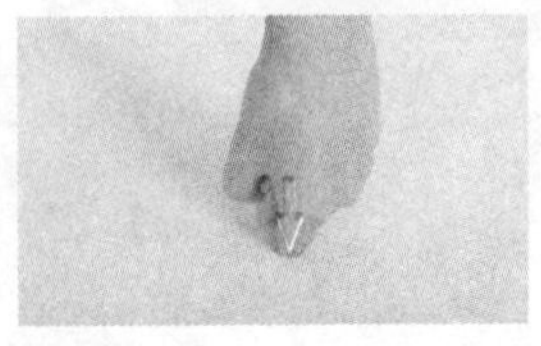

【手法】以指端、肘尖或屈曲指关节突起部位，着力于施术部位或穴位，按而压之，戳而点之，称点法。

【适用部位】适用于身体各部位。

3. 摩法

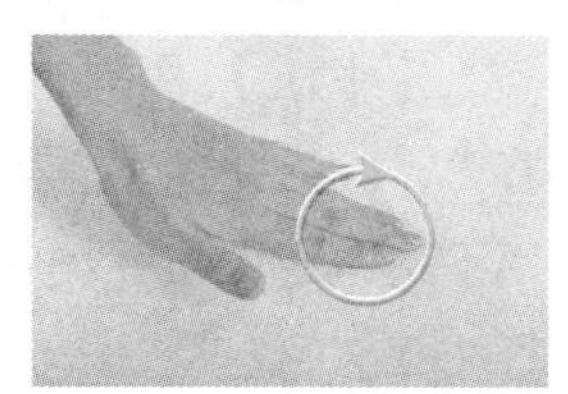

【手法】以食、中、无名（环）指末节螺纹面或以手掌面附着在体表的一定部位上，有节奏、有规律地做直线或环行摩擦的手法。

【适用部位】全身各部位。

4. 捏法

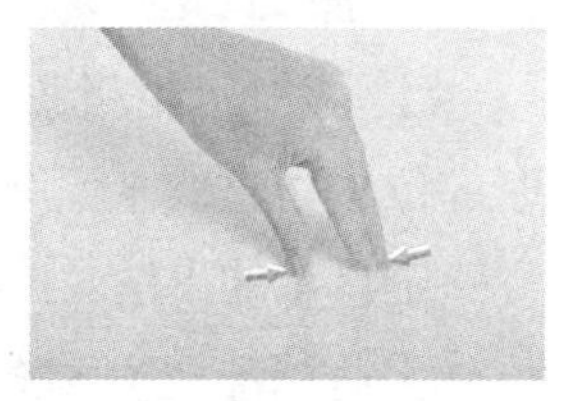

【手法】用手指的对合力，在施治部位或穴位上进行反复交替对捏。捏法是按摩中常用的基本手法，常用的有三指捏法、五指捏法。

【适用部位】头项部、胁部、腹部、四肢。

5. 推法

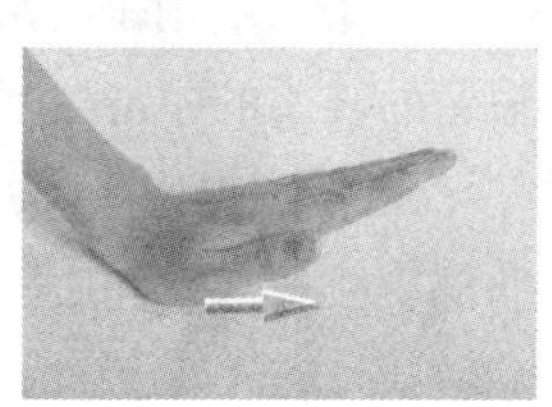

【手法】用指、掌、拳面、掌根等部位紧贴按摩部位，运用适当的压力，进行单方向的直线移动的手法。

【适用部位】全身各部位。

6. 揉法

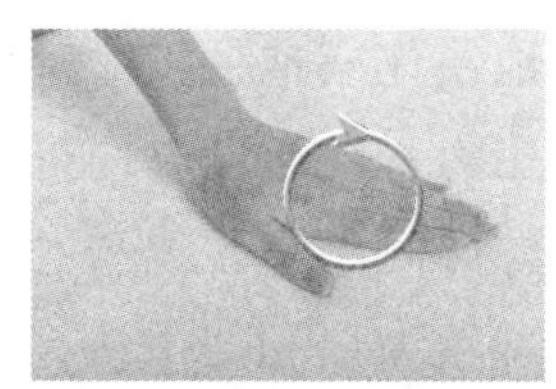

【手法】用手指的指腹或手掌的掌面轻按于按摩部位上，带动该处皮下组织，作轻柔缓和的回旋转动的手法。

【适用部位】头面部、肩颈部、胸

腹部、四肢肌肉部。

7. 拍法

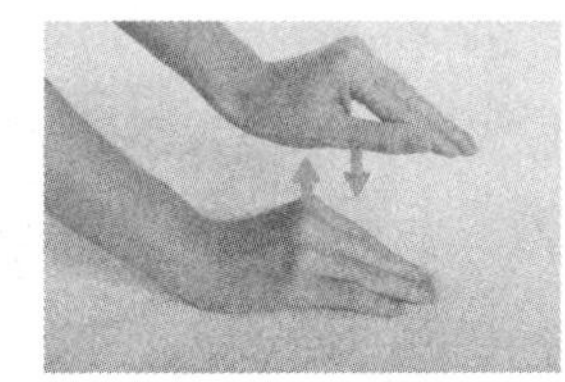

【手法】用拇指的指腹或手掌腹面着力，五指并拢，虚掌着力于按摩部位，用手腕力量带动手掌平稳有节奏地反复拍打按摩部位。

适用部位：头面、肩颈、胸腹、四肢部。

8. 擦法

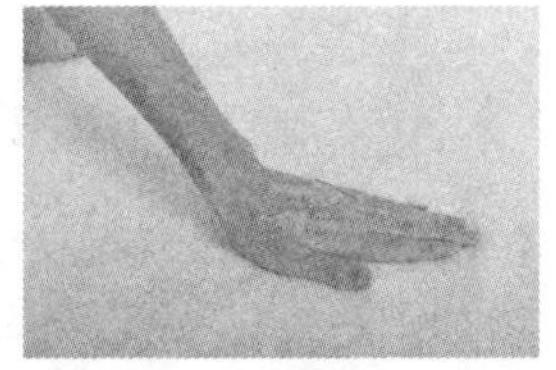

【手法】用指腹或掌指面着力于按摩部位，作直线来回摩擦运动，使局部产生一定热量的手法。

【适用部位】肩颈、胸腹、脊柱两侧、腰骶、四肢部。

9. 击法

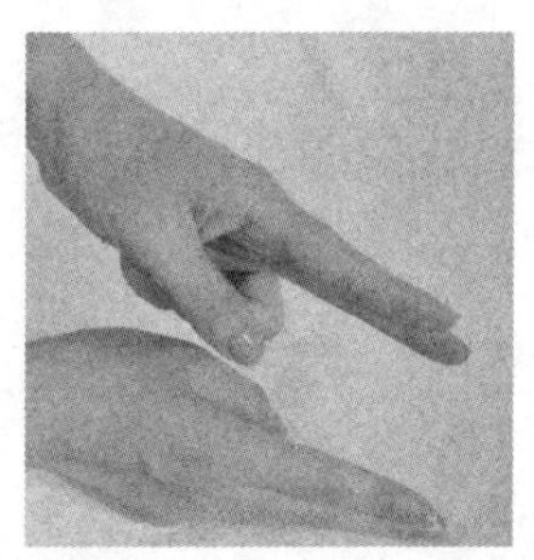

【手法】用手的某一部位进行快速、短暂而轻柔的叩击按摩的方法。

【适用部位】头面部、颈项部、胸肋部、腰背部、四肢部。

10. 搓法

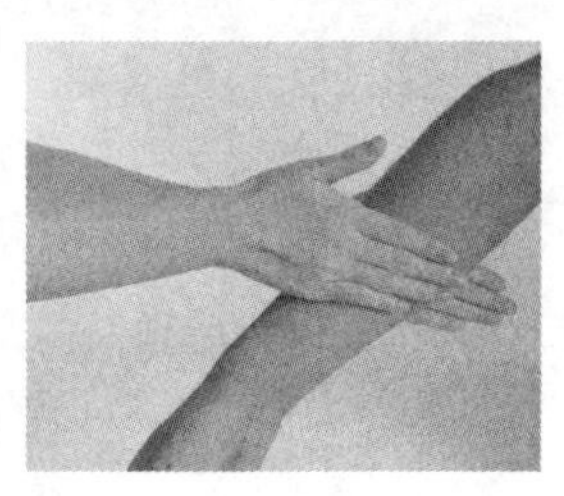

【手法】用双手的掌面着力，对称地挟住或抱住按摩部位，双手同时相对用力，向相反方向进行来回快速搓揉，并同时上下往返移动的方法。搓法是一种较为温和的手法，作为辅助手法常与

拿法配合使用，可作为推拿治疗的结束手法使用。

适用部位：四肢部、身体肌肉部。

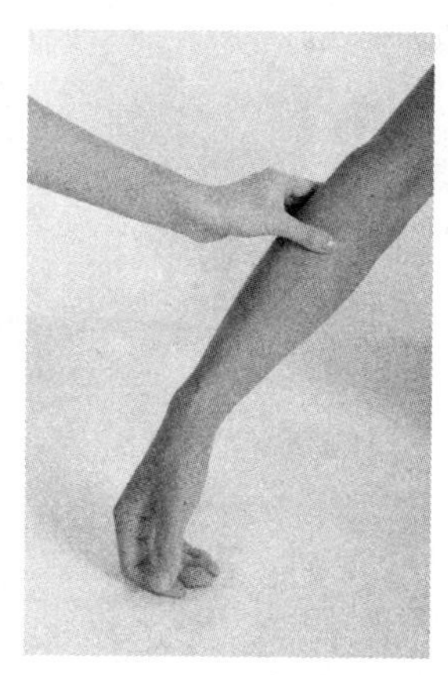

11. 拿法

【手法】用拇指与其余四指的螺纹面，对称用力内收、提起并捏揉的手法。拿法刺激量较强，常与其他手法配合应用，拿后需配合揉法或摩法，以缓解拿法可能引起的不适感。

【适用部位】肌腱部位、筋膜部位、肌肉。

12. 掐法

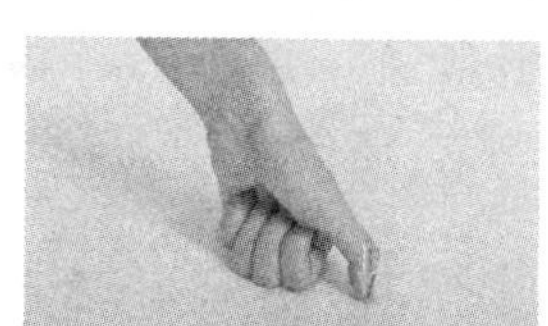

【手法】以指端（多以拇指端）甲缘重按穴位，而不刺破皮肤的方法。

【适用部位】身体各部位。

13. 㨰法

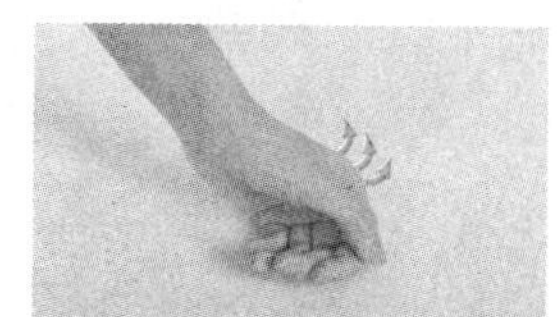

【手法】以手掌背部近小指侧紧贴于按摩部位上，交替进行往返滚动的方法。

【适用部位】头顶、肩背、四肢部。

简易“手”法帮你找到准确穴位

自我按摩穴位的选择是以阴阳、脏腑、经络和气血等学说为基本依据的，“循经取穴”为其取穴的基本原则，这是通过“经脉所通，主治所及”的原理得来的。因此，在“循经取穴”的指导下，取穴原则可包括近部取穴、远部取穴和随证取穴。

近部取穴是指在症状发生的局部和邻近部位选取穴位，它是以穴位近治作用为基本依据的，其应用范围非常广泛，凡是体表部位反映较为明显和较为局限的不适症状，均可按近部取穴的原则来取穴予以治疗。

远部取穴是指在距离症状发生的部位和病痛较远的部位取穴，它是以穴位的远治作用为依据的。远部取穴运用也非常广泛，在临床上多选择肘膝以下的穴位进行治疗，在具体应用的时候，既可以取发生异常的脏腑经脉本经穴（本经取穴），又可以选择与异常脏腑经脉相表里的经脉上的穴（表里经取穴）或名称相同的经脉上的腧穴（同名经取穴）进行治疗。

随证取穴，亦名对证取穴，或亦称辨证取穴，是指针对某些全身症状或病因病机，在取穴时必须根据病症性质特征辨证分析，选取穴位。

具体的取穴方法有以下几种。

1. 体表标志取穴法

体表标志可以分为定型标志和动态标志两个门类。

（1）定型标志

定型标志一般指不受人体活动影响而固定不移的标志，是利用五官、毛发、指（趾）甲、乳头以及骨节凸起和凹陷、肌肉隆起等部位作为取穴标志。例如两眉中间取印堂，两乳中间取膻中，腓骨小头前下缘取阳陵泉，两肩胛冈平第 3 胸椎棘突，两肩胛骨下角平第 7 胸椎棘突，两肋弓下缘平第 2 腰椎，两髁脊平第 4 腰椎等。

（2）动态标志

动态的标志则是指以相应的动作姿势作为取穴标志，是利用关节、肌肉、皮肤，随活动而出现的孔隙、凹陷、皱纹等作为取穴标志，以及采取一定的动作来比量。如曲池必屈肘于横纹头处取之，取阳溪穴时应将拇指跷起，取耳门穴、听宫穴、听会穴等应张口，取下关穴应当闭口，两耳尖直对取百会穴，虎口交叉食指尽端取列缺穴，手掌握膝盖内侧当大指尽端取血海穴等。

常用体表标志取穴部位见以下三个表。

头项部主要体表标志

部位	体表标志	说明
头部	前发际正中	头部有发部位的前缘正中
	后发际正中	头部有发部位的后缘正中
	额角	前发际额部曲角处
	完骨	颞骨乳突
	枕外隆突	枕有外侧最隆起的骨突
面部	眉间（印堂）	两眉头之间中点处
	瞳孔、目中	平视，瞳孔中央
颈项部	喉结	喉头凸起处
	第 7 颈椎棘突	

躯干部主要体表标志

部位	体表标志	说明
胸部	前正中线	头面部及胸腹部前侧正中
	胸骨上窝	胸骨切迹上方凹陷处
	胸剑联合中点	胸骨体与剑突结合部
	乳头	乳头中央
腹部	脐中（神阙）	脐窝中央
	耻骨联合上缘	耻骨联合上缘与前正中线的交点处
	髂前上棘	髂脊前部的上方突起处
侧胸 侧腹部	腋中线	腋下至髋正中线
	腋窝顶点	腋窝正中央最高点
	第 11 肋端	第 11 肋骨游离端
背腰骶部	后正中线	头、颈、背、腰部正中
	胸椎棘突 1 ~ 12	
	腰椎棘突 1 ~ 5	
	骶正中嵴、尾骨	骶正中嵴在体表不能摸到，位于骶骨后面正中线上；尾骨位于脊柱末端
	肩胛冈根部点	肩胛骨内侧缘近脊柱侧
	肩峰角	肩峰外侧缘与肩胛内连续处
	髂后上棘	髂嵴后部上方突起处

肢体部主要体表标志

部位	体表标志	说明
上肢部	腋前纹头	腋窝皱襞的前端
	腋后纹头	腋窝皱襞的后端
	肘横纹	屈肘成直角，肘部交叉凹陷处
	肘尖	尺骨鹰嘴
	腕掌、背侧横纹	尺桡骨茎突远端连线上的横纹

续上表

部位	体表标志	说明
下肢部	髀枢	股骨大转子
	股骨内侧髁	股骨下端内侧髁上
	胫骨内侧髁	胫骨上端内侧髁下
	臀下横纹	臀与大腿的移行部
	犊鼻（外膝眼）	髌韧带外侧凹陷处中央
	腘横纹	腘窝处横纹
	内踝尖	内踝向内侧的凸起处
	外踝尖	外踝向外侧的凸起处
	赤白肉际	手足掌背肤色明显差别的分界处

2. 分寸折量法

古称“骨度法”，就是指将人体各部分分为若干等份，折量取穴的方法。每一等份作为一寸，所以称之为“分寸折量法”。骨度法的含义是指以骨节为主要标志测量周身各部的大小、长短，并依其尺寸按比例折算作为定穴的标准。如腕横纹至肘横纹为12寸，也就是把这段长度分成12等份，取穴就以它作为折算的标准。这种方法不论成人、小孩或是高矮胖瘦者均可适用，并且比较准确。

常用分寸折量法取穴说明

部位	起止	常用骨度	度量法
头部	前发际至后发际	12	直度
	眉心至前发际	3	直度
	后向发际至大椎上	3	直度
	两乳突（完骨）之间	9	横度
	两前额发角（头维）之间	9	横度

续上表

部位	起止	常用骨度	度量法
胸腹部	两乳头之间	8	横度
	腋平线至季肋（11 肋）	12	直度
	歧骨（肋膈角）至脐中	8	直度
	脐中至耻骨联合上方	5	直度
背部	两肩胛骨内侧缘之间	6	横度
	两骼后上棘之间	3	横度
上肢	腕横纹至肘横纹	12	直度
	肘横纹至腋横纹	9	直度
下肢	股骨大转子至髌骨下	19	直度
	髌骨下至外踝高点	16	直度
	耻骨平线至股骨内上髁	18	直度
	胫骨内侧踝下至内髁高点	13	直度

3. 指量法

指量法也叫“指寸法”、“同身寸法”。就是以我们手指的宽度为标准来测量取穴的方法。因为我们的手指和身材是成一定比例的，所以指量法在一般情况下也比较准确。有时候，也可以用自己的手指量取别人的穴位，但要根据对方的高矮胖瘦做出适当的伸缩。

（1）中指同身寸

以患者的中指屈曲时，中节内侧两端纹头之间作为 1 寸，称中指同身寸。用于四肢及脊背作横寸折算。

（2）拇指同身寸

以拇指指关节的横度作为 1 寸，称拇指同身寸。适用于四肢部的直寸取穴。

（3）横指同身寸

将食、中、无名、小指相并，以中指第二节为准，量取四指之横度作为3寸，称横指同身寸。多用于下肢、下腹部和背部的横寸。

借助工具和介质，按摩更有效

按摩，不仅仅是用手对皮肤、肌肉、穴位进行搓、揉、拿、捏等简单的施术。按摩效果的好坏有时候还要取决于外界的辅助。想让按摩达到事半功倍的效果，让肌肤在按摩中得到充分的舒展和滋润，就一定不能忘记按摩工具和按摩介质。工具和介质不仅可以使按摩力量透达内里，减轻手部负担，避免按摩过程中肌肤受到损伤，还能对按摩效果起到推动作用。

1. 捶捶乐

捶捶乐的圆锤上分布着很多圆头齿，而且大多是橡胶材质，弹性较好，敲打身体时可产生一定的反弹力，既能使力度深入腠理，又可以减轻疼痛感。

2. 木勺

木勺的范围较大，可以接触到更多的疼痛部位，从而以最省力的方法解决疼痛之患。木勺还有一个好处，它是木头质地，对皮肤的伤害更小一些。

3. 刮痧板

刮痧板的角端可以作为穴位按摩的工具，弥补手指力量的不足。此外，在疏通经络时，刮痧板也可以对经络进行刮拭，起到辅助按摩的作用。

4. 按摩介质

按摩介质是指在按摩时使用的，涂抹在按摩部位表面，提高按摩效果的乳状或液状物体。主要包括以下几种：

（1）按摩乳

按摩乳是最常用的按摩介质之一，按摩乳通常含有中药成分，有活血化瘀功效，再加上其渗透性和润滑性较好，使用后可改善皮肤循环、滋养皮肤。

（2）精油

精油是来源于花草植物中的天然芳香油，对止痛、祛痛具有较好的作用。例如，精油能够将经脉、淋巴管中的毒素排出体外；促进血液循环，促使细胞再生；缓解紧张、抑郁的情绪，帮助释放全身压力；改善血液和淋巴循环，促使新陈代谢加速。

（3）冬青膏

冬青膏具有消肿止痛、祛风散寒的作用，对跌打损伤的疼痛、肿胀及陈旧性损伤和寒性痛证具有较好的缓解作用。应当注意的是，冬青膏应严格按照说明使用，不当或长期使用有可能会导致慢性中毒。

（4）葱姜汁

葱姜汁有温中行气、通阳解表等作用，对寒凝气滞而致的脘腹疼痛及风寒引起的感冒、头痛有较好的功效。葱白和生姜的比例为1∶3，切碎后浸入95%酒精中，放置3～5天取汁使用。

选择自我按摩环境

一个适宜的按摩环境不仅能使人感到愉悦，而且对自我按摩的效果有着更佳的促进作用。一般来说，在选择按摩环境时，应特别注意选择那些干净整洁、没有儿童嬉闹、没有电话打扰、能够让人得到充分放松和休息的地方。

1. 房间

不需要许多的设备或特殊的房子，但一个舒适、安静和暖和的环境是必需的。一般小的房间给人以隐秘和安逸的感觉，而中等面积的房间则给人以友善的感觉。房间温度在27℃ ~ 30℃之间为宜。按摩前注意打开室内窗户通风，使室内空气流通。但是，在按摩时应当将窗户关上，以免受凉。

2. 音乐

所选择的音乐CD或磁带应有助于我们的按摩，它应该是安静轻柔的自然之音。例如伴随着鸟鸣的溪流的声音，或是海豚的声音，都是个不错的选择。

3. 灯光

切忌灯光过强，可以点上一支蜡烛，因为烛光有助于营造较好的按摩环境，可以改善自己不良的情绪。或者可以考虑用一些散发淡淡香味的油鼎，因为淡香精有助于全身放松并调节气氛。

4. 户外环境的选择

户外按摩需要注意的是，必须自始至终保持按摩对象的身体温暖，以防止由于身体肌肤外露而受凉；方向感也是非常重要的，东方人普遍认为在做按摩时按摩对象的头应该朝向南边或是东边，这样的话，身体各部位就会变得更加易于接受按摩，并能获得最大程度上的放松。

自我按摩的准备工作

健康只属于有准备的人，由于每个人自身状况不同，在做自我按摩前，做一些适当的准备工作，帮助身体充分放松，既有助于操作过程的顺利进行，也有利于治疗效果。

1. 修指甲、取饰品

在进行自我按摩前，首先要检查自己的指甲是不是过长，双手是否干净，如果是就要修剪指甲，洗净双手，并且要将戒指、手链、手表等硬物全部摘掉，以免在操作过程中，指甲或者硬物划伤、刺伤皮肤。

2. 静坐

自我按摩前应该先静坐几分钟，稍事休息，排除杂念，集中思想。这样有利于在做按摩的时候更好地感受经气的运行，增强按摩的效果。

3. 放松

如果在情绪紧张的状态下按摩，不仅无法感受到气血在顺畅地运行，无法达到保健治疗的作用，还可能会造成身体上的不适反应，因此，在按摩前应该先调整呼吸，尽量使全身放松。

4. 静心

心情烦躁是按摩的大敌，在进行自我按摩前必须调解情绪，要注意不做任何剧烈的运动、不看刺激的电视等，让心情彻底放松，让自己有一个平稳愉悦的心境。

身体局部按摩技巧

头部、面部、颈项、胸腹、肩背、四肢，人体全身各处的肌表皮肤特点各不相同，因此，在按摩的时候要根据身体局部的耐受力、肌肤娇嫩程度、毛发生长特点配以相应的施术，只有掌握了正确的按摩技巧、区别对待，才能达到事半功倍的效果。

1. 头部按摩技巧

（1）在按摩头部前，为了避免手指与头发发生纠结，操作前应该先修整指甲。

（2）按摩时只用手指触及头皮，不要使用整个手掌。

（3）应当按摩头皮而不是头发，按摩时顺着头发生长方向，边移动边按揉。

（4）头皮如果破损或有炎症时，不可进行按摩。

（5）手法要轻柔而有节律，准确而稳妥。

（6）一日可多次按摩，按摩时间约在 10 ~ 20 分钟左右，以头部微发热为度。

2. 面部按摩技巧

（1）每日晨起及睡觉前半小时各做一次面部按摩，每次

10 ~ 15 分钟左右。

（2）按摩前先用温水洗面部，最好在面部均匀薄涂一层营养滑剂、按摩霜、营养霜等，以增加按摩效果。

（3）面部皮肤非常娇嫩，按摩过于用力会伤害到皮肤，产生皱纹。按摩脸部宜选择中指和无名指按摩，动作要协调对称，用力要均匀柔和，切勿粗猛。

（4）面部穴位很多，需配合按摩的主要部位额部、眼周、鼻、颞部、面颊、口周及下颏部进行。

3. 颈项部按摩技巧

（1）做颈部按摩时，为了更好地施加手法，可配合头颈部的活动来进行，如在做侧颈部的按摩时，可稍稍偏头；按摩后颈部时，头稍稍向下低等。但颈部活动幅度不可过大，也不可随意扭转，以免发生意外。

（2）由于颈部皮肤的肤质薄、弹性差，对其按摩时，动作一定要轻柔，力度适中，否则将会起到适得其反的作用。按摩时动作要轻柔，而且应沿着肌肉的走向按摩。

（3）按摩颈部的方向应当是由下向上，如果方向相反不但不具有保健治疗的效果，还会使皮肤下垂，加速颈部衰老。

（4）按摩前颈的同时，还要兼顾后颈，位置通常在耳后附近，用手指或者掌根鱼际处斜向下适当用力按压。

（5）颈部油脂分泌较少，容易出现皮肤干燥问题，按摩前在手心涂一层润肤油，避免颈部皮肤受损，并滋润皮肤。

4. 胸腹部按摩技巧

（1）按摩胸部时不宜使用按摩乳或者其他带有激素等刺激性成分的药物，而应当使用一些无刺激或者刺激性较小的精油，例如，含有玫瑰和天竺葵等成分的精油，能刺激女性荷尔蒙的分泌。

（2）按摩胸部应从右侧的乳房开始，在按摩的过程中应当给乳房施加一定的压力，但应当适可而止；按摩左乳的次数应当比右乳多一次，右乳按摩 7 次，左乳就要按摩 8 次。

（3）一般对腹部的按摩每天可进行两次，饭后半小时内不要按摩，力度不宜太大，使用轻重快慢不同力度进行按摩。

（4）按摩腹部前排二便，按摩后适量饮水。

（5）按摩腹部的速度不宜过快，以舒缓的呼吸节奏作为参照标准。按摩腹部时，手指不宜离开皮肤，以便能够带动肌肉和皮下脂肪一同做“运动”。

（6）按摩全腹的方向是从下腹部开始，顺着肌肉向上推摩，按照升结肠、横结肠、降结肠、乙状结肠部位的顺序按摩，这样能促进血液循环和新陈代谢，使“减腹”效果更佳。

（7）经期女性或孕妇，或者有脏器器官病变的不要按摩。

5. 腰背部按摩技巧

（1）腰背部自我按摩宜取坐位，在自己双手能够接触到的腰背部区域进行操作。

（2）用加强拇指指力，以持续不变的压力，释放触痛点。

（3）沿棘突脊椎骨两侧，稳固深入移动，从下背开始移动至上背，痛点处多摩擦几遍。

（4）按摩腰部时，如果使用抓捏的手法，力度一定要把握好。按摩的力度可以稍强一些，但不能用蛮力。

（5）如果腰部因为束带过紧而致使皮肤瘀血、红肿、破损，最好用指腹按摩，并避开受损皮肤。

6. 上肢按摩技巧

（1）双上肢按摩手法以推、拿、按、捏、摩、擦等为主。

（2）在按压手掌面时，因手掌面耐受力较大，用力要稍大些，按压要沉稳着实，且持续一定的时间，移动要缓慢。

（3）摇肩、肘、腕关节时，摇动幅度要由小到大，摇动的速度要由慢到快，力度要轻缓柔和，不可生硬摇动，叩击时有贯气声，以刺激双上肢部的穴道。

7. 下肢按摩技巧

双下肢施行拿法时要掌握先捏后拿，拿捏并用，拿中带捻，动作灵活，施力轻柔缓和，不可呆板，不可生硬粗暴或用蛮劲。

确定按摩方向

掌握正确的按摩方向，不仅是让自我按摩操作过程有序、规律地进行下去的前提，沿着不同的方向进行按摩更是具有不同的治疗效果。掌握按摩方向，具体应该注意以下几点：

（1）顺时针方向为补，逆时针方向为泻；顺经络方向为补，逆经络方向为泻。对于虚证者，补法可以得到调整，泻法对于实证有效果。按摩的补泻主要是针对一些需要治疗的病症采取施行，对于健康的正常人来说，可以不必太考虑手法的补泻。

（2）应从远心端向近心端按摩，以促使静脉血液和淋巴液的向心回流，有利于代谢产物及其有害物质及时排出体外。

（3）消化道（如肠道）的按摩应按照其生理运行方向进行，有利于食物的消化和吸收，也利于废物的排出。

（4）定点按压，到位后可向上、下滑动或向左、右旋转，有利于找准敏感点，有效刺激治疗点。

确定按摩时间

自我按摩时间的掌控也是按摩程序里需要注意的一环，有很多人都认为，按摩时间越长越好，其实这种观点是错误的。针对不同的病症和要求，按摩时间的长短各不相同。

（1）用餐完毕后不宜立刻按摩，尤其不宜对腹部进行按压刺激。刚刚吃完饭，肠胃还没有完全消化好食物，立即施行按摩容易引起食物从胃部的反流，发生恶心、呕吐等现象。

（2）沐浴后数分钟为自我按摩的最佳时间。刚洗完澡的时候，人体毛细血管处于张开状态，按摩可以加快促进体内废弃物的排出。

（3）在运动前 15 分钟内按摩，有助于缓解运动前的紧张和不适；运动按摩能促使人体的神经、肌肉、关节、内脏器官和心理情绪调动起来，适应即将面对的运动和心理的负担，从而预防运动损伤和病菌，提高体力，发挥运动前积极作用。

（4）对于体质较为虚弱尤其是脸色苍白、头发枯黄、身形消瘦的人来说，按摩时间更需要仔细斟酌，时间不宜过长，秉着点到为止的原则为宜，以自己的实际感受为基准。

（5）按摩时间应当固定，如果按摩一次，应该将每天按摩时间固定在上午或者下午。如果每天按摩两次，则以上午、晚上睡前各 1 次为宜，总的按摩时间以 30 ~ 45 分钟为宜，每次按摩时间应相同。如果长期坚持每天同一时间按摩 1 次，效果就更好了。

（6）当身体感觉疲劳时，应休息 1 ~ 2 小时再进行按摩。

（7）一般病症，10 次为 1 个疗程。经过按摩使疾病基本痊愈后，应坚持再按摩一段时间，以巩固疗效，增强体质，减少复发。

把握按摩手法力度

进行自我按摩时的力度是非常有讲究的，首先它必须符合肌肤的承受力。如果用力太大不仅对症状没有效果，还会形成恶性的刺激，并且可能会损伤肌肤，并产生青紫、红肿等难看的印痕。

对按摩力度的把握，可归纳为八个字：轻而不浮，重而不滞。所谓轻而不浮，是指手法轻，但不能流于表象。而重而不滞，是指力度要深达腠理，但不能过重，加重局部疼痛。

按摩时不能使用蛮力，尤其是在面部、颈部、腹部等皮肤较薄或有重要脏腑的部位，注重力度不仅无法达到按摩效果，还会对身体造成伤害。在进行按摩时，一定要将力度的运用和手法技巧结合起来，做到“刚柔并济”，才能达到保健治疗的效果。

具体而言，按摩力度应遵循持久、有力、均匀、柔和、深透的原则。持久，即对按摩部位持续刺激、按压一定的时间。有力，是指手法应当保持一定力度。均匀，指按摩的频率、幅度、用力大小应当平衡。柔和，是指施力变化应自然、缓和，切勿使用暴力。深透，是指力度应逐步渗透到穴位所在部位的深层。

另外，按摩过程中力度应由轻至重，当确定没有任何不适感时再一点点增加按摩力度。

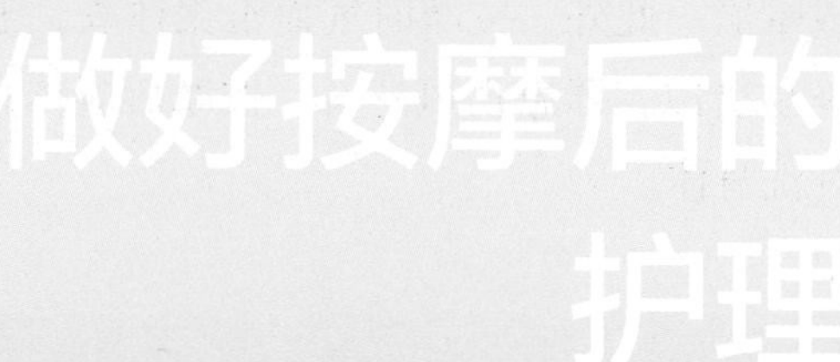

做好按摩后的护理

按摩后，身体处于相对放松的状态，体内产生代谢物，皮肤毛孔也都处于张开状态。这个时候应做好调理工作，帮助身体排出有害物质，并防止外邪的进一步侵袭。

1. 饮用温水

经自我按摩后，内脏组织的新陈代谢功能增强，代谢物较多，使血液浓度增加，饮水有助于稀释血液，促进代谢物排出。由于按摩后身体处于“发热”状态，饮用凉水易引起胃黏膜收缩，使肠胃蠕动加快，甚至还会造成肠痉挛，极易引起腹泻、腹痛。因此，按摩后应饮用 20℃ ~ 25℃的温水，每次 250 毫升。

2. 注意保暖

血气受寒则“凝结不通，滞涩受阻”，极易导致“百病生”。在按摩完毕后，应立即穿好衣服，不要立即开窗、吹风扇或者外出走动，待气血恢复平稳状态后再进行户外运动。如果出汗较多，可将汗湿衣服换下，用干毛巾擦净。

3. 不宜洗澡

进行自我按摩后，体表的血液循环加速，导致肌肤充血，胃部和大脑相对缺氧，再加上洗澡的双重刺激作用，容易出现虚脱或晕厥。此外，按摩时气血汇聚体表，毛孔打开，立即脱衣洗澡极易受凉，罹患伤风感冒。按摩后应休息 1 ~ 2 小时，再用温水冲洗身体。

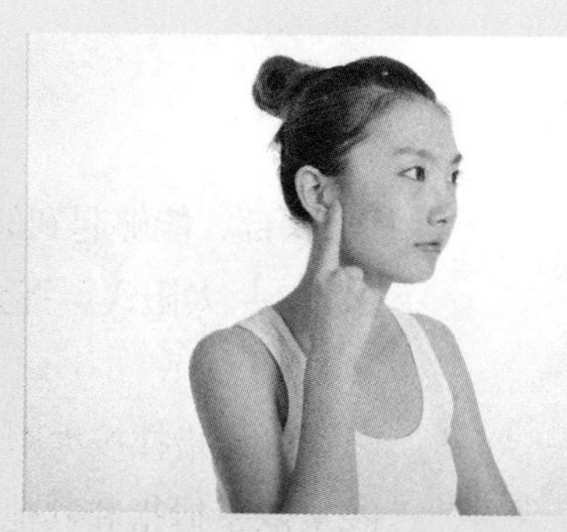

PART 3 人体局部养生自我按摩

头 部

按摩头部，能够起到健脑开窍、延缓衰老的保健功效。

【取穴】太阳穴、百会穴

【方法】

（1）大拇指揉按太阳穴 1 ~ 2 分钟。

（2）双手拇指和其他四指指腹放在前额正上方，轻微而稳固地揉捏头皮，从前发际按摩至百会穴，重复约 3 分钟。

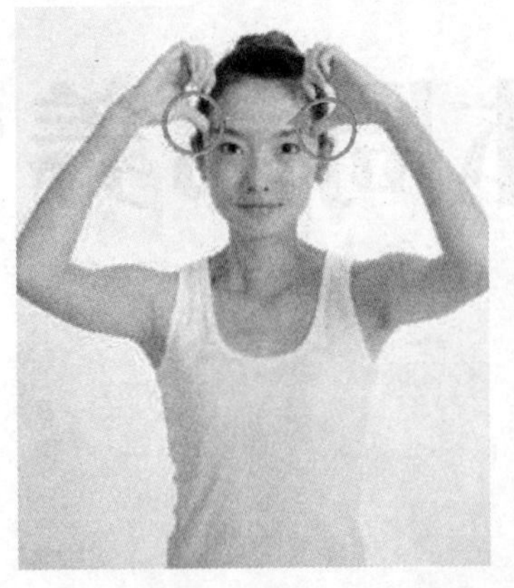

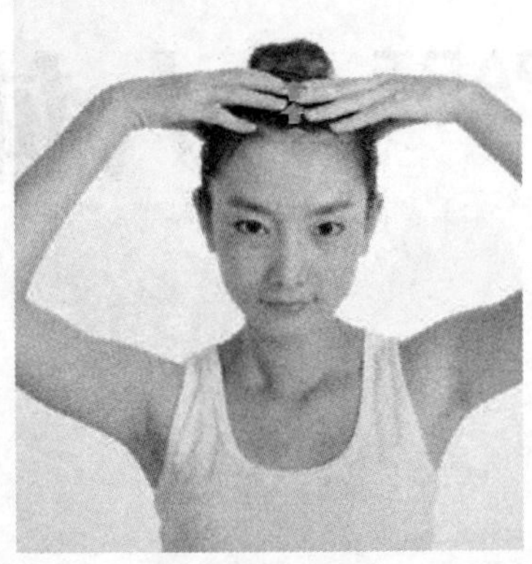

（3）食指和中指从百会穴向颈后按摩，重点按摩百会穴、耳后部和枕部，重复 3 分钟。

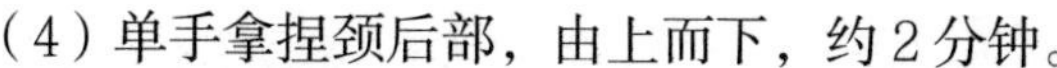

（4）单手拿捏颈后部，由上而下，约 2 分钟。

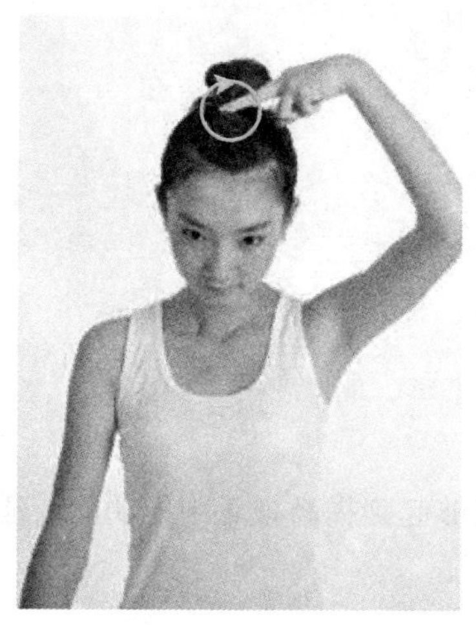

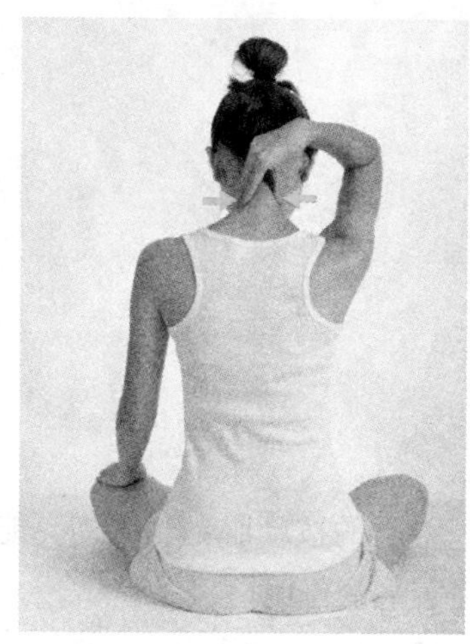

（5）双手五指分别插入头发中，手指抓住头发轻轻向上提、再放松，重复 20 ~ 30 次。

（6）两手十指弯曲，作梳子状，从前梳至脑后，重复 5 ~ 10 次。

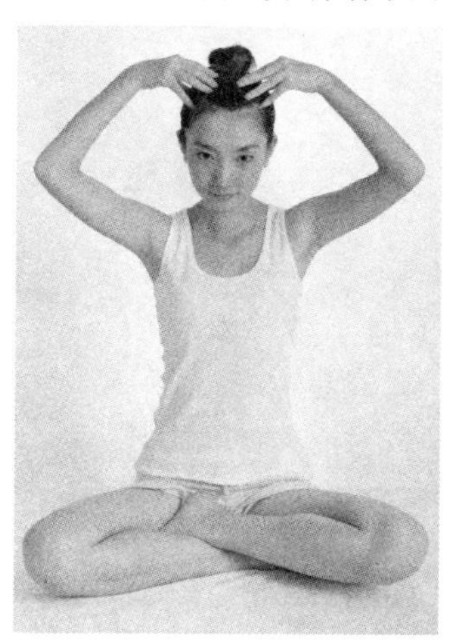

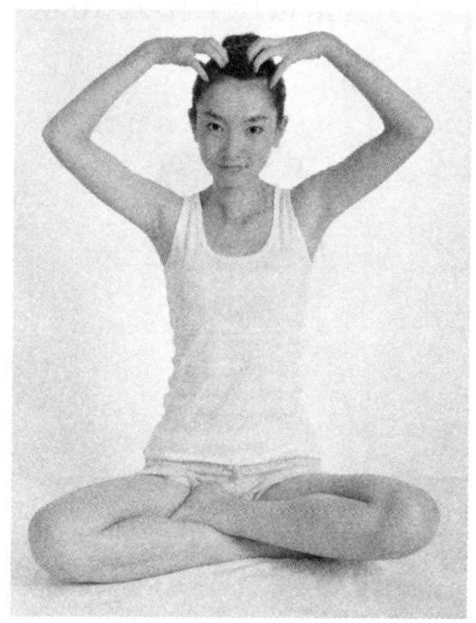

眼部

科学的按摩眼部、眼周，能够起到提高视觉中枢功能，延缓双目衰老的作用。

【取穴】印堂穴、太阳穴

【方法】

（1）食指、中指相叠点按印堂穴10次，再按顺、逆时针各揉动20～30圈。

（2）食指按压太阳穴10次。

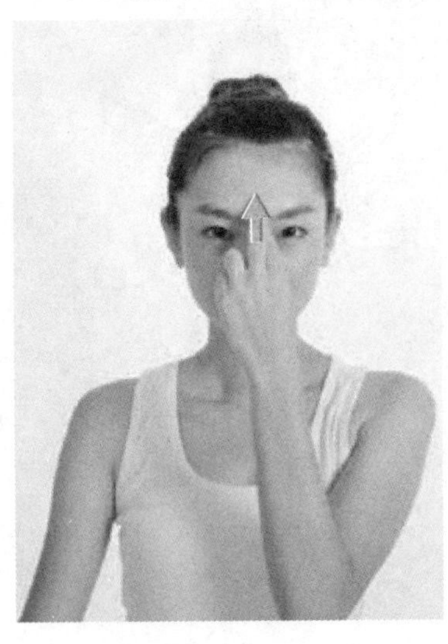

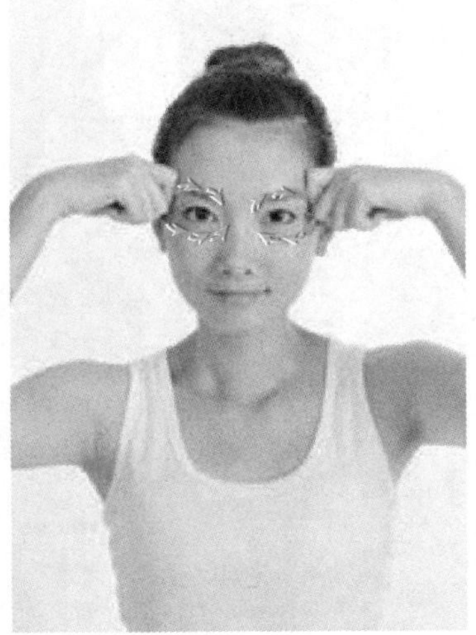

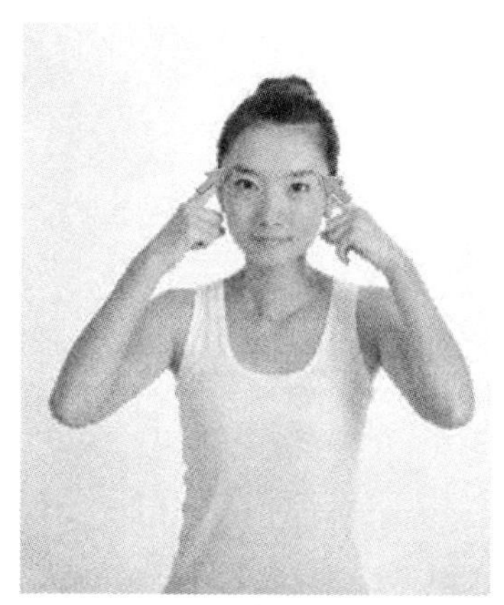

（3）食指屈曲，用桡侧的第 2 节轻刮眼眶一周，顺序是内上—外上—外下—内下。刮拭时，对每一处都应施加一定压力后再移开。

（4）从上眉骨开始，将食指、中指、无名指像弹钢琴一样，用指腹从内眼眶轻弹至外眼眶 2 ~ 3 圈。

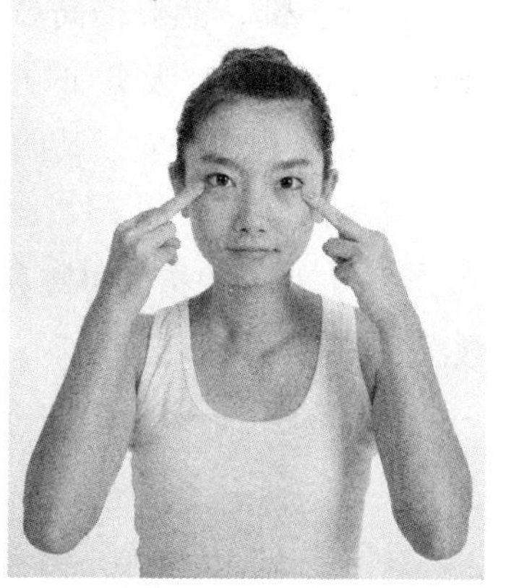

（5）用中指指腹从内眼角起，沿着眼窝内缘轻擦至外眼角，重复 3 次。

（6）持续按压太阳穴 15 秒钟。重复方法 5 和方法 6 各 10 次。

鼻 部

按摩鼻部，能够提高鼻腔免疫力，可以有效预防鼻部疾病的发生，还可以使呼吸更加顺畅。

【取穴】迎香穴、睛明穴、四白穴

【方法】

（1）双手中指从鼻翼两侧起，沿鼻梁向上推至眉间，反复推数次。

（2）拇指、食指掐迎香穴数次，再指揉数次。

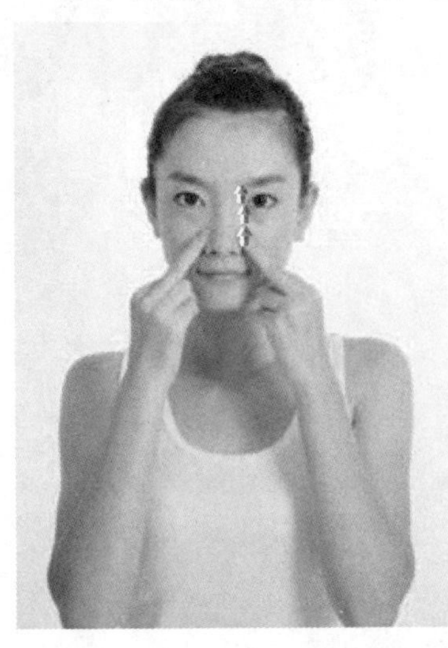

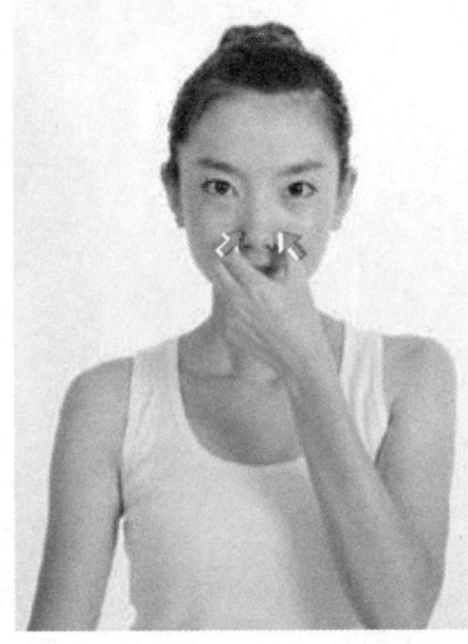

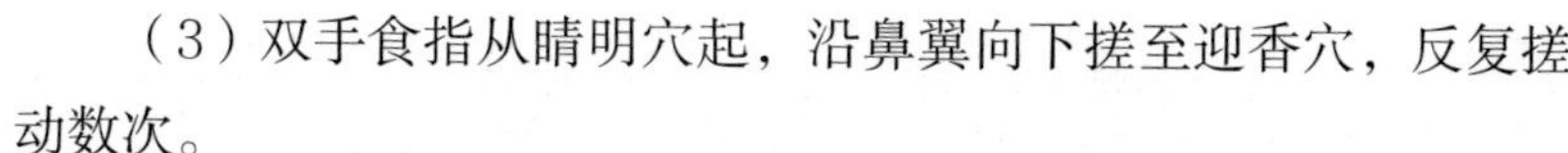

（3）双手食指从睛明穴起，沿鼻翼向下搓至迎香穴，反复搓动数次。

（4）用食指从四白穴起，向下按至迎香穴，共 36 下。

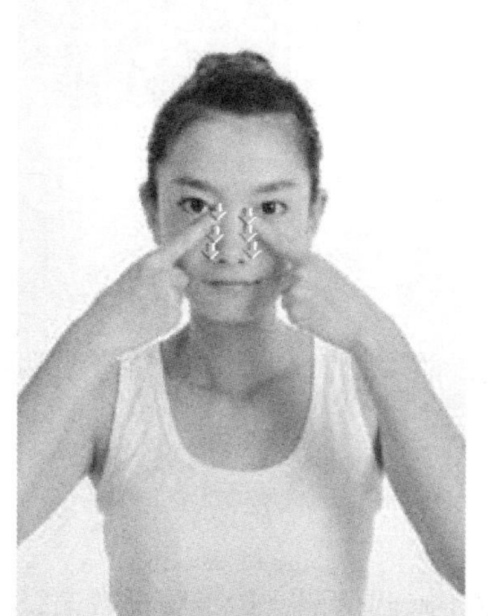

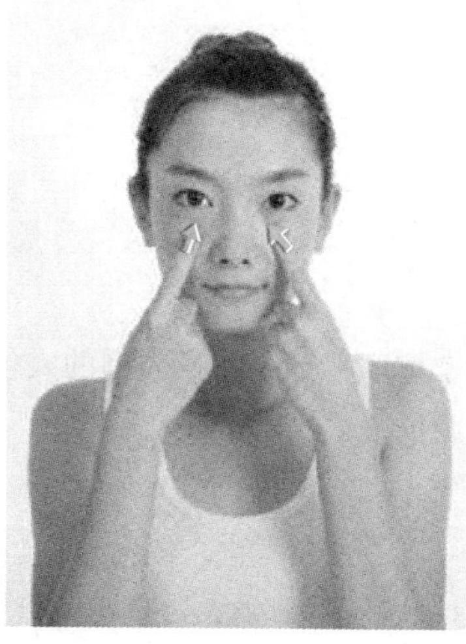

咽 喉

按摩喉部、咽喉周围的穴位，能够提高咽喉功能，增强咽喉黏膜抵抗力。

【取穴】哑门穴

【方法】

（1）将拇指、食指、中指置于喉咙两侧，用指腹推数遍，换手进行。

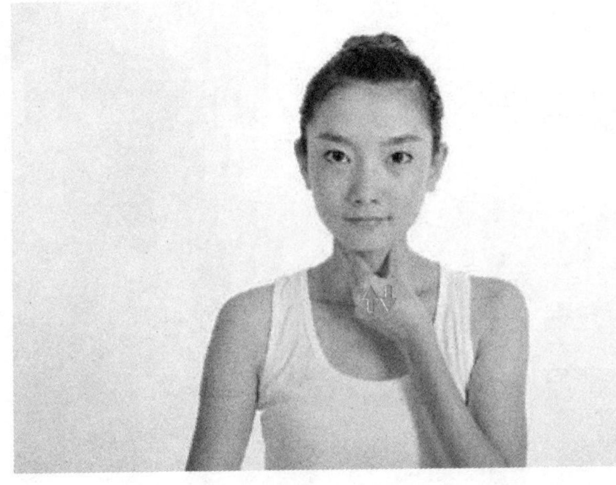

（2）用食指、中指轻揉喉咙一侧 2 ~ 3 分钟，换侧进行。

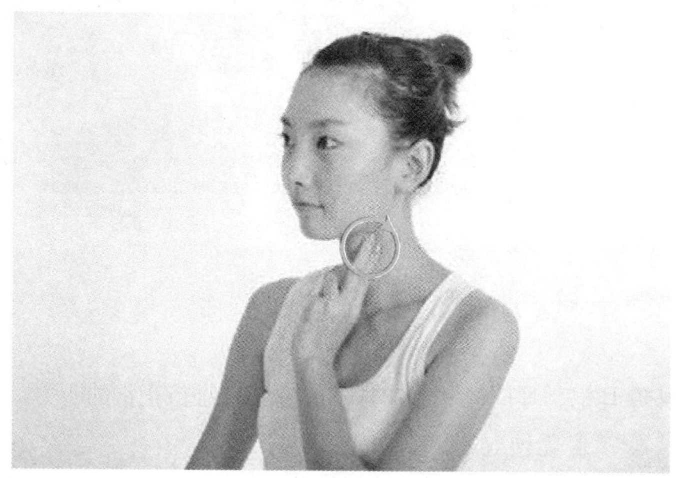

（3）食指、中指点按哑门穴 1 分钟。

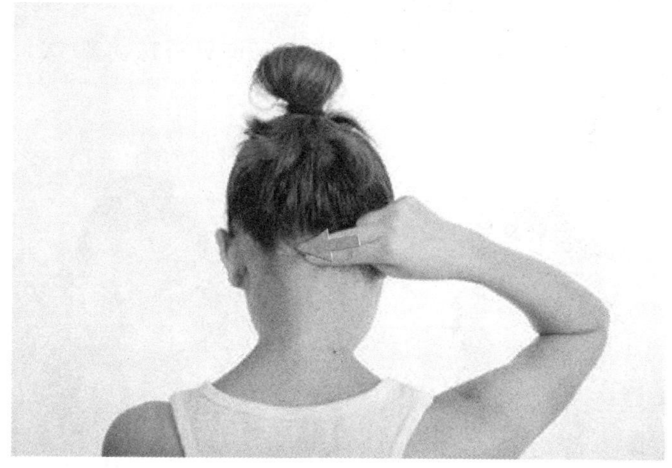

耳部

按摩耳部、耳周能够保护耳部的健康，维持正常的听力。

【取穴】无须取穴

【方法】

（1）将双手拇指、食指分别置两侧耳郭前后，从耳尖起，沿耳轮一直摩至耳垂，反复数次。

（2）掌心搓热，对准耳郭，顺、逆时针各揉动 20 次，以耳郭发红为宜。

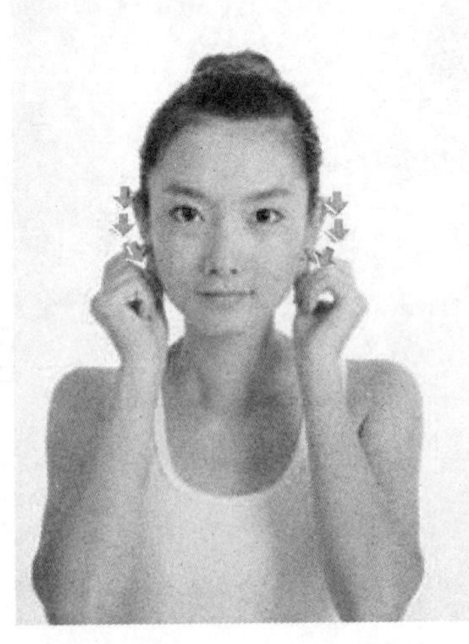

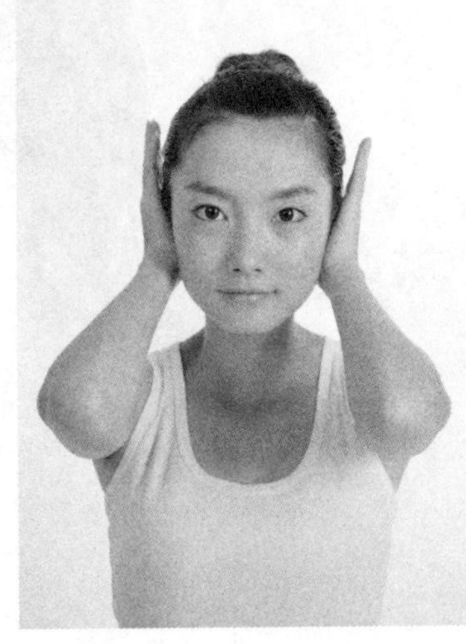

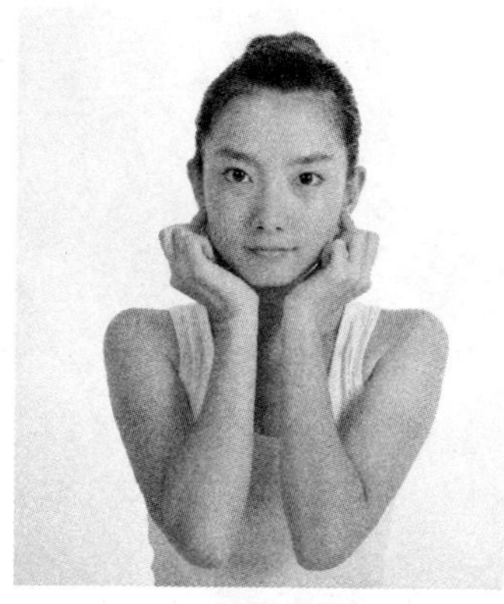

（3）拇指、食指捏住耳垂，先揉捏数次后，再着力向下牵拉数次。

（4）双手食指端分别插入两耳的外耳道，按照左—右—上—下的顺序摇动 20 ~ 30 次，再突然拔出。

（5）将两手掌心搓热，趁热以掌心盖耳。手掌变凉后再搓热、盖耳，反复操作数次。

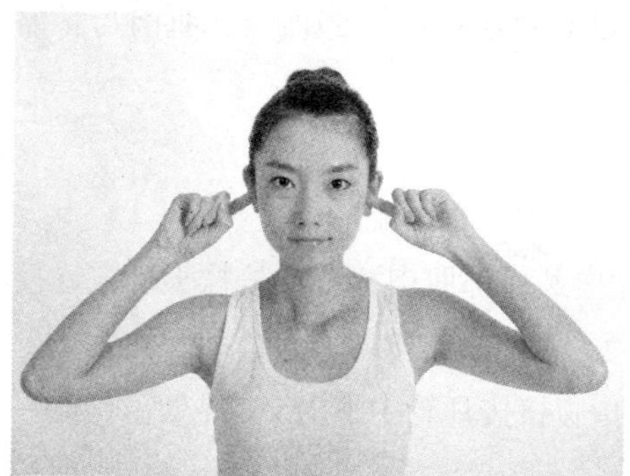

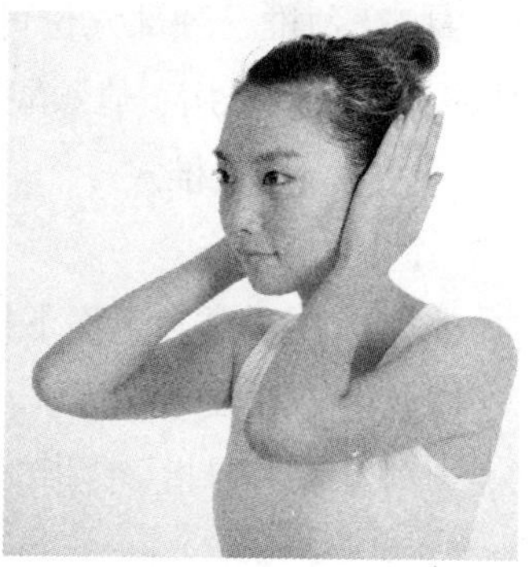

颈 椎

按摩颈椎、颈部穴位可以有效地提高局部神经、肌肉与骨骼功能，预防颈椎病、肩颈酸痛。

【取穴】大椎穴

【方法】

（1）用手掌自上而下揉搓颈后部肌肉，重点按揉大椎穴，反复 12 次，双手交替按摩。

（2）双手拇指、食指的指腹挤按耳轮中下 1/3 交界处，3 分钟。

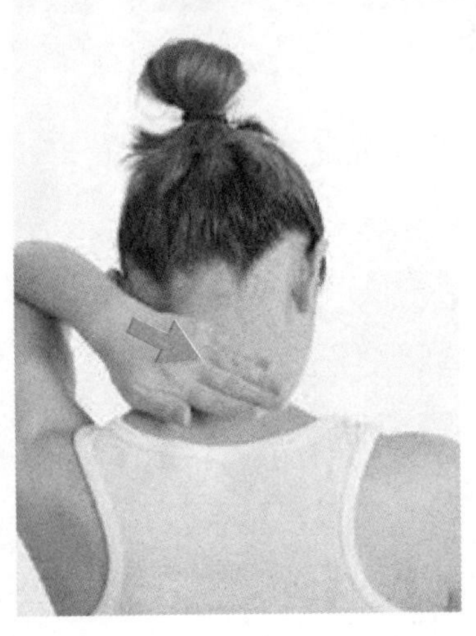

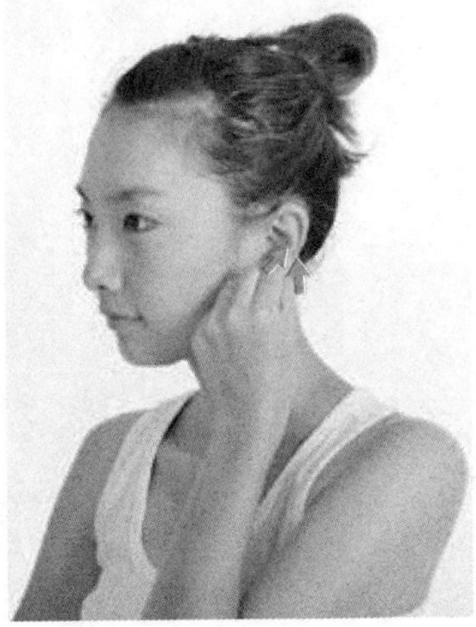

（3）双手拇指、食指的指腹挤按耳屏，3 分钟。

（4）右手置于头顶，右手用力将头向右前下方拉，以有拉扯感为宜。停留 15 秒后再放松，重复 5 次。

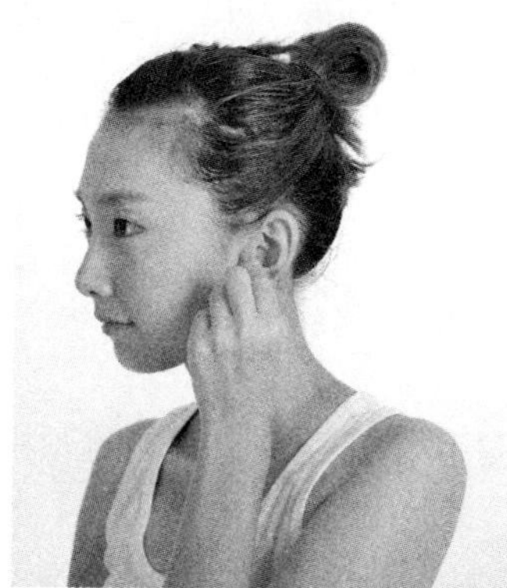

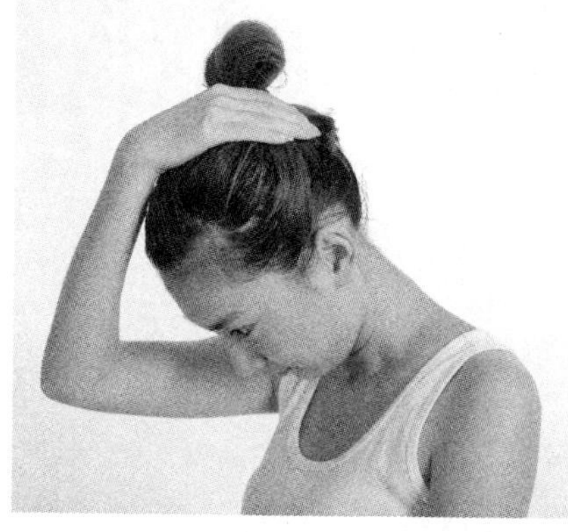

肩 部

经常按摩肩部，能够强化肩部力量和柔韧性，有效预防颈椎病等不适症状的发生。

【取穴】大椎穴

【方法】

（1）拇指、食指、中指的指腹在肩部的最高点做提拿数次。

（2）由肩膀到脊椎处，用四指按揉肩膀反复数次。

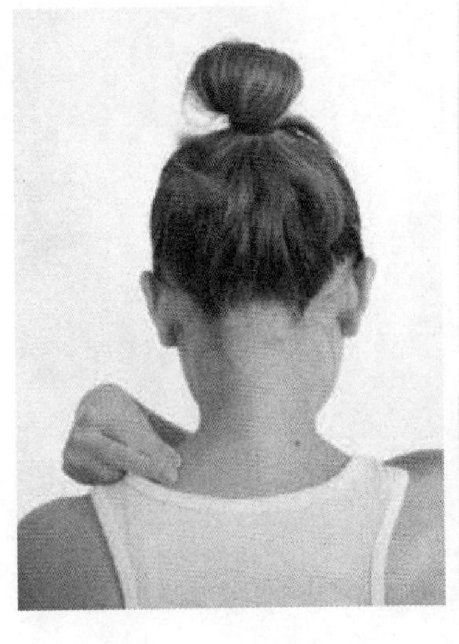

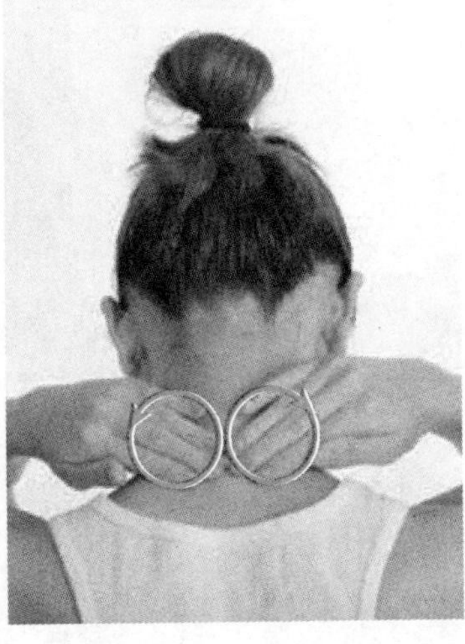

（3）食指、中指按压在大椎穴上面，分别按压至肩峰各10 ~ 15次。

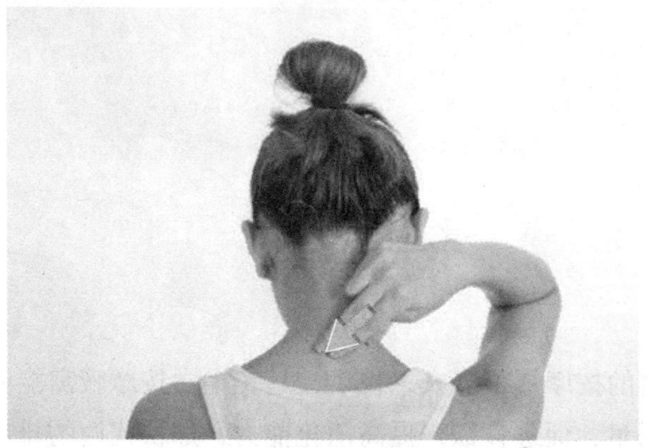

腋 窝

腋窝的按摩被很多人忽视了，其实经常按摩腋窝能够有效的增加肺活量，促进食欲，提高消化能力，加快代谢物排出，并能有效预防乳腺癌和肩周炎等疾病。

【取穴】无须取穴

【方法】

（1）左手贴在脑后，右手食指、中指和无名指的指腹顺、逆时针各按揉腋窝 15 圈。

（2）左右臂交叉于胸前，左手按右腋窝，右手按左腋窝，运用腕力，用拇指、中指、食指有节奏地拿捏腋下肌肉 3 ~ 5 分钟。

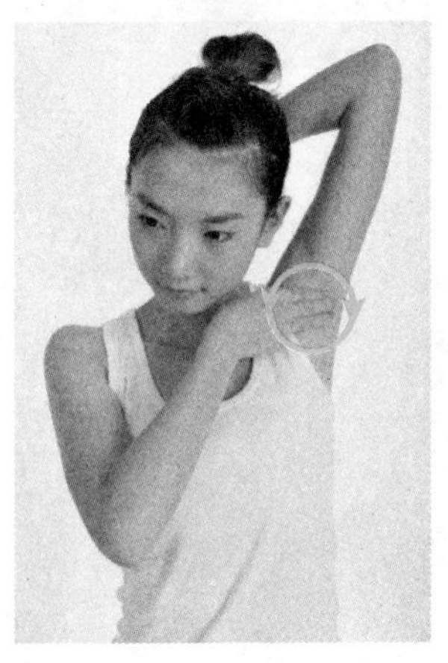

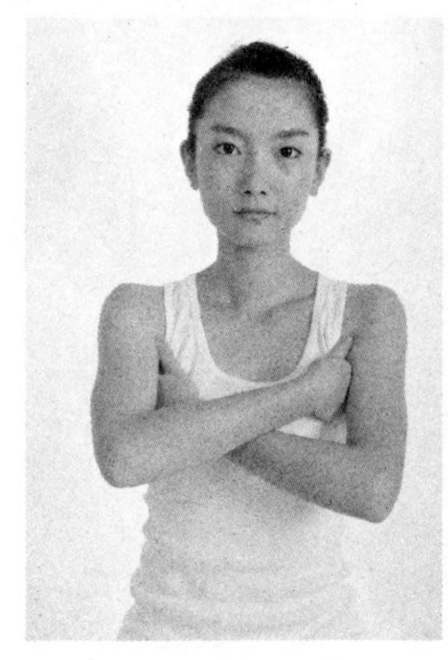

胸部

按摩胸部能够激活乳腺细胞，为乳腺输送营养，促进乳房发育及健康。

【取穴】膻中穴、天溪穴

【方法】

（1）用右手掌按住右乳上方，手指斜向下，适度用力斜推至下腹右侧，再推至右乳上方，一上一下为一次，双手交替推36遍。

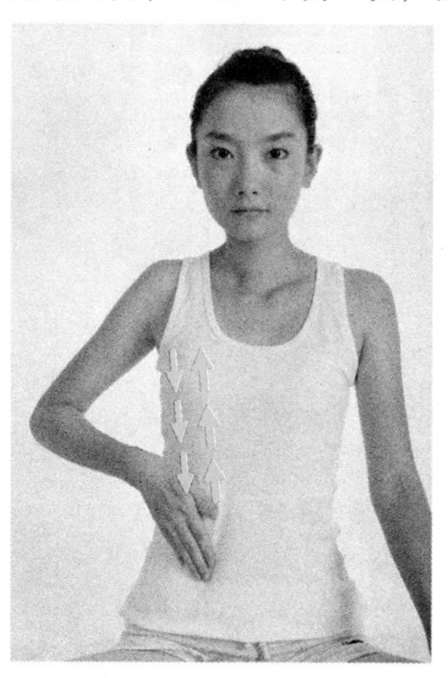

（2）右手的食指、中指按压膻中穴 36 次。

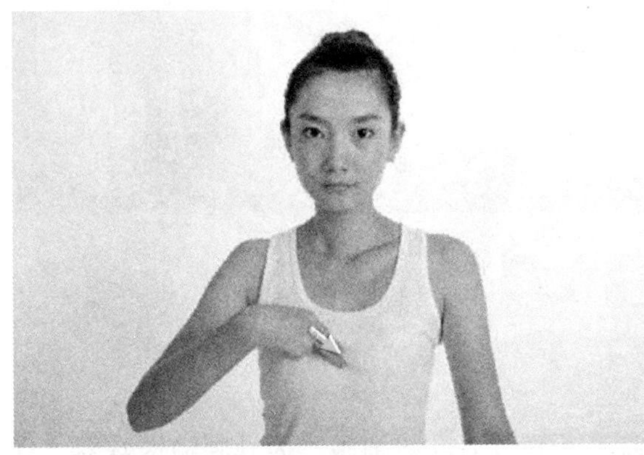

（3）双手拇指分别置于两侧的天溪穴，其余四指放于乳房下缘，如同上提乳房一样，拇指按压穴位 36 次。

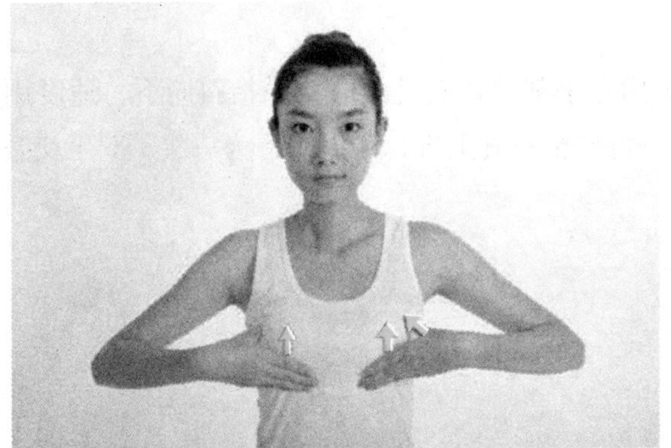

腹部

腹部的按摩可以提高腹肌和肠平滑肌的血流量，增加胃肠内壁肌肉的张力及淋巴系统功能。

【取穴】无须取穴

【方法】

（1）双手叠放于右侧第 11、12 根肋骨附近肝区，顺、逆时针各转 50 圈。

（2）双手重叠再放在左侧第 11 和第 12 根肋骨附近脾区，以相同手法各转 50 圈。

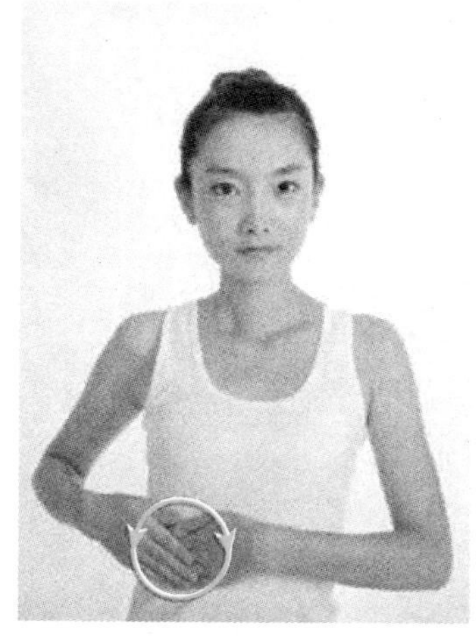

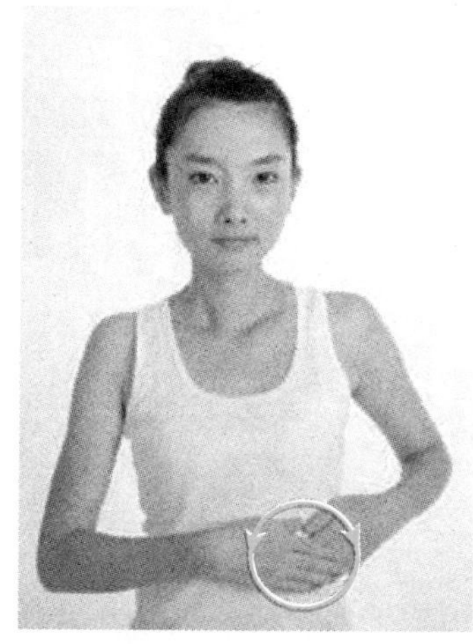

（3）双手十指从小腹起，向上腹抓拿腹肌 8 次，再分别向左、右抓拿 8 次（提起放下为一次）。

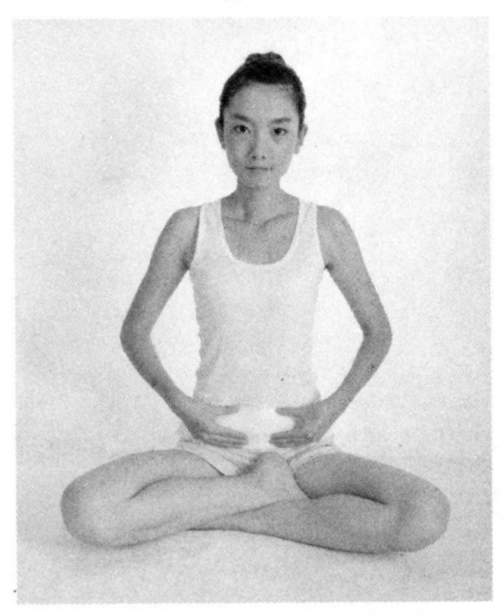

髋 部

髋部的按摩可以起到保持髋部的正常组织结构与生理功能的作用。

【取穴】环跳穴

【方法】

（1）双手掌摩臀部两侧肌肉 5 ~ 10 次。

（2）双手直推或分推髋部肌肉 5 ~ 10 次。

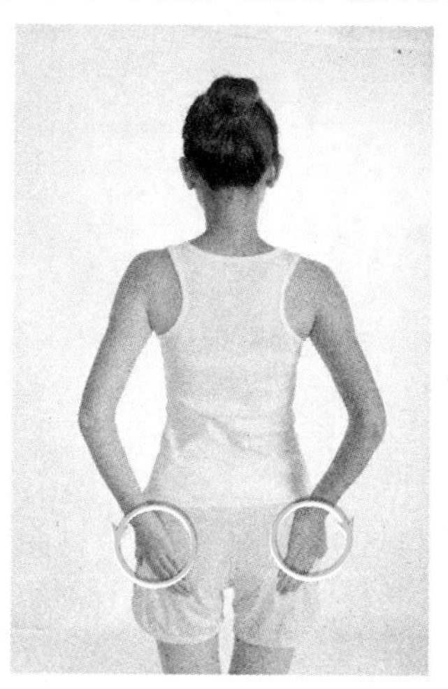

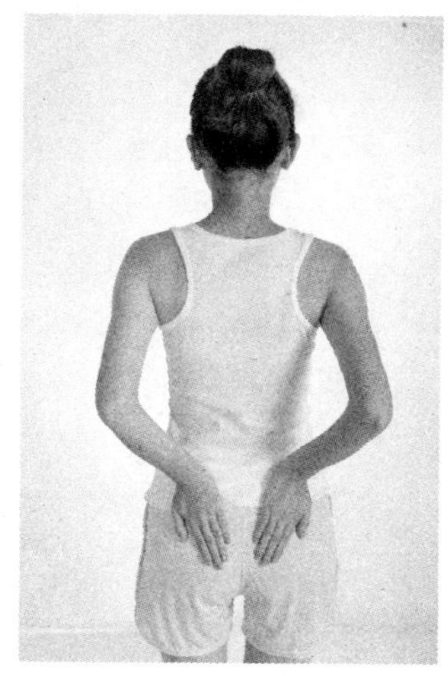

（3）以单拳或双拳的指关节揉环跳穴约 1 分钟。

（4）双手半握拳，叩击髋部 2 ~ 3 分钟。

（5）双手扶髋部，掌心按在环跳穴上，扭动髋 20 ~ 30 次。

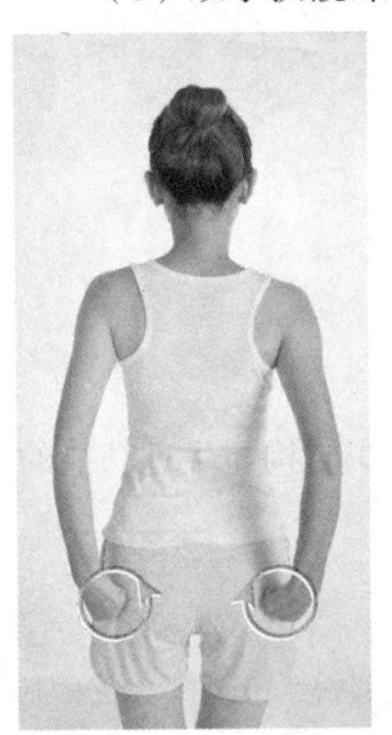

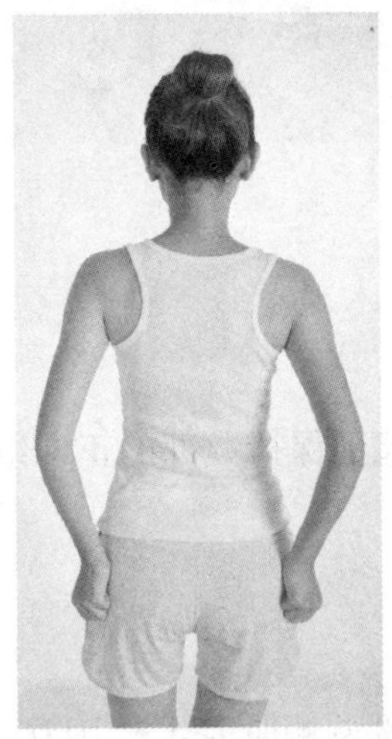

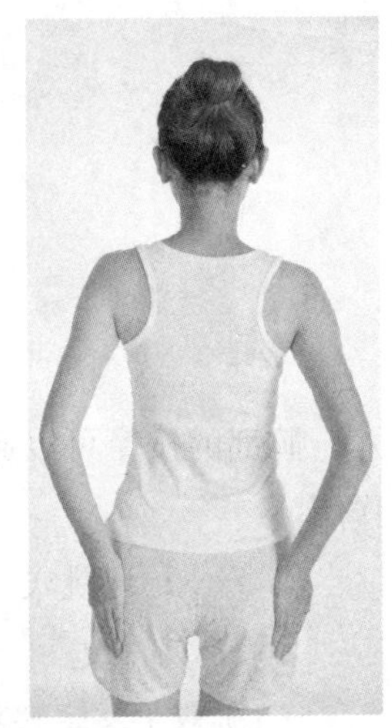

手臂

手臂按摩可以促进上肢血液循环，提高肌肉耐力，保持关节灵活。

【取穴】无须取穴

【方法】

（1）一手置于手臂三角肌上，由肩至腕往返搓捋，反复数次。

（2）一手置于手臂腋下，由手臂至腕往返搓捋，反复数次。

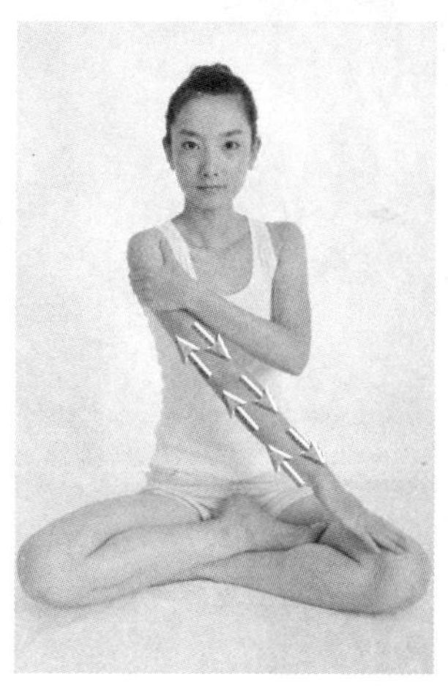

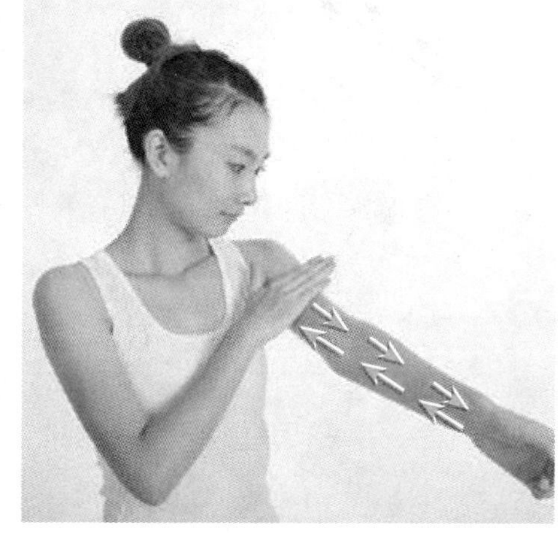

（3）一手置于手臂内侧，由肩至腕往返搓捋，反复数次。

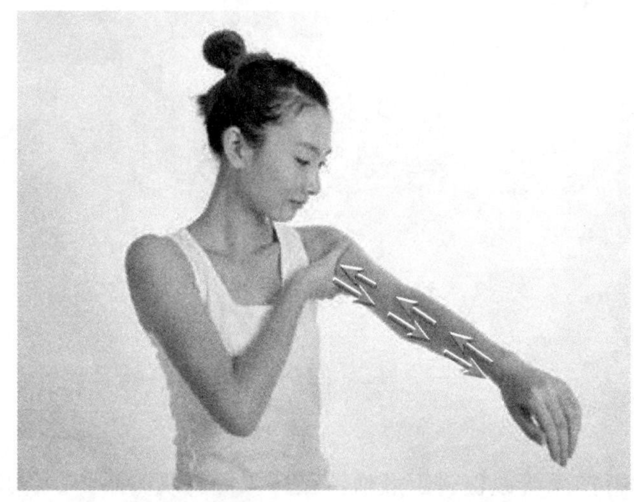

（4）一手置于手臂外侧，由肩至腕往返搓捋，反复数次。

（5）手指食指和中指呈钳状，夹住一指，从指根深沉而有力地捋至指端，依次捋其他手指。

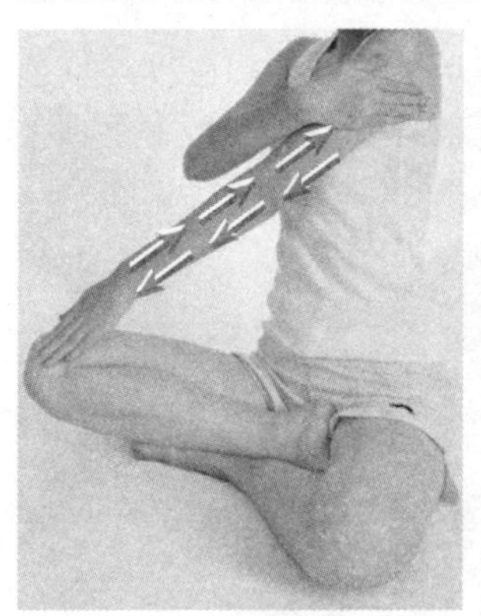

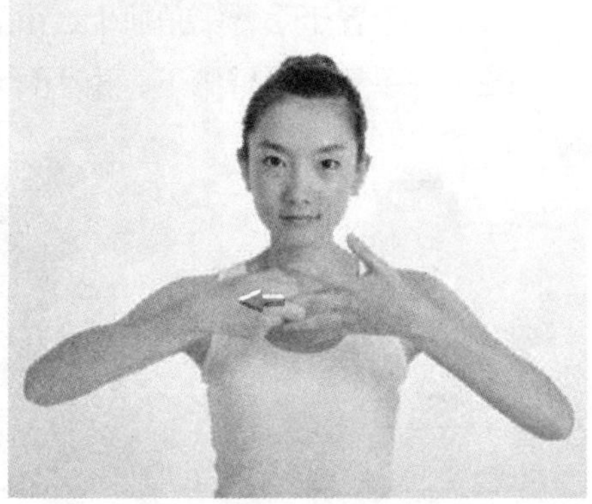

腿部

对腿部进行按摩可以达到保持气血通畅，增强腿部肌肉力量的功效。

【取穴】无须取穴

【方法】

（1）双手掌指面贴在膝关节两侧，手掌稍用力，向上推擦至腹股沟处，再沿着大腿两侧往下推擦至膝关节处。一上一下为 1 次，双腿各做 12 次。

（2）双手虎口分别放在足踝的两侧，稍用力直线上推擦到膝关节处，再下推擦到足踝处。一上一下为 1 次，双腿各做 12 次。

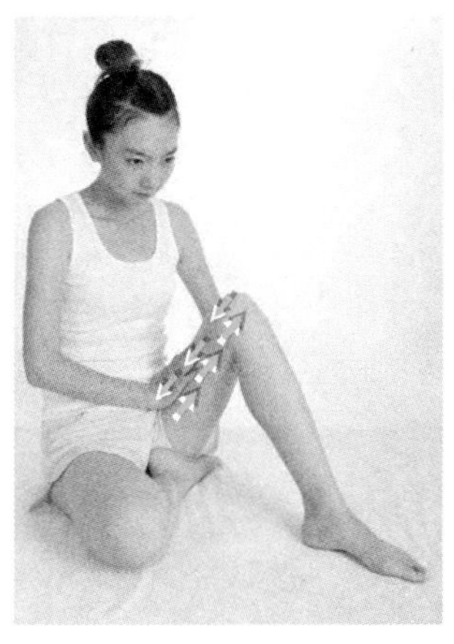

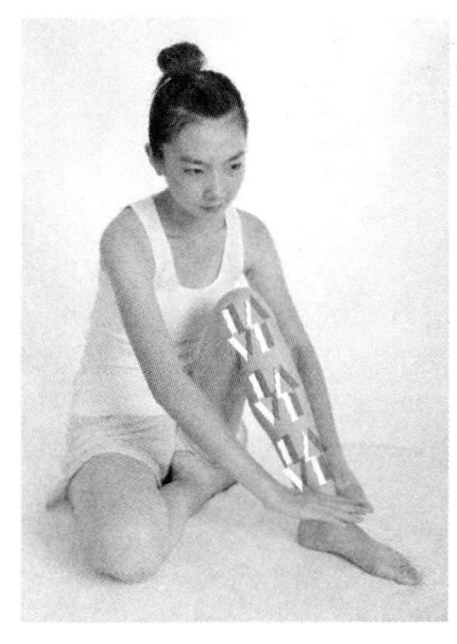

足 部

足部按摩可以调和全身气血，疏通经络，防病治病。

【取穴】无须取穴

【方法】

（1）一手握足，另一手半握拳，以关节面按在足心，先向足趾方向推挤 4 次，回到起始位置后再向足跟方向压推 4 次。

（2）足部平放，双手握空拳轮流敲打足背，从足踝移到足趾，再反方向回到足踝。

（3）双手对搓至热，用力揉擦足趾、足心，也可将双足泡在热水中进行按摩。

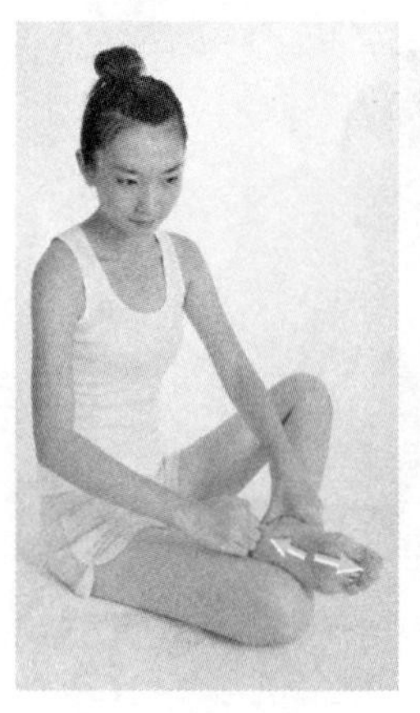
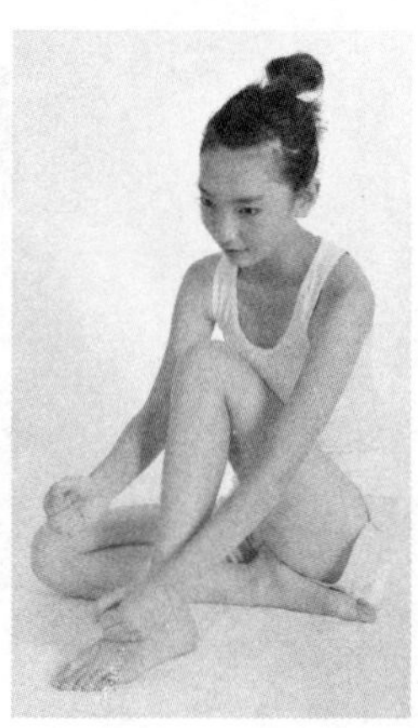
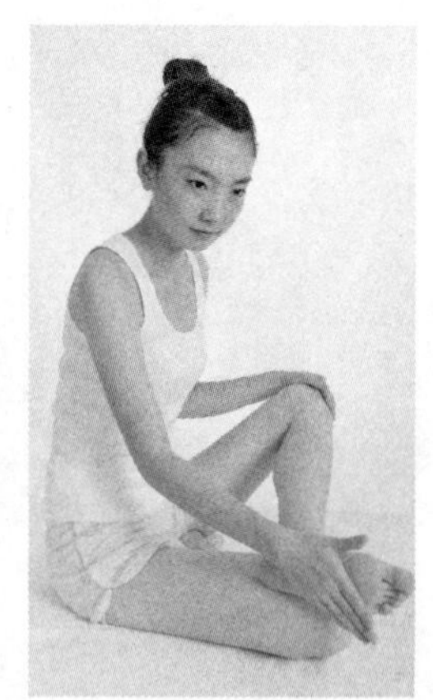

踝部

按摩踝部能够增强踝部韧带的弹性和韧性。

【取穴】昆仑穴

【方法】

（1）用掌根揉踝关节、足跟、足腱，各揉1～2分钟，以局部有热感为宜。

（2）推揉解溪穴，待局部出现酸胀感后，继续推揉1～2分钟。

（3）捏拿昆仑穴，逐渐加大指力，当足部出现酸麻、发热的感觉，继续捏拿1～2分钟。

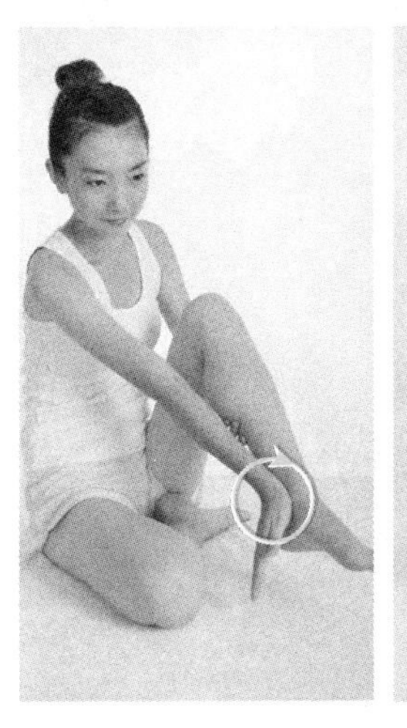

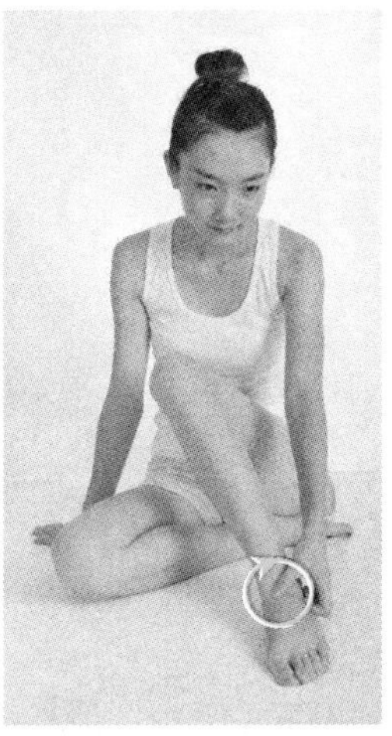

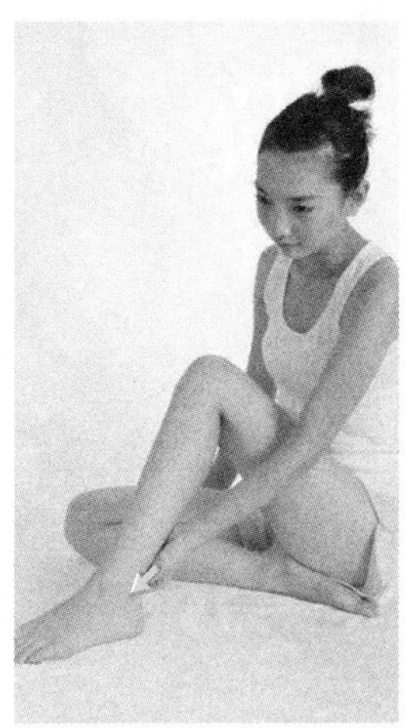

（4）一手握足前掌，另一手扶踝关节上部，分别向左、右缓慢旋转，摇动关节若干次。

（5）用双掌全掌或掌根挟住内外踝，缓慢搓动至局部发热。

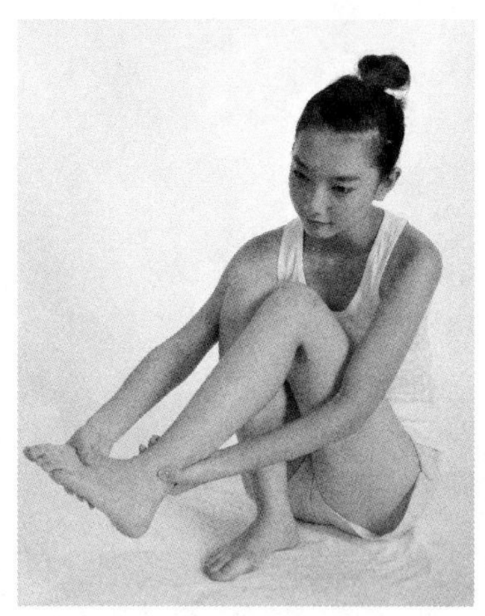

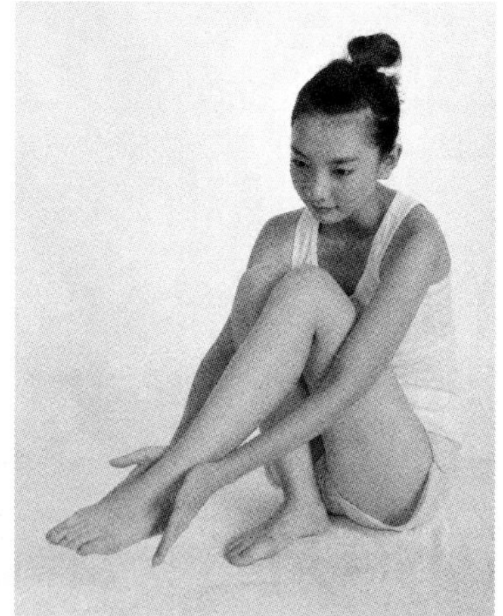

四大养生穴位

1. 涌泉穴

作为养生穴位之一，涌泉穴在穴位按摩中起重要的作用。涌泉穴是足少阴肾经，为首穴，具有镇静、开窍、通关的作用。经常按摩该穴位不仅可以调和气血、舒经活络，对晕厥、眼花、心烦、心痛、失眠、头顶痛、高血压、小儿惊风、神经衰弱、畏寒、咽喉痛、小便不利、大便困难、足心热等也有较好的治疗效果。

【方法】

方法一：按摩涌泉穴的手法较多，既可用掌根擦，也可用拇指按、揉、点、摩。

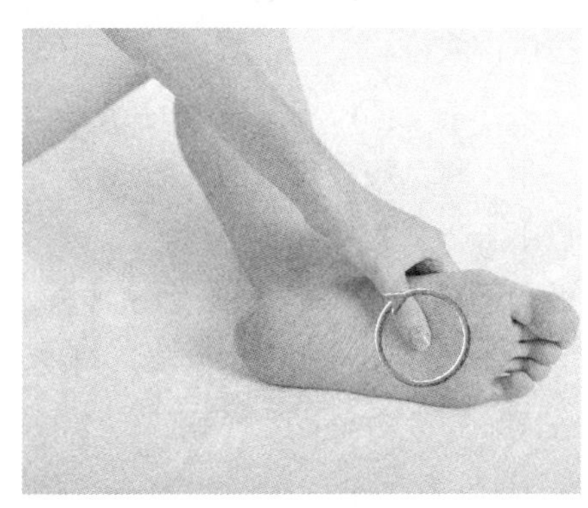

方法二：为了加强力度，也可将数十根牙签绑成圆柱形，对涌泉穴进行针刺。针刺涌泉穴除了具有与按摩相同功效外，还可以救急，

治疗昏迷、休克、窒息等重症。

方法三：将乒乓球、核桃或高尔夫球置于足心处，来回滚动至局部发热，可使足底的神经、血管、穴位和反射区得到充分刺激。

2. 合谷穴

合谷穴是手阳明大肠经的一个重要穴位，它具有镇静止痛、通经活络、清热解表的作用。由于大肠经的循行之处是从手走到头部，按摩合谷穴对颜面上的不适及疾病，如牙痛、头痛、发热、口干、颈痛、鼻出血、肩周炎、颈椎炎、咽喉痛以及其他五官疾病有较好的治疗效果，特别是对于保护牙齿健康、减少口腔疾病的发生有明显的作用。但要注意的是，合谷穴的刺激性较强，体弱者不宜多按或强按，孕妇不宜按摩。

【方法】

方法一：五指张开，拇指按住合谷穴，向小拇指方向用力，而非向手背垂直下压。斜向用力能更好地发挥合谷穴的作用。

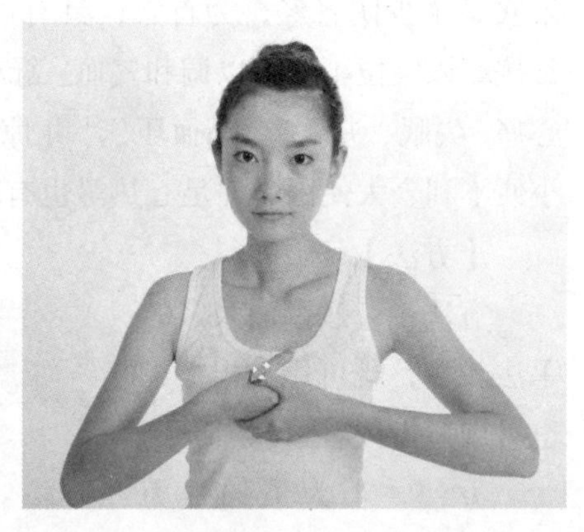

方法二：在工作学习之余，也可以用圆珠笔的一端按压该穴位。

方法三：使用刮痧板的一角，将刮痧板角部的平面以小于20° 按压在合谷穴，做柔和的、缓慢的旋转运动。按揉过程中，刮痧板角部始终不离开接触的皮肤，按压力度渗透至皮下组织和肌肉。

3. 足三里穴

在膝盖下方有一个养生穴位——足三里穴，它是足阳明胃经上的合穴。所谓合穴，是指全身经脉流注会合的穴位。全身气血不合或阳气虚弱引起的不适和病症，按摩足三里都能进行调整，起到防病健身、抗衰延年的作用，对防治各种老年病有较好的效果。足三里穴的作用还不仅如此，胃经与脾经互为表里，凡是消化系统不适或疾病，按摩足三里穴也有显著的效果。另外，胃经的走向是从头一直到足部，可以说贯穿全身组织器官，对头痛、牙痛、发热、自汗、鼻出血、口舌生疮、心悸、高血压、哮喘、泌尿系统疾病、骨骼肌肉酸痛等都有一定的治疗效果。

【方法】

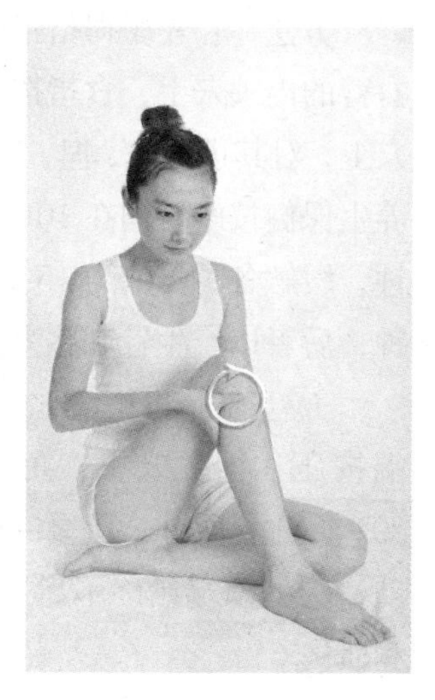

方法一：用拇指或中指对足三里穴进行按、揉、压、搓，力度由小到大，每天持续 10 ~ 20 分钟。

方法二：用发夹、圆珠笔或牙签的一端点击足三里穴，有助于加强对穴位的刺激。

方法三：将刮痧板一角的平面按压在足三里穴，角度应小于 20°，进行柔和的、缓慢的旋转运动，刮痧板角部始终不离开接触的皮肤，按压力度渗透至皮下组织和肌肉。

方法四：双手握空拳，用拳或大鱼际处交替敲打足三里穴，持续10分钟。敲打足三里穴可以加强对穴位的刺激，起到疏通经络、调和气血、保健强身的作用。

4. 内关穴

所谓内关，通俗地说就是人体内部的关卡，由于其属于手厥阴心包经，所以心包经的体表经水由此注入体内经脉，并能阻挡心包经水的气化之气外泄。心包经起于胸中，向下穿过横膈与三焦经联络，另一支从胸部循行于肋间体表，再向上沿上臂内侧中央下行，通过手掌直达中指指端，对手心热、臂肘疼痛、拘挛、乳腺疾病、腋下肿等，按摩内关穴都能起到一定的作用。

另外，内关穴又为八脉交会穴之一，心包经又与胸腔相同，所以它也被中医视为防治孕吐、晕车、心脏疾病、胸肋痛、痛经、上腹痛、腹泻、呃逆、腹泻等症状的首选穴位。

【方法】

方法一：左手拇指指端按在右臂的内关穴上，食指按在外关穴上，对其进行按、捏、掐或揉。养生保健按摩时间在 10 ~ 15 分钟，缓解各种疼痛为 15 ~ 30 分钟，后者以产生针刺感为宜。

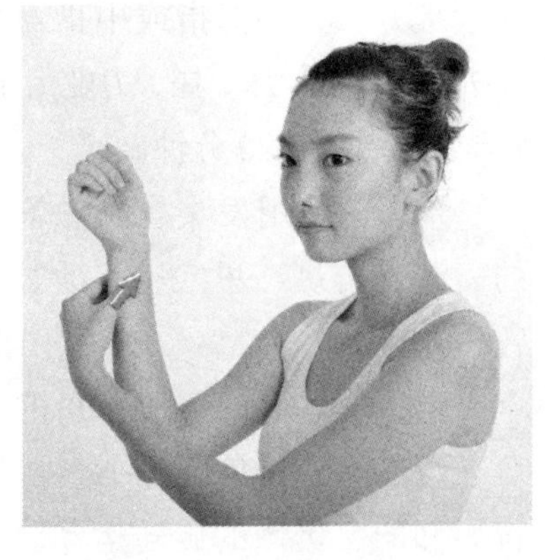

方法二：将瓷勺的勺柄顶端按压在内关穴上，角度小于 20°，进行柔和、缓慢的旋转运动，勺柄顶端始终不离开接触的皮肤，按压力度渗透至皮下组织和肌肉。

方法三：用牙签、发卡等尖锐器具或指甲，同时刺激内关穴与外关穴，可以缓解心脏疾病急性发作。

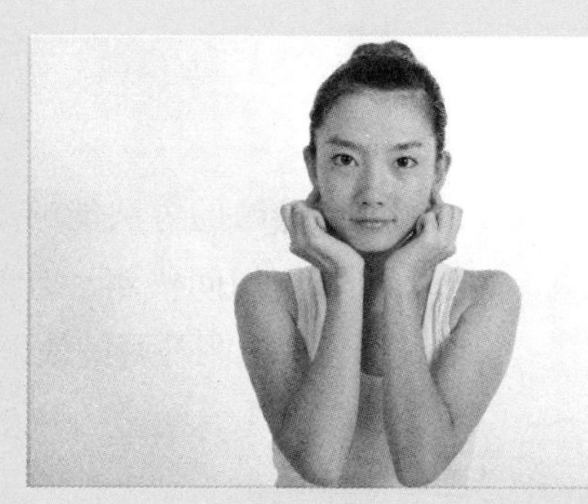

PART 4 人体对症养生自我按摩

防衰益脑

自我按摩的方法能够通过刺激末梢神经，达到促进血液、淋巴循环和组织间代谢，改善各器官之间相互关系的目的，能获得清脑降浊、滋阴补肾的效果。

【取穴】天柱穴、风池穴、太阳穴、胆经、百会穴、涌泉穴

【手法】

（1）双手手指交叉，手掌贴在后脑上，用拇指指端轻揉天柱穴，每按摩5秒停2秒钟，重复5～10次。

（2）以相同手法按揉风池穴5～10次。

（3）双手拇指指腹按压太阳穴及其周围1～2分钟。

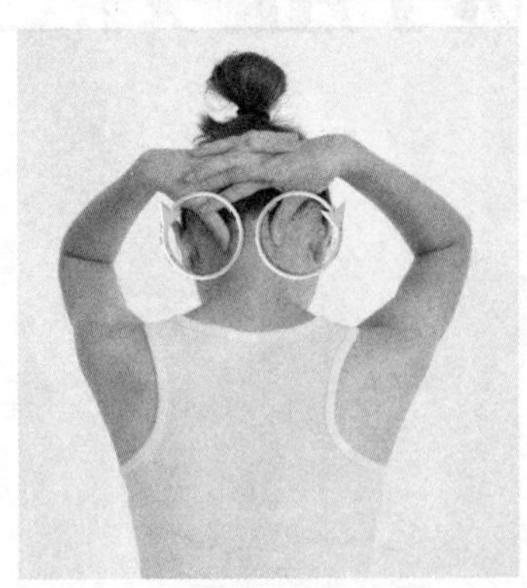

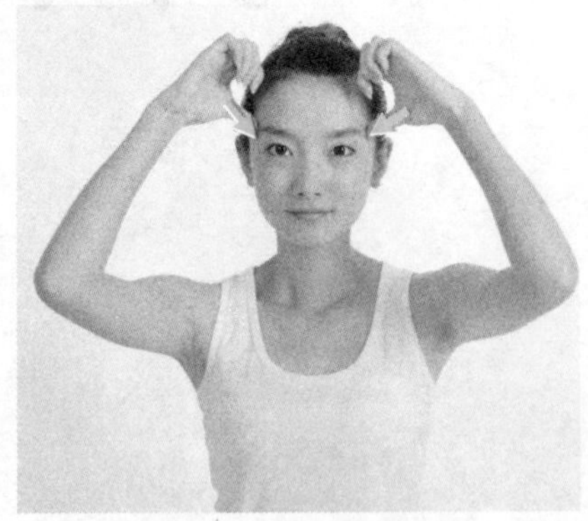

（4）双手拇指按揉耳后上方胆经部位2～3分钟。

（5）中指按揉百会穴1～2分钟。

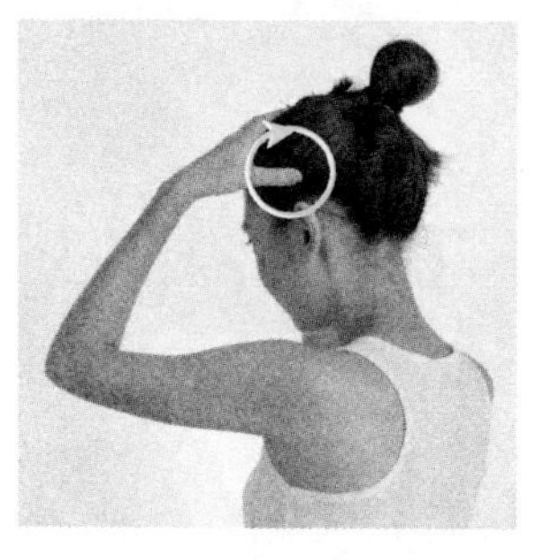

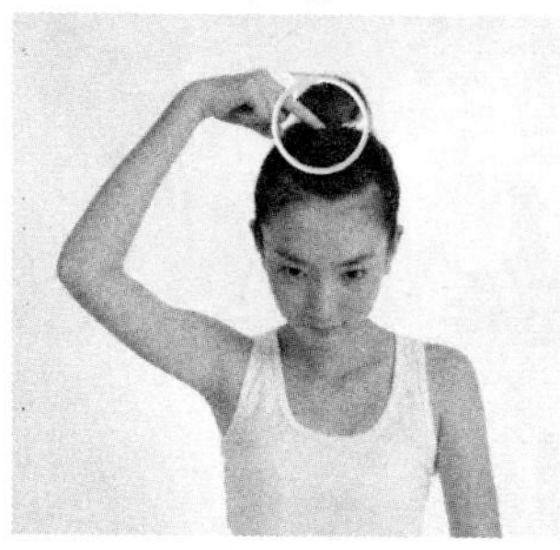

（6）双手拇指指腹推揉涌泉穴，各36次。

（7）用大鱼际处擦左、右涌泉穴，各36次。

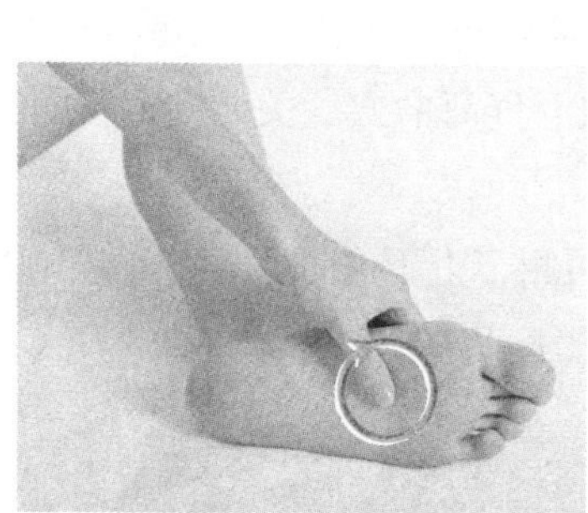

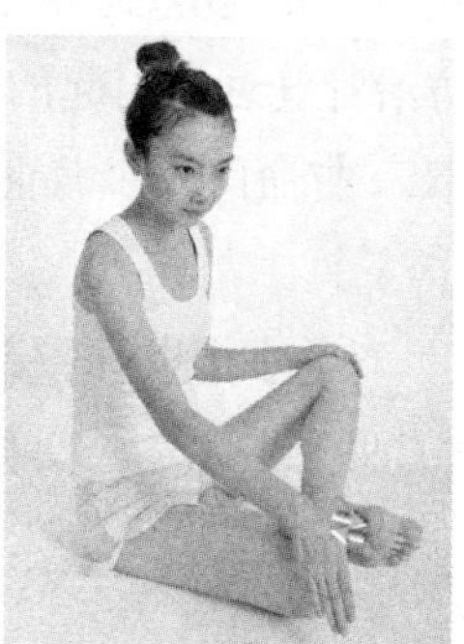

食补小贴士

【鱼头天麻汤】

材料：鳙鱼头1个，天麻15克，新鲜香菇3朵，虾仁、鸡肉各50克，植物油、盐、胡椒粉、葱条、姜片、味精各适量。

做法：

（1）将所有材料洗净，鸡肉切丁，香菇切片。

（2）将鳙鱼头放入锅中小火煎片刻，加入香菇、虾仁、鸡丁翻炒数下。

（3）加入清水和剩余原料，汤煮开后转中小火煮20分钟。

强肾固本

自我按摩能够起到补养肾气，提高和保持挺立的作用，同时还可以防治肾气衰弱引起的各种疾病。

【取穴】命门穴、肾俞穴、气海俞穴、关元穴、三阴交穴

【手法】

（1）双手掌根贴在腰部两侧，上下来回推擦 50 ~ 100 遍。

（2）两手半握拳，交替上下叩击腰部各 30 次。

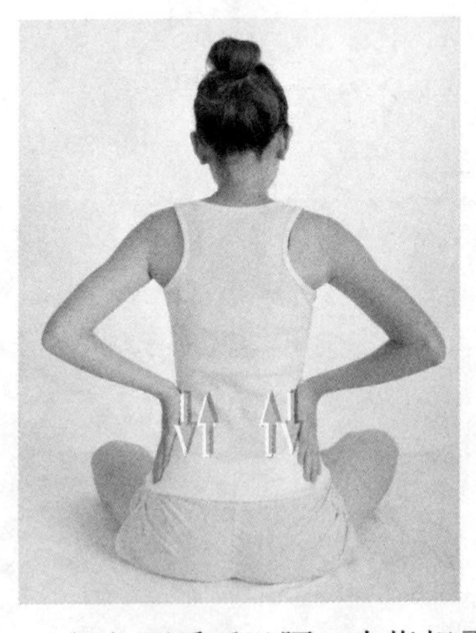

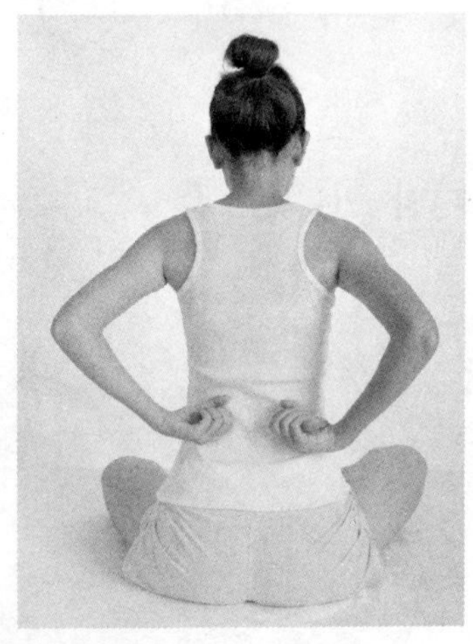

（3）两手反叉腰，中指相叠的指腹按揉命门穴 30 秒。

（4）两手叉腰，以拇指的指腹按揉肾俞穴 10 ~ 20 次。

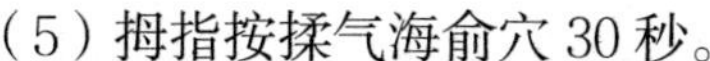

（5）拇指按揉气海俞穴 30 秒。

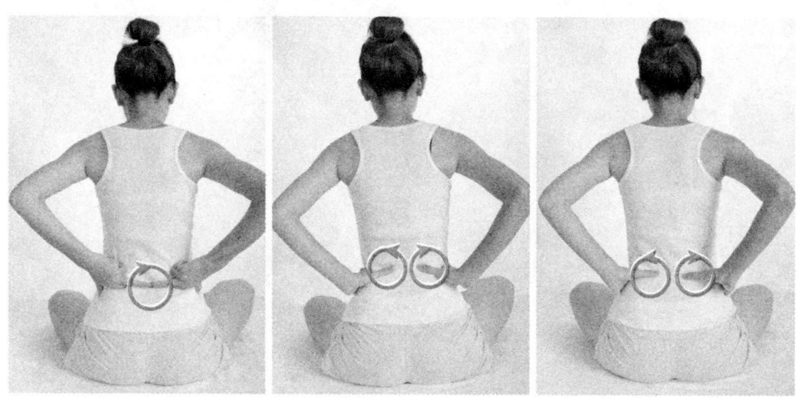

（6）拇指按揉关元穴 30 秒。

（7）双手手心贴在两耳上，五指向后，均匀用力向后推擦，手不离皮肤再向前推擦。两手往返交替按摩，至局部发热。

（8）右臂屈曲，右手举高，经头顶向上提拉左耳 14 次，换另一侧重复相同按摩。

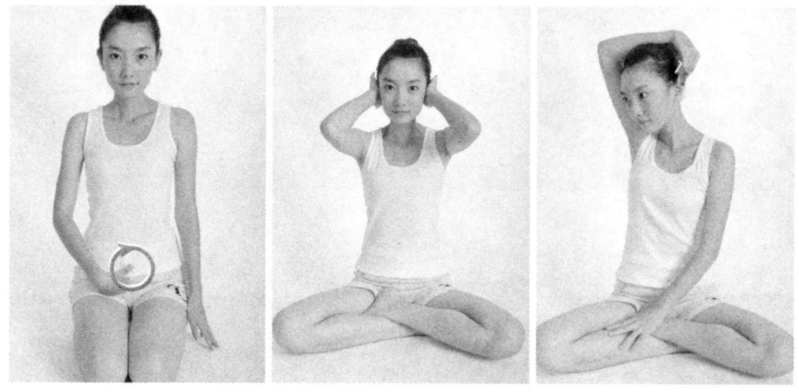

（9）拇指按揉三阴交穴，各 30 秒。

（10）以大鱼际从足跟向足趾方向推擦足掌各 100 ~ 200 次。

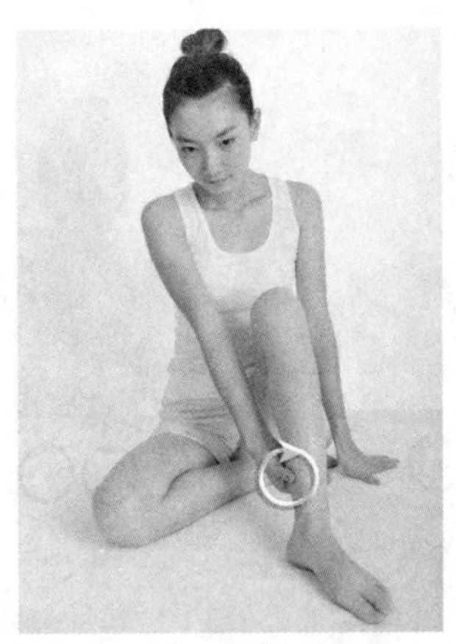

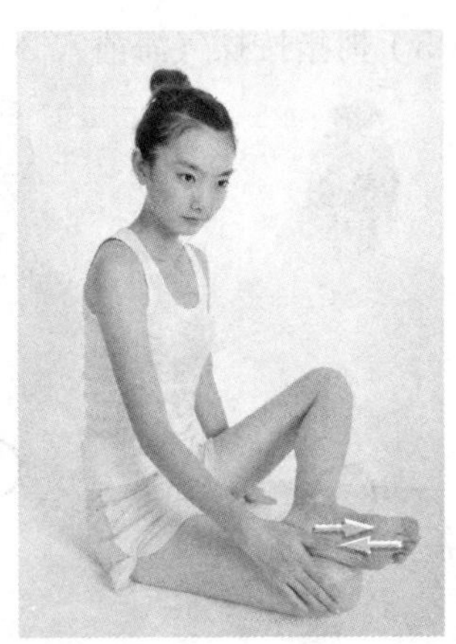

食补小贴士

【黑豆牡蛎粥】

材料：牡蛎20个，大葱1/2根，黑豆、大米、盐、香油各适量。

做法：

（1）将原料洗净，黑豆提前浸泡，大葱切末。

（2）将黑豆与大米入锅，加水煮至粥半熟，加入牡蛎、盐煮至粥熟，出锅前撒葱末和香油。

调和脾胃

脾胃不和直接影响人体及时摄入所需的营养物质，还可能会引发消化系统疾病，并导致贫血、眩晕、内分泌失调等病症。自我按摩能够达到强化脾胃功能，提高消化能力的目的。

【取穴】中脘穴、建里穴、天枢穴、足三里穴、三阴交穴

【手法】

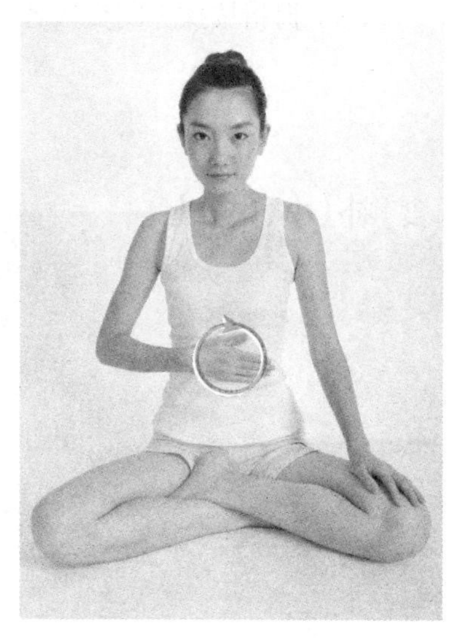

（1）以中脘穴为中心，用掌心顺时针摩上腹部 100 圈。

（2）双手相叠，右手掌心贴在肚脐上，按照顺时针方向摩腹，范围从脐部逐渐向周围扩大，再逐渐缩小范围至脐部，重复 100 圈。

（3）拇指与其余四指分开，大拇指贴在大腿根内侧，虎口向内，往返推擦大腿根至踝部位置，重复 30 ~ 50 遍，至局部透热为宜。

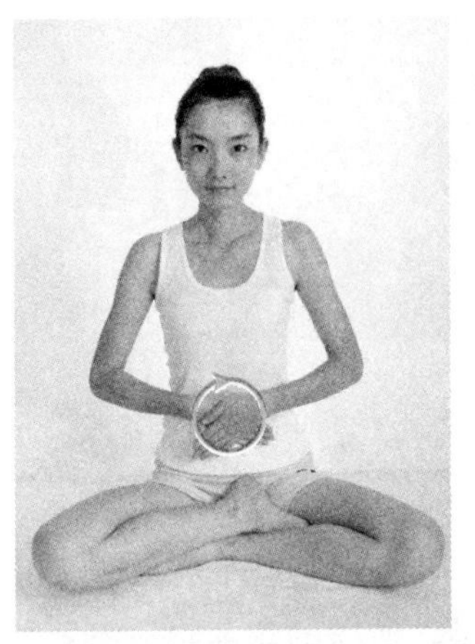

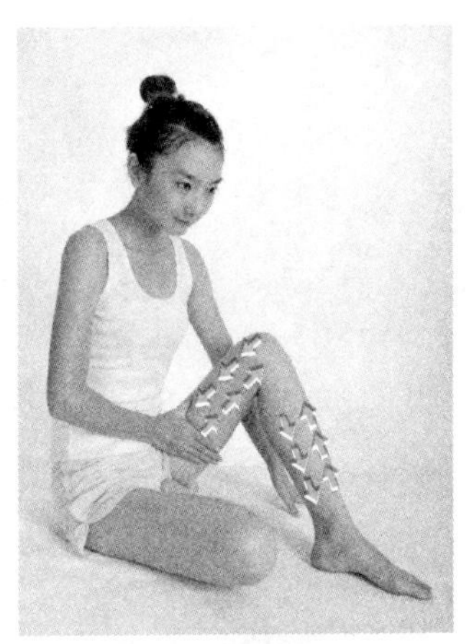

（4）拇指按揉中脘穴1分钟。

（5）拇指按揉建里穴1分钟。

（6）拇指按揉天枢穴1分钟。

（7）拇指按揉足三里穴各1分钟。

（8）拇指按揉三阴交穴各1分钟。

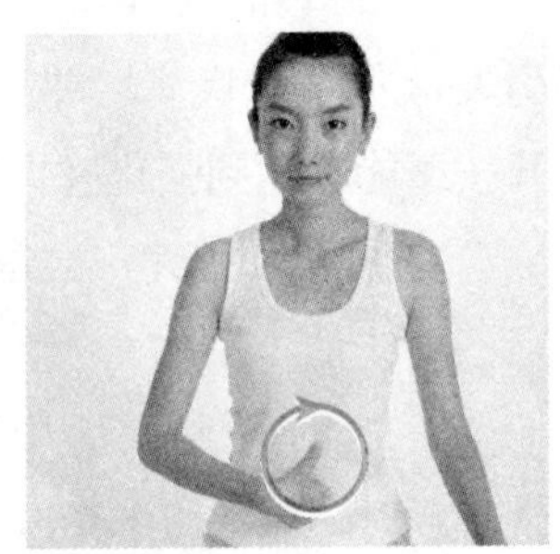

食补小贴士

【猪肚糯米包】

材料：白糯米500克，猪肚1个，盐少许。

做法：

（1）材料洗净，将白糯米浸泡半小时，将猪肚去除脂膜。

（2）将白糯米装到猪肚内，用线缝好，放入锅中炖熟。

（3）将猪肚内的糯米取出晾干、研末，用米汤调服即可。每次50克，吃肉喝汤，空腹食用。

疏肝解郁

现代人压力较大，精神长期处于紧张，容易产生焦虑烦躁的情绪。这种情绪不仅无益于解决问题，还有可能引发失眠、高血压、冠心病、神经衰弱等病症。自我按摩能够起到提高肝胆生理功能，活血化瘀，疏肝理气，减少各种情志病症发生的目的。

【取穴】日月穴、期门穴、太冲穴、行间穴、阳陵泉穴

【手法】

（1）五指张开，从心口向腋窝下推擦各30～50遍。

（2）手掌贴在胁肋，顺、逆时针各需按摩100圈，双手交替或同时按摩。

（3）中指指按揉日月穴各30秒。

（4）中指按揉期门穴各30秒。

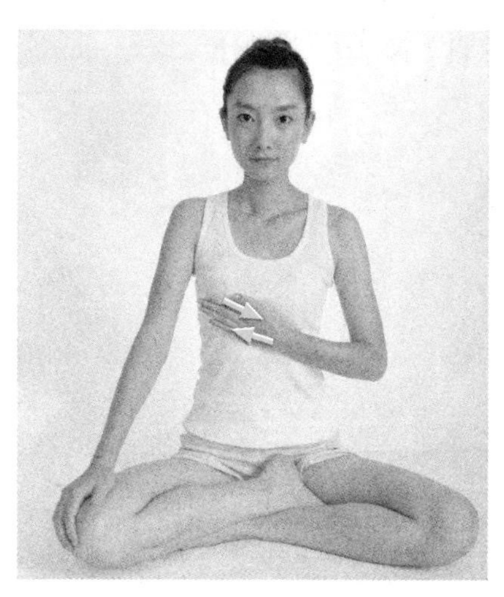

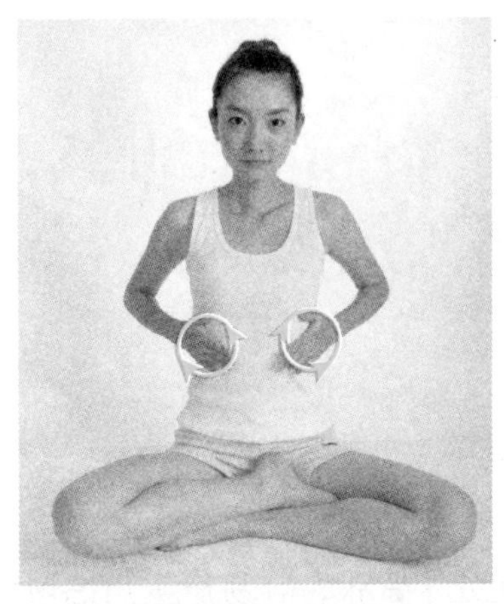

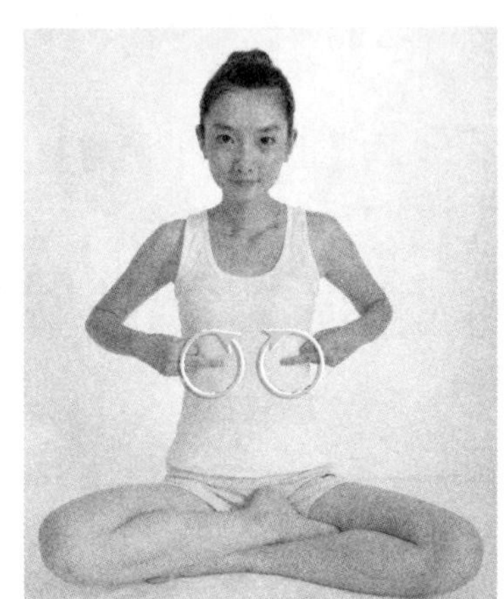

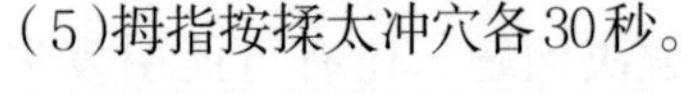

（5）拇指按揉太冲穴各30秒。

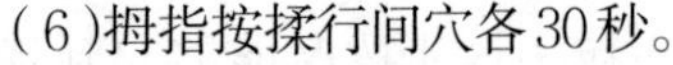

（6）拇指按揉行间穴各30秒。

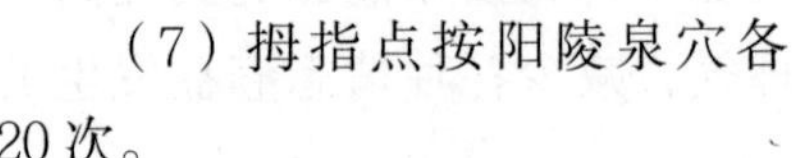

（7）拇指点按阳陵泉穴各20次。

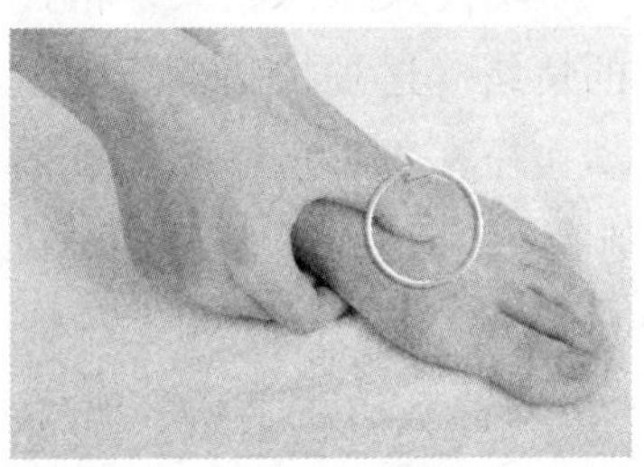

食补小贴士

【玫瑰菊花茶】

材料：玫瑰花5克，菊花5克。

做法：

将玫瑰花和菊花倒入沸水焖煮数分钟即可饮用。

宣肺理气

自我按摩能够起到提高心气，推动肺气，使气血正常运行，调节水液代谢的作用。同时，自我按摩可以有效地防治由于肺气不畅引起的各种不适病症。

【取穴】天突穴、膻中穴

【方法】

（1）四指并拢，沿肋间隙，由胸骨向外侧推擦各 30 ~ 50 次，以胸部透热为宜。

（2）双手掌贴于胸胁，拇指相对，其余四指朝下，左手按逆时针旋摩，右手按顺时针旋摩，在两侧胸胁各旋摩 30 ~ 50 圈，至局部透热为宜。

（3）双手手掌相叠贴于心口，匀速向下推擦至小腹部，如此往返 30 ~ 50 遍。向下推擦时呼气，返回时吸气。

（4）双手掌面、背面拍击前胸、背部，重复 20 ~ 30 次。

（5）中指点按天突穴 20 ~ 30 次。

（6）中指按揉膻中穴 1 分钟。

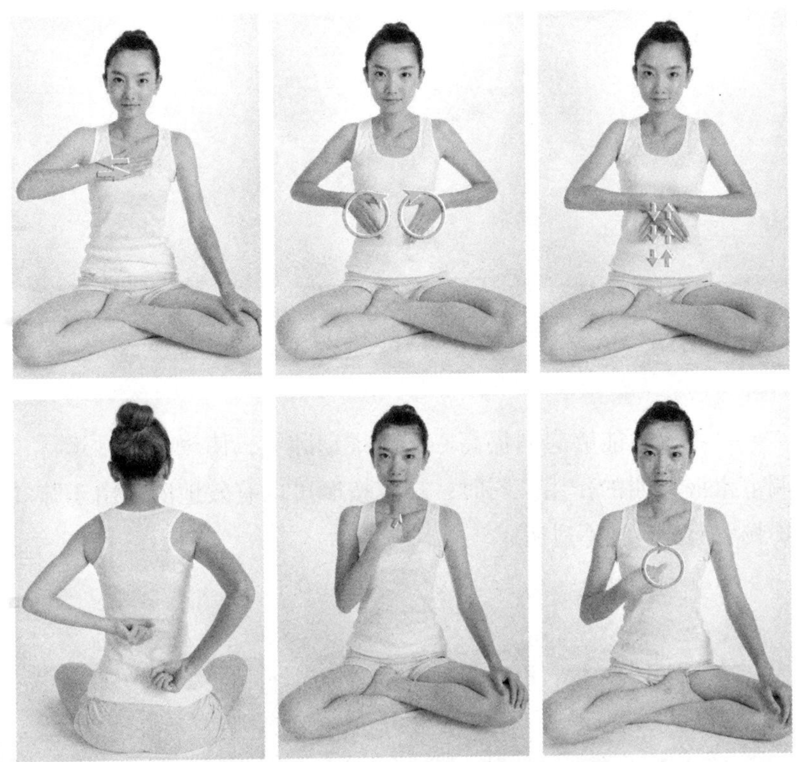

食补小贴士

【生姜荠菜汤】

材料：鲜芥菜250克，生姜10克，盐、味精、糖各少许。

做法：

（1）鲜芥菜洗净切断，生姜洗净切片。

（2）将鲜荠菜和生姜一同放入适量水中，文火煮15~20分钟，放入盐、味精、糖调味，食菜饮汤。

养心宁神

自我按摩可以推动心气运行，进而促进周身血脉的正常运行。另外，自我按摩还可以有效预防和缓解由于心神不宁引发的一系列身体不适。

【取穴】极泉穴、灵道穴、通里穴、神门穴、心包经、内关穴、劳宫穴

【手法】

（1）用手掌从腋窝起，沿心经在腋窝处与指尖之间往返推擦，双臂各5遍。

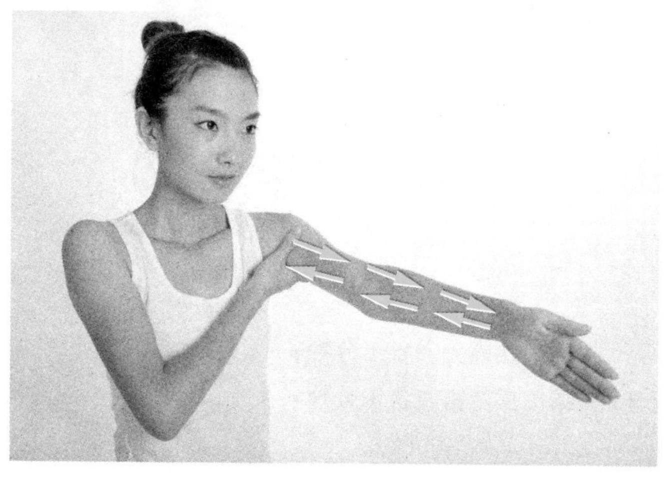

（2）中指按揉极泉穴各 1 分钟。

（3）拇指按揉灵道穴各 1 分钟。

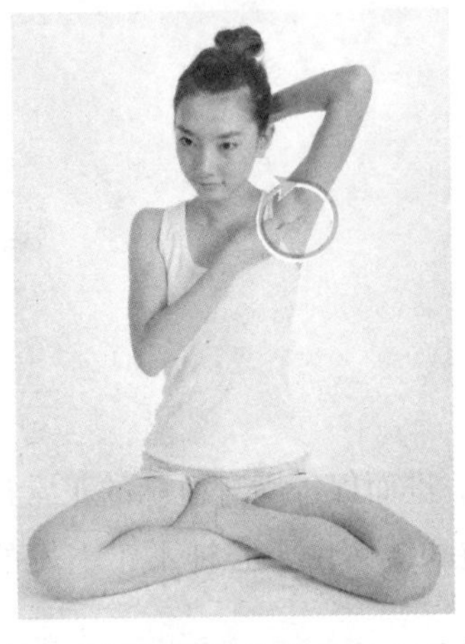

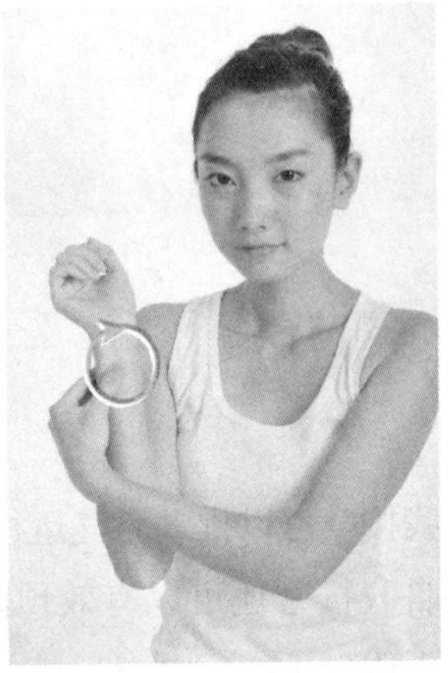

（4）拇指按揉通里穴各 1 分钟。

（5）拇指按揉神门穴各 1 分钟。

（6）掌根推擦手臂心包经，往返 5 ~ 10 次。

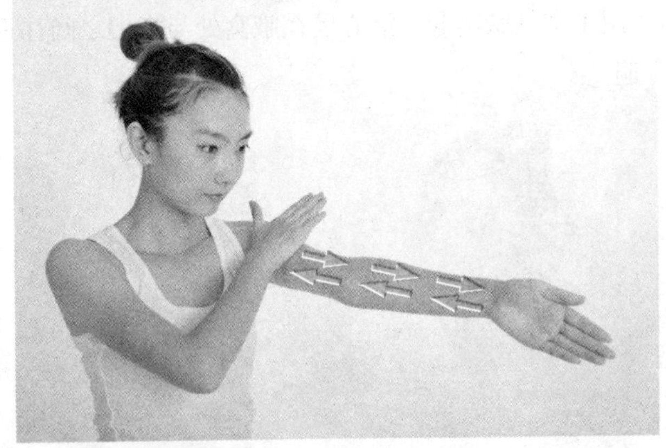

（7）拇指按揉内关穴各 1 分钟。

（8）拇指按揉劳宫穴各 1 分钟。

（9）双手相叠，掌心贴在肚脐上，按照顺时针方向摩腹，范围从脐部逐渐向周围扩大，再逐渐缩小范围至脐部，重复100圈。

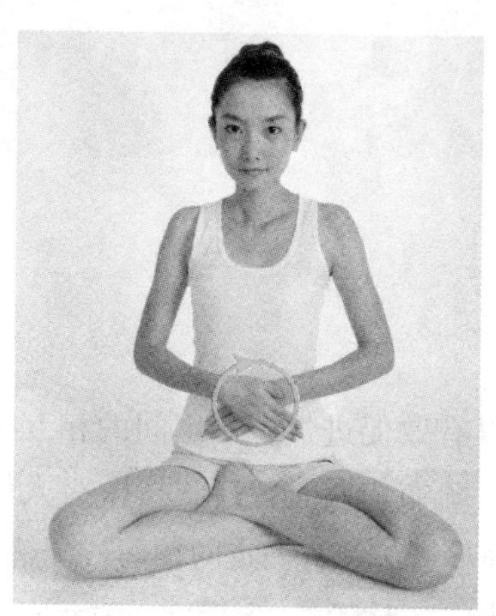

食补小贴士

【鲜花生叶汤】

材料：鲜花生叶15克，赤小豆30克，蜂蜜两勺。

做法：

（1）用清水将花生叶、赤小豆冲洗干净放入锅内，加入清水煎煮成汤。

（2）然后将花生叶撇除，加入蜂蜜搅拌，饮汤食豆。这是1日量，应分两次饮服。

补气养血

自我按摩可以有效促进气、血之间的相互生发，确保气、血在体内正常运行、疏布。同时，自我按摩对人体因气机不畅、血脉瘀滞引发的各种不适，都有一定的预防或缓解作用。

【取穴】膻中穴、天突穴、上脘穴、关元穴、气海穴、血海穴、足三里穴、三阴交穴

【手法】

（1）拇指点按或按揉膻中穴 1 ~ 3 分钟。

（2）掌心贴于胸前，以大鱼际在天突穴和上脘穴之间上下推擦 20 ~ 30 遍。

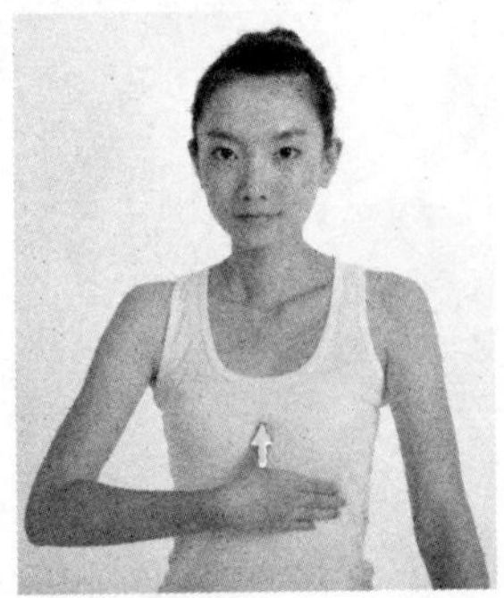

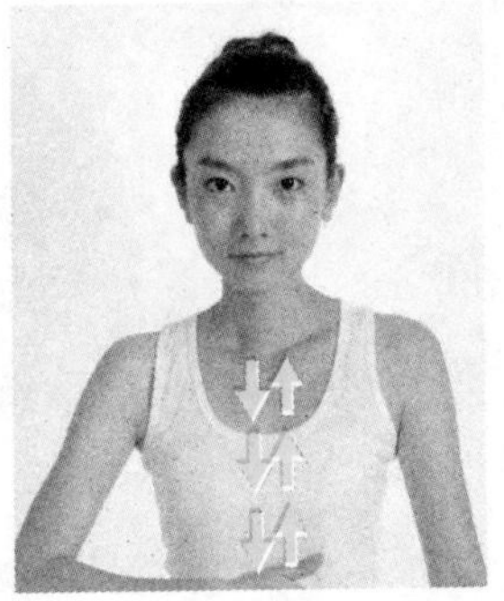

（3）双手相叠，掌心贴在肚脐上，按照顺时针方向摩腹，范围从脐部逐渐向周围扩大，再逐渐缩小范围至脐部，重复 50 圈。

（4）拇指按揉关元穴 1 ~ 3 分钟。

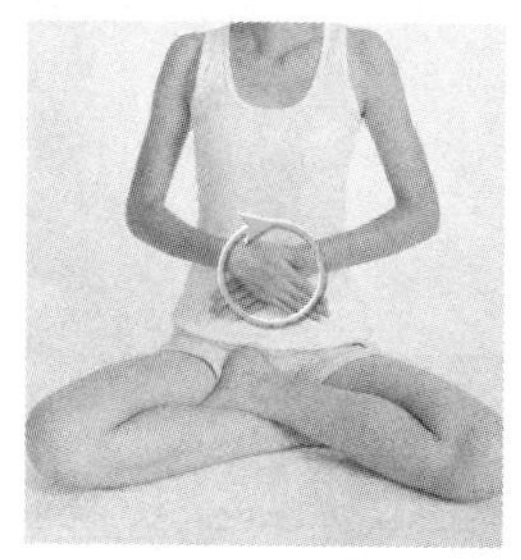

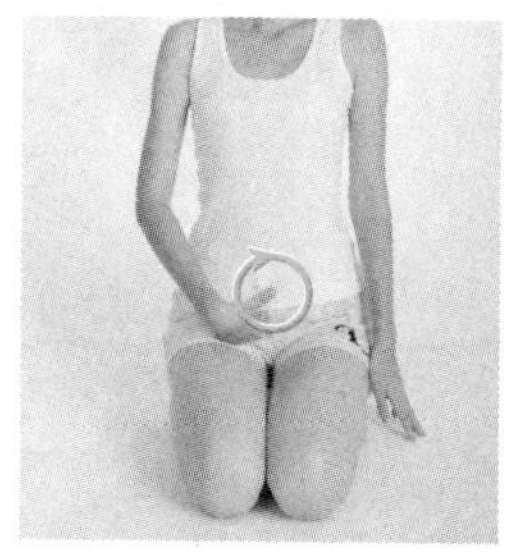

（5）拇指按揉气海穴，每次 1 ~ 3 分钟。

（6）双手手掌上下推擦腰部两侧 20 ~ 30 次。

（7）拇指按揉血海穴各 1 ~ 2 分钟。

（8）拇指按揉足三里穴各 3 分钟。

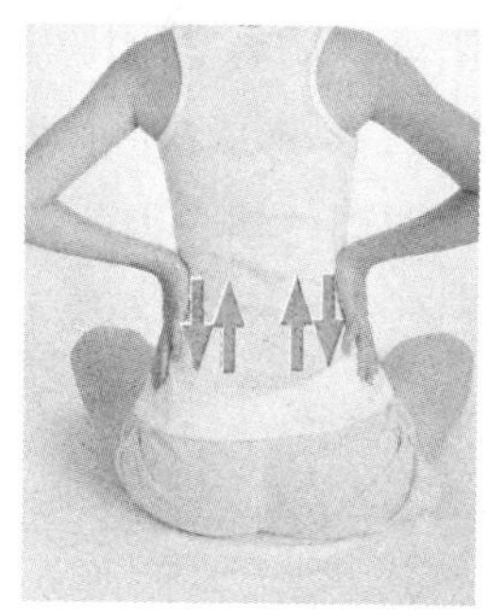

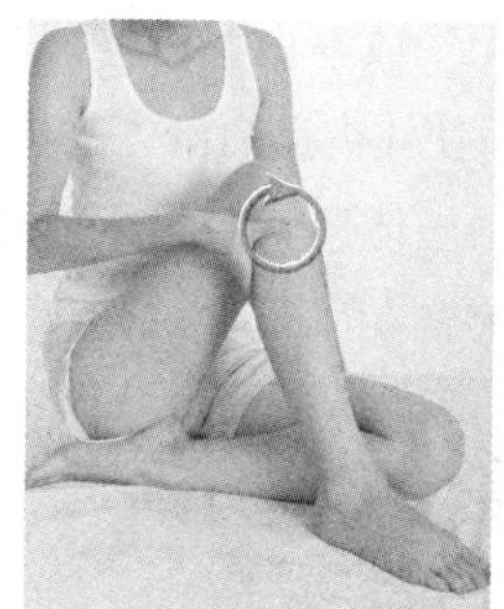

（9）拇指按揉三阴交穴各 1 ~ 3 分钟。

食补小贴士

【红枣桂圆汤】

材料：红枣 20 克，桂圆肉 15 克，红糖 30 克。

做法：

（1）将红枣、桂圆去核，放入锅中，加水 500 毫升。

（2）大火煮沸后转小火炖煮 35 分钟，调入红糖即可。

阳虚体质

阳虚体质的人阳气虚损，从而使得机能减退、机体反应性降低，不仅代谢活动减弱，身体产热量也大大低于其他体质者，通常表现为面色无华或苍白，形体消瘦。阳虚体质者会因阳气不足导致血脉不畅，使体内瘀血渐生、体液聚积，易形成痰湿体质。

由于阳虚体质者身体素质较弱，肌肉松懈，因此按摩手法不宜过重。在按摩前需要涂抹一些按摩霜，但是涂抹部位不宜过多，按摩的时间不应太长，全身性按摩一般在 20 分钟即可。

【取穴】阳池穴、内关穴、足三里穴、太白穴、公孙穴、大钟穴

【方法】

（1）拇指与其余四指相对握住上肢的阳池穴进行按揉，以局部出现酸胀感为宜。

（2）用拇指的指腹按压内关穴，进行画圈式按揉，以局部出现酸胀感为宜。

（3）双手拇指依次按揉足三里穴、太白穴、公孙穴、大钟穴，每个穴位均以出现酸胀感为宜。

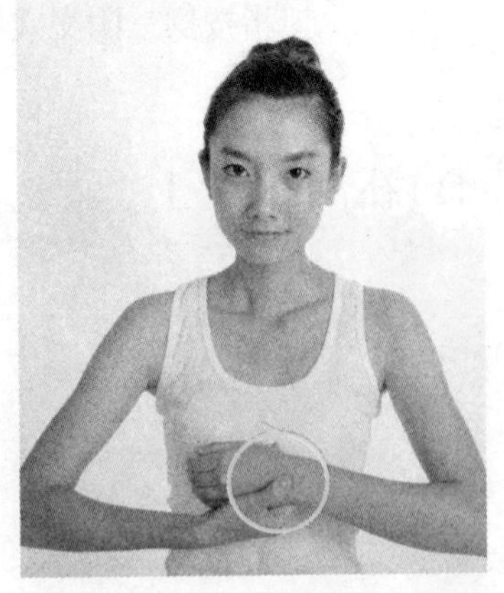

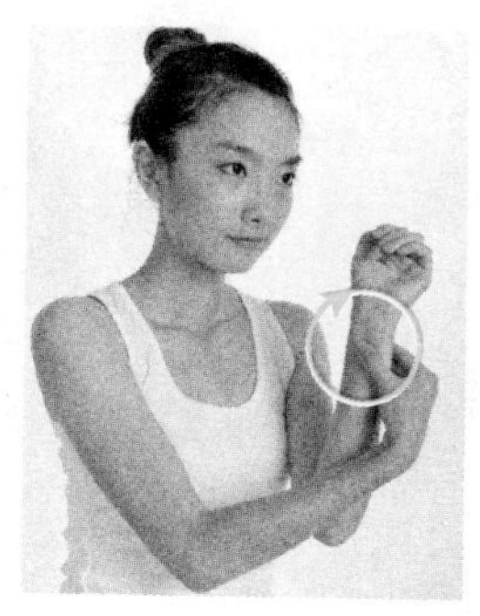

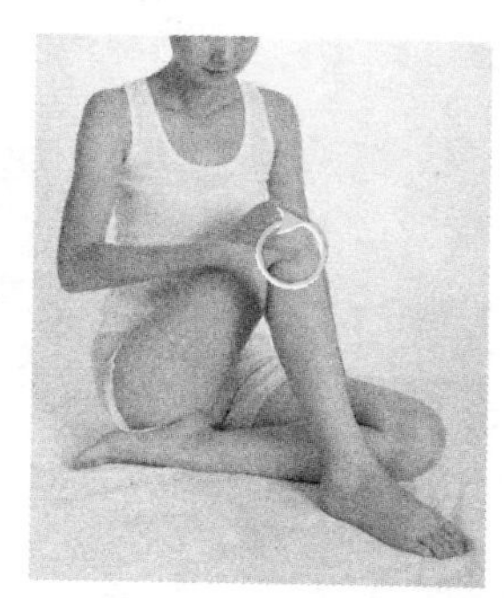

食补小贴士

【鸡肉豌豆饭】

材料：大米200克，鸡肉100克，虾仁75克，青椒1个，豌豆100克，蒜末、胡椒粉、鸡汤、盐各适量。

做法：

（1）材料洗净，鸡肉、虾仁切丁，青椒去籽切碎。

（2）热油锅，炒香蒜末、青椒碎，放入鸡丁炒至变色。

（3）加入大米、鸡汤、胡椒粉、盐，大火煮沸后转小火。

（4）放入虾仁和青豌豆，再焖10分钟。

【山药鸭肉汤】

材料：淮山药30克，枸杞子、干百合各10克，生姜数片，鸭翅、鸭掌1对，鸭架1个，盐少许。

做法：

（1）将鸭翅、鸭掌和鸭架焯去血水，山药削皮切段，将鸭、生姜、枸杞子和干百合放入锅中，加水适量煲一个半小时。

（2）放入山药，继续煲半个小时，出锅前调入少许盐。

阳盛体质

阳盛体质的人体内阳气过剩，通常面色红润，体态臃肿壮实。这种体质的人容易受到热邪的侵扰，易出现实证、热证。通过自我按摩对阳盛证进行调理，有助于清热泻火，降低体内多余热量，并能降低人体机能的兴奋程度，改善由于阳气过盛造成的器官燥热问题，使阳盛体质的人拥有健康。

由于阳盛型体质者肌肉较结实，因此在按摩时力度可以适度加大。

【取穴】百会穴、头维穴、风池穴

【方法】

（1）食指和中指相叠由轻渐重地揉按其头顶部的百会穴，以出现酸胀感为宜。

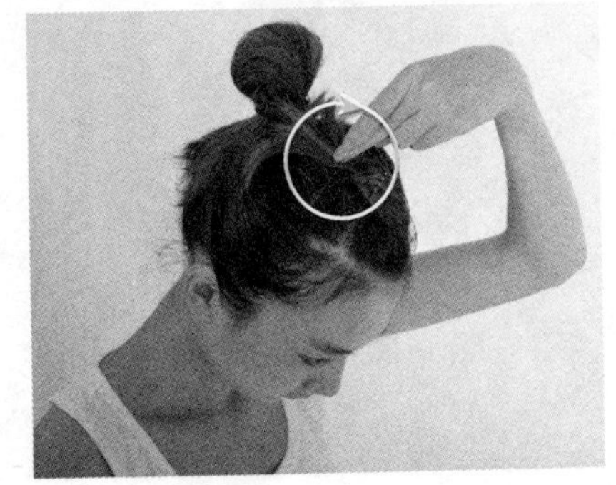

（2）双手拇指固定在耳边，双手中指按摩两侧头维穴，以出现酸胀感为宜。

（3）双手五指张开扶在后脑上，双手拇指按压在双侧风池穴上，按揉风池穴，以出现酸胀感为宜。

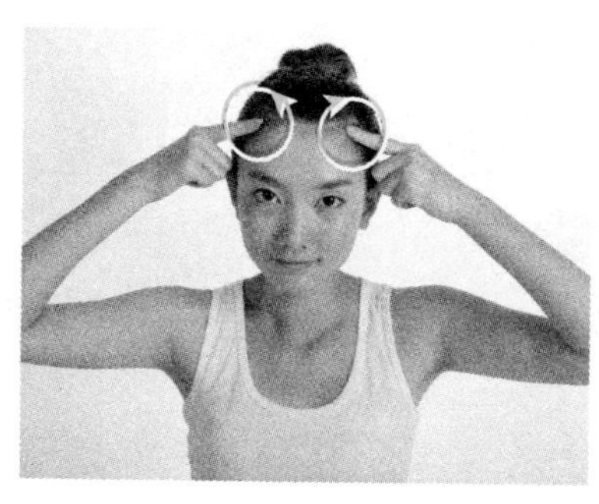
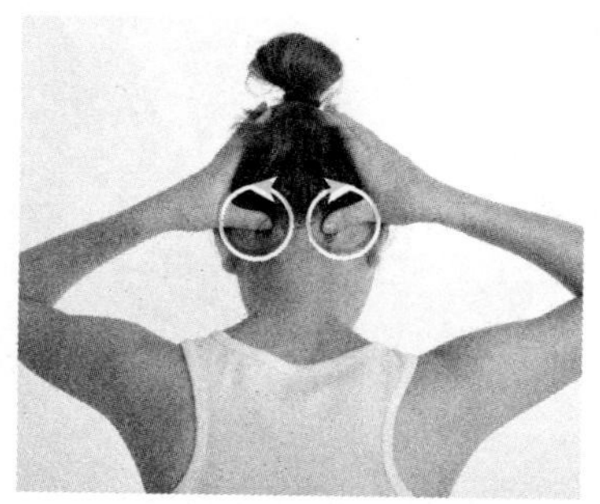

食补小贴士

【木瓜莲子乳】

材料：木瓜丁600克，莲子30克，牛奶600毫升，红枣2个，冰糖适量。

做法：

（1）红枣去核，莲子去心后浸泡3个小时。

（2）将木瓜丁、莲子、红枣、冰糖放入容器中，倒入牛奶，隔水炖至莲子熟烂。

【莲子紫菜滑蛋汤】

材料：莲子150克，紫菜30克，蛋黄数个，大葱1段，盐、鸡精各适量。

做法：

（1）将莲子用清水浸泡3个小时，放入锅中，加足清水煮沸后，转小火煮30分钟。

（2）开大火，放入紫菜，待水再次沸腾后调入盐和鸡精。将汤盛入容器中，磕入一个蛋黄即可。

气虚体质

气虚型体质的人精气亏缺，所以经常会感觉很疲惫，通常表现为面色萎黄、头发枯黄、身形单薄、小腹胀满等。运用自我按摩进行调理，有养心益精、益气健脾的作用，能够增强食欲，促进消化系统对营养物质的吸收利用，还能促进血液循环，消除疲劳状态，改善乏力无神等问题。

气虚型的人肌肉比较松软，身体素质较差，在按摩时手法应该以轻柔缓慢为主，每次按摩的穴位不宜太多，按摩时间也不宜过长，每个部位按摩出热感即可停止。

【取穴】列缺穴、太渊穴、内关穴、足三里穴、阴陵泉穴

【方法】

（1）端坐，用拇指的指腹按揉列缺穴各 36 次，手法由轻渐重。

（2）用拇指的指腹分别推揉两侧太渊穴，共 36 次。

（3）用拇指端按揉内关穴，共 36 次。

（4）用拇指端揉按足三里穴，以出现酸胀感为宜。

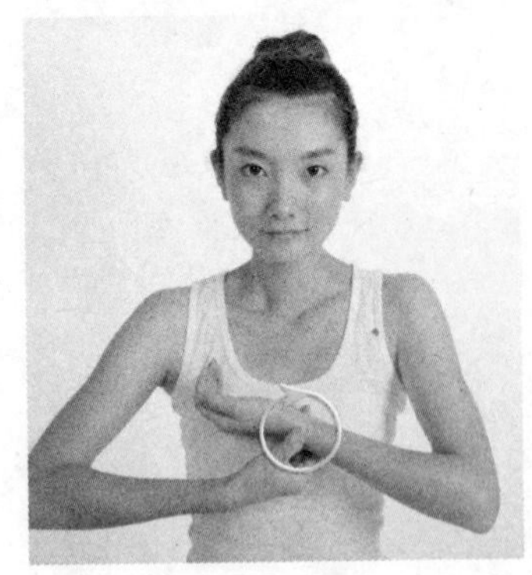

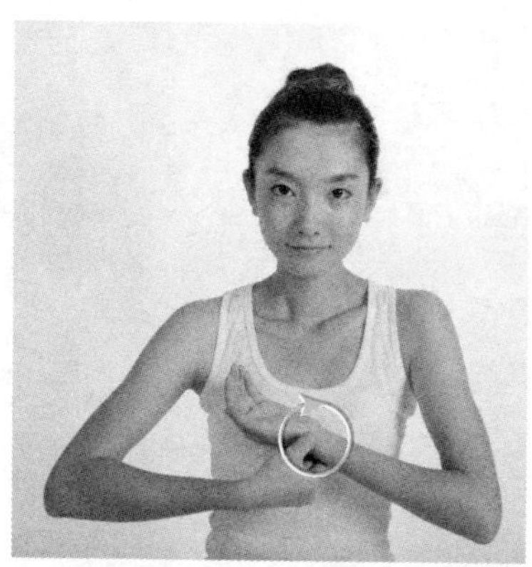

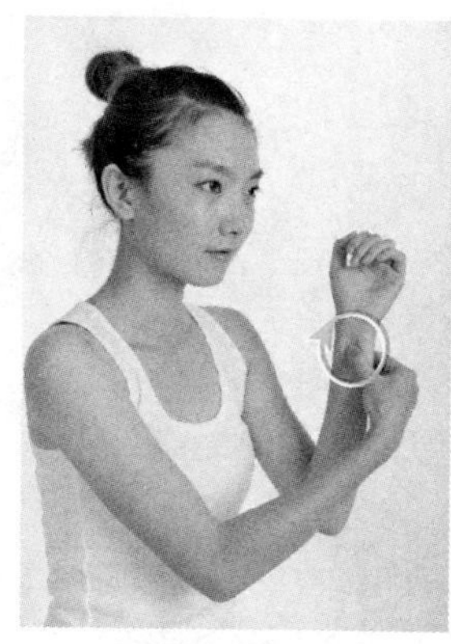

（5）用拇指端揉按阴陵泉穴，以出现酸胀感为宜。

食补小贴士

【番茄牛肉汤】

材料：番茄400克，牛肉200克，生姜片、盐、白糖、料酒、淀粉各适量。

做法：

（1）将材料洗净，牛肉切薄片，调入盐、白糖、料酒、淀粉腌制入味。

（2）番茄切块，放入油锅中煸炒出汤汁后加水适量，大火煮沸后转中小火煮35分钟，放入牛肉片和生姜片煮至肉熟，出锅前调味。

【冬瓜鸡肉羹】

材料：冬瓜320克，鸡胸脯肉120克，小米60克，鸡蛋1个，盐、酱油、香油、胡椒粉、水淀粉各适量。

做法：

（1）材料洗净，将鸡胸脯肉剁成泥状，调入盐、酱油搅拌均匀。

（2）冬瓜切成小丁，小米碾碎。

（3）将冬瓜放入锅中，加水适量煮15分钟。

（4）将鸡肉泥和小米碎放入锅中，煮沸后调入香油、盐、胡椒粉、鸡蛋液，再次煮沸后勾芡。

【花生糯米饭】

材料：花生50克，糯米250克。

做法：

材料洗净，花生炒香后碾碎。将糯米与花生放入锅中，加水适量，蒸煮成饭。

阴虚体质

阴虚体质的人体内精血、津液亏损，多见于劳损久病或热病之后而致阴液内耗的患者。阴虚体质者通常表现为消瘦单薄、面色潮红、皮肤干燥易生皱纹等。阴虚型体质者阴虚火旺，抵抗燥热的能力较差，容易患津亏燥热性症状，通过自我按摩，能够达到清虚热、益气养阴、平衡阴阳的作用。

阴虚体质者由于皮肤较干燥，在按摩时应该涂抹按摩霜，让肌肤得到充分滋润。每个部位的按摩时间不要太长，只要局部皮肤有热感就应该停止按摩，每次按摩的部位不宜过多。

【取穴】太渊穴、内关穴、三阴交穴

【方法】

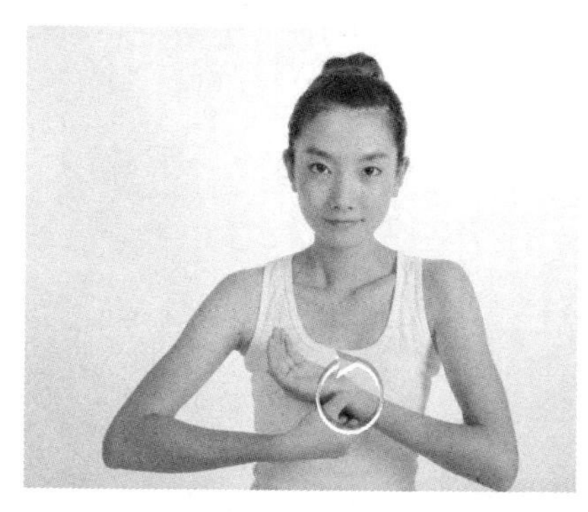

（1）用拇指的指腹分别推揉太渊穴，以出现酸胀感为宜。

（2）用拇指的指端按揉内关穴，以局部出现酸胀感为宜。

（3）用拇指的指腹推揉

三阴交穴，以下肢有酸胀感为宜。

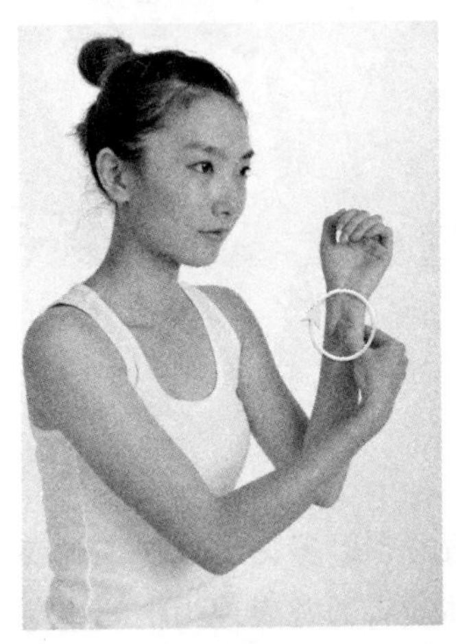

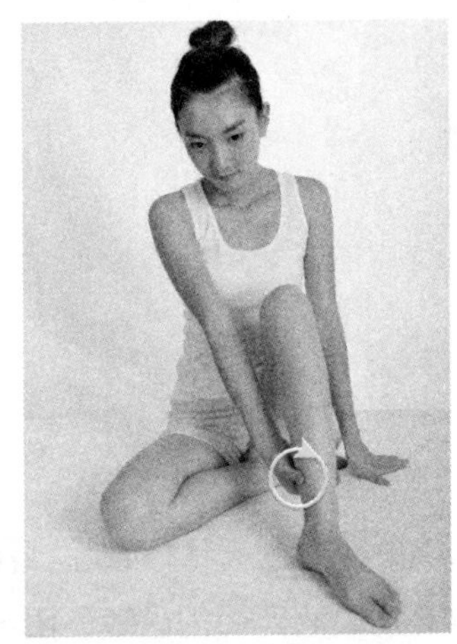

食补小贴士

【海虹薏苡仁墨鱼汤】

材料：海虹60克，薏苡仁30克，枸杞15克，干墨鱼100克，瘦猪肉50克，盐适量。

做法：

（1）材料处理干净，猪肉切片，墨鱼切段。

（2）将所有材料放入砂锅中，加足量清水，大火煮沸后转小火煮3个小时，出锅前调味。

【莲子百合煲瘦肉】

材料：莲子、百合各20克，猪瘦肉100克，盐适量。

做法：

材料洗净，莲子去心，百合泡发，猪肉切片，将三者放入锅中，加水炖至熟烂，出锅前调入盐。

血瘀体质

血瘀体质的人血液循环不畅，极易诱发皮肤干燥、肌肤疼痛、内分泌失调等疾病。通常表现为肤色晦暗、眼眶黑青，眼周还可能出现色素沉积甚至斑点等问题。血瘀体质者使用自我按摩方法能活血化瘀、净化血液，改善脏器由于血液流通不顺畅导致的气血瘀结等症状。

血瘀体质者在每次按摩时如果伴有严重疼痛感，就应该立即到医院做详细的检查，以免延误疾病的治疗。

【取穴】曲泽穴、血海穴、尺泽穴、足三里穴

【方法】

（1）双手拇指的指端按揉曲泽穴，共36次。

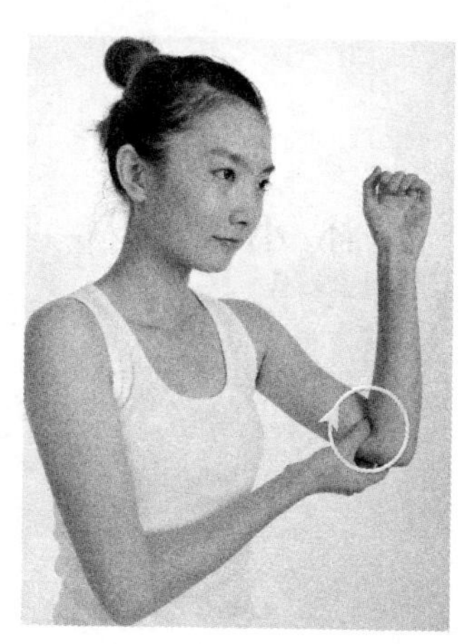

（2）坐于床上，下肢屈曲，一手握拳置于血海穴上，做旋转揉动，反复操作数次，以局部出现酸胀感为宜。

（3）用拇指和四指相对按揉尺泽穴，约18次。

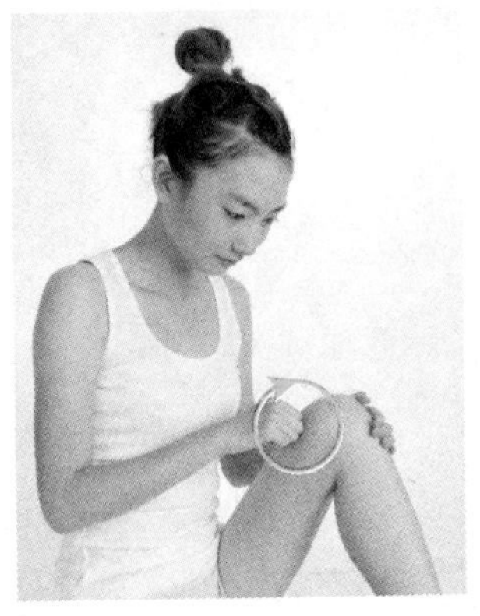

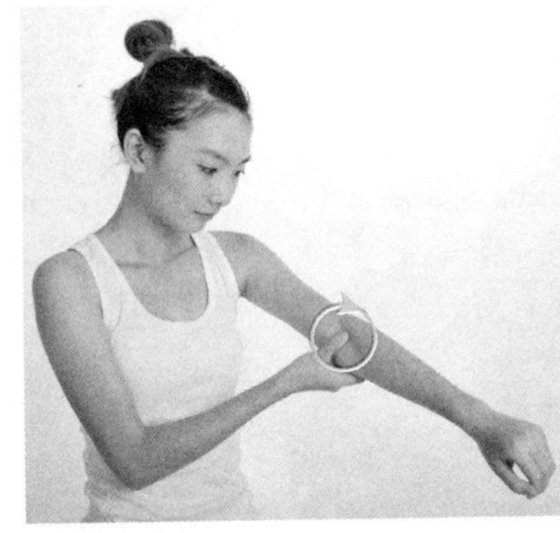

（4）用拇指端点按血海穴，共 36 次。

（5）用拇指端按揉足三里穴，共 36 次。

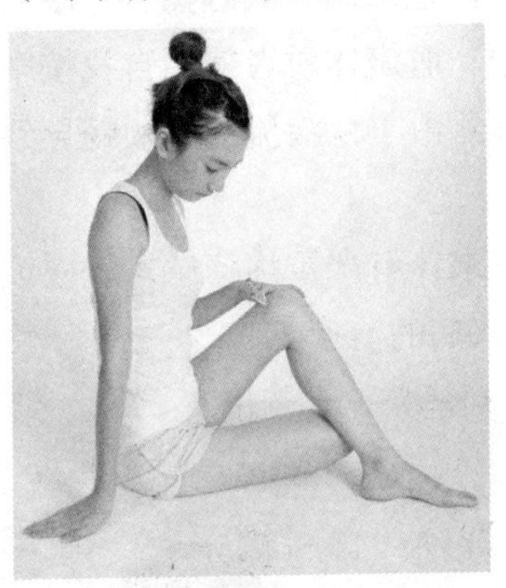

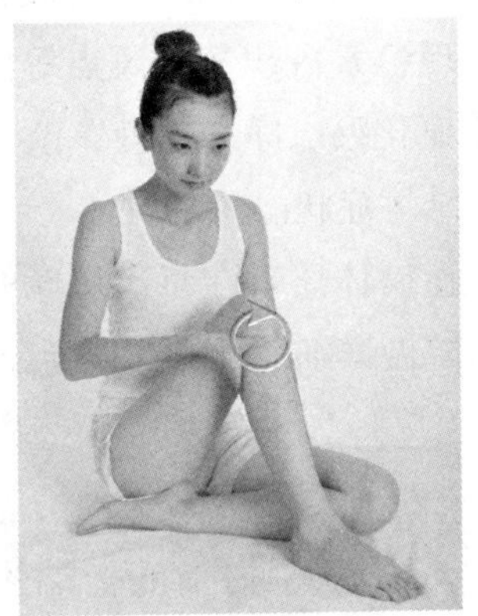

食补小贴士

【白玉菇黑豆色拉】

材料：白玉菇 60 克，黑豆 30 克，洋葱、柠檬、番茄各 1/2 个，紫甘蓝叶 2 片，橄榄油、盐、胡椒粉、醋各适量。

做法：

（1）材料洗净，黑豆加入酱油、糖、清水煮软，洋葱、番茄切碎，紫甘蓝叶切细丝，柠檬榨汁。

（2）将白玉菇撕成小块，放入微波炉中加热2分钟，番茄碎加热1分钟。

（3）将橄榄油、洋葱碎、橄榄油、柠檬汁、盐和胡椒粉混合，浇在白玉菇、黑豆、紫甘蓝叶丝上，拌匀。

【海参炖瘦肉】

材料：猪瘦肉、水发海参各250克，干枣10克；盐、味精各适量。

做法：

材料洗净，海参、猪肉切丝，红枣去核，将猪肉、海参和红枣放入炖盅内，加入清汤适量，隔水炖2～3个小时，食用前调入味精和盐。

【核桃仁莲藕汤】

材料：核桃仁10克，莲藕250克，红糖或盐适量。

做法：

（1）材料洗净，莲藕去皮切片，桃仁去皮打碎。

（2）将核桃仁碎、莲藕片放入锅中，加足量水煮至莲藕酥软，出锅前调入红糖或盐。

气郁体质

气郁体质的人气机郁结，非常容易患上经络不通、内分泌失调等病症。通常表现为面容憔悴暗黄、精神萎靡不振，给人病快快的感觉，十分影响美观。自我按摩能够疏肝利胆、理气消滞、解郁除烦，还能改善机体由于气机瘀滞引起的脏器失调的症状，让整个人重新焕发青春的活力。

气郁型体质的人按摩时，时间不宜太久，以毛孔有微微张开或被按摩部位出现热感为宜。

【取穴】支沟穴、外关穴、阳陵泉穴、曲泉穴

【方法】

（1）用拇指的指腹按压在支沟穴和外关穴，轻轻揉按，以局部感到酸痛为宜，每个穴位各1分钟。

（2）拇指点按阳陵泉穴，约3~5分钟。

（3）双腿屈曲，双手拇指按在曲泉穴上点揉，以局部出现酸胀感为宜。

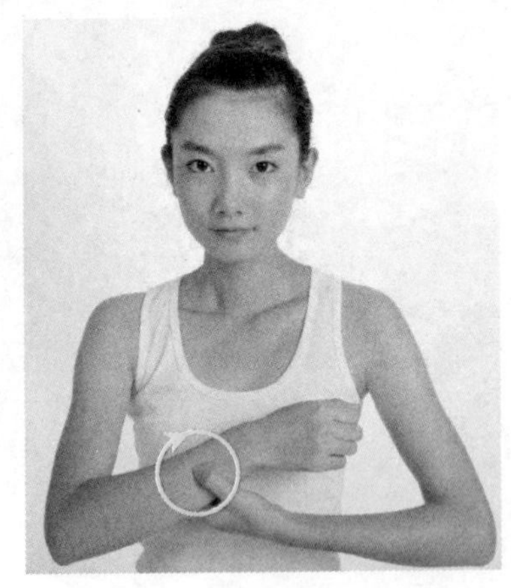

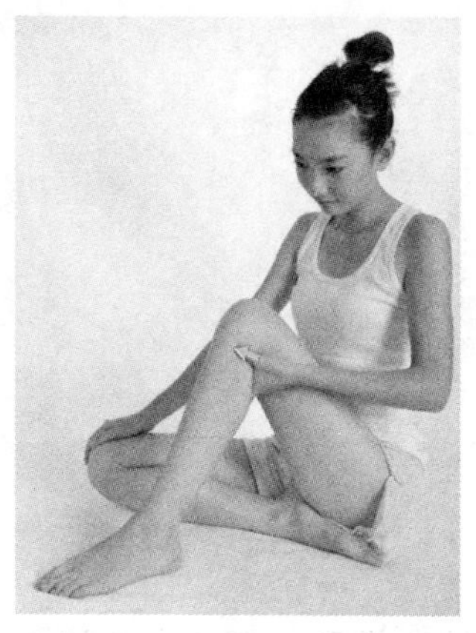

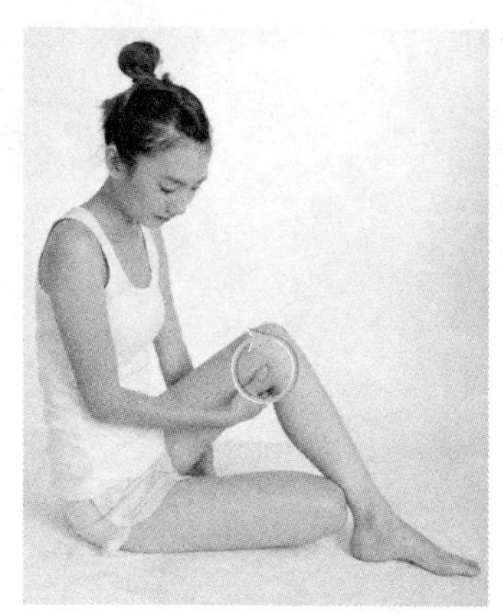

食补小贴士

【萝卜丝炒牛肉】

材料：白萝卜、牛肉各 250 克，淀粉、盐、料酒各适量。

做法：

（1）材料洗净，萝卜切丝、牛肉切薄片。

（2）将牛肉拍松后装入容器中，调入盐、淀粉腌制片刻。

（3）锅中热少许油，放入萝卜丝和盐炒至半熟，盛出装盘。

（4）锅中重新热少许油，放入牛肉片翻炒 3 分钟，倒入萝卜丝翻炒，调入料酒和少许清水，小火焖煮 5 分钟。

【山药冬瓜汤】

材料：山药 50 克、冬瓜 150 克，盐、香油、味精各适量。

做法：

（1）山药、冬瓜去皮，洗净后切成块。

（2）将山药放入锅中，加水煮 10 分钟，然后放入冬瓜中火煮 20 ~ 30 分钟，出锅前调味。

痰湿体质

痰湿型体质是较为多见的一种体质类型，当各个脏腑器官阴阳失调时，气血津液就会随之运化失调，无法正常排泄，凝集于体内形成痰湿。痰湿体质非常容易诱发眩晕、高血压以及心脑血管疾病。这种体质的人表现为体态肥胖、面色黄暗、皮肤油腻、眼睛微肿。痰湿型体质者选用自我按摩的方法，可以振奋体内阳气、健脾益气、燥湿化痰、平和气血，同时还可改善因痰湿造成的水湿内积。

痰湿型体质者在按摩的过程中，时间不宜太长，当毛孔微微张开或者局部有热感的时候，就可以停止按摩。

【取穴】列缺穴、太渊穴、足三里穴、丰隆穴、阴陵泉穴、三阴交穴

【方法】

(1) 用拇指的指腹推揉列缺穴，共36次，手法由轻渐重。

(2) 用拇指的指腹推揉太渊穴，约36次。

(3) 用拇指端或指腹按揉足三里穴，共36次。

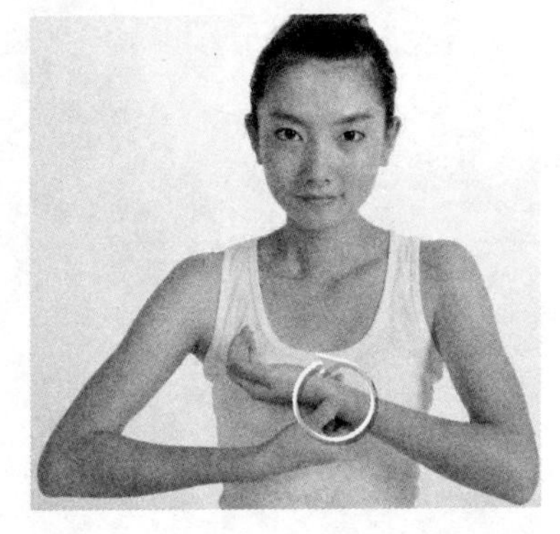

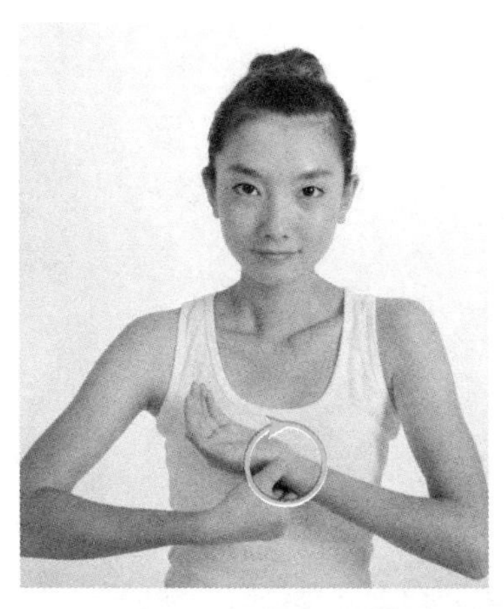

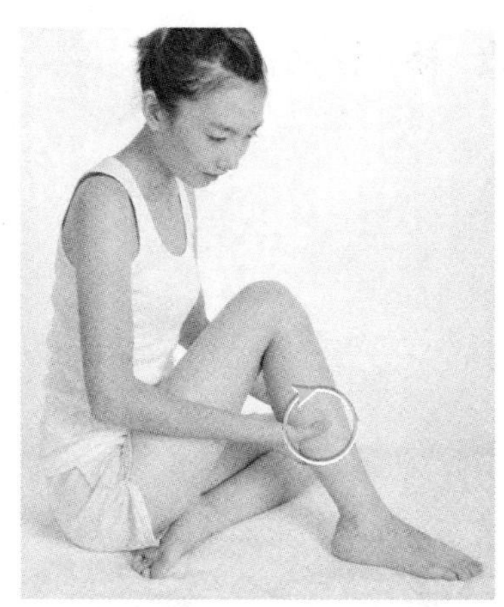

（4）用拇指的指腹推揉丰隆穴，约 36 次。

（5）将拇指的指腹和食指相对，按揉阴陵泉穴，按揉频率不要过快，使下肢有放射性酸胀感为宜。

（6）用拇指的指腹推揉三阴交穴，以局部有明显的酸胀感，并放射至足部为宜。

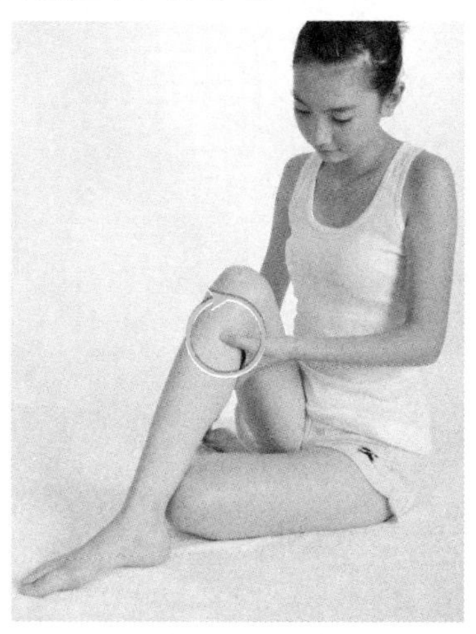

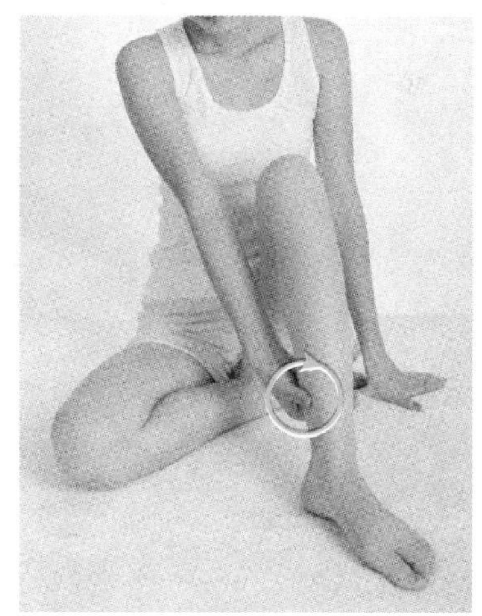

食补小贴士

【萝卜炖鸭】

材料：鸭腿肉两块、白萝卜4根、老姜1块、蒜瓣5个，盐、鸡精、胡椒粉适量。

做法：

（1）鸭腿切块、萝卜切大块、姜蒜拍松，锅中热少许油，放入鸭块炒至变色、出油，调入少许料酒，续炒1分钟。

（2）放入生姜煸香，再放入萝卜翻炒，加清水大火煮沸，调入盐、蒜、鸡精、胡椒粉，中小火炖约40分钟。

【山药冬瓜汤】

材料：山药50克，冬瓜150克，文蛤适量，盐少许。

做法：

（1）材料洗净，山药、冬瓜切块，先将山药放入锅中，加水煮至半熟。

（2）放入冬瓜，续煮至冬瓜透明，放入文蛤，煮熟后调味。

【紫菜瘦肉汤】

材料：紫菜100克，黄瓜200克、瘦猪肉150克，生姜、盐各少许。

做法：

（1）材料洗净，黄瓜、瘦肉切片，瘦肉用盐腌制片刻，入沸水焯至半熟。

（2）锅中热少许油，下黄瓜翻炒片刻，加入肉片、紫菜，煮至肉熟后调味。

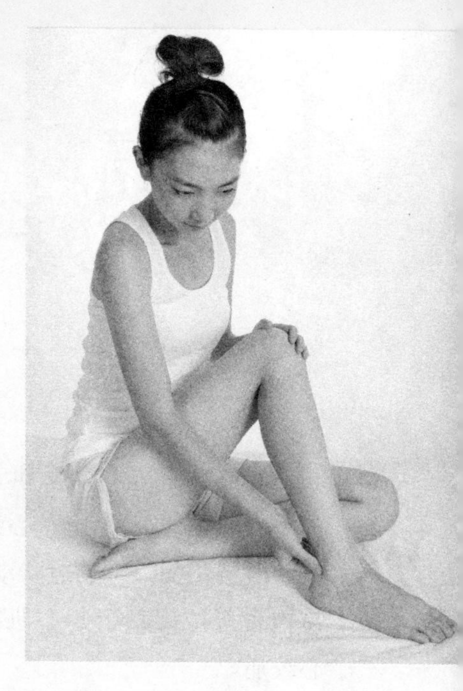

PART 5 1分钟改善

心绞痛

心绞痛是冠状动脉供血不足，心肌暂时性缺血、缺氧引起的发作性心前区疼痛。心绞痛发作的原因是由于心血管功能退化、血液黏稠，影响冠状动脉的供血，再加上易激动、易劳累、易饱食等原因，引起心肌急剧的、暂时的缺血缺氧，从而引发心绞痛。

【取穴】膻中穴、巨阙穴、郄门穴、内关穴、神门穴

【方法】

(1)用手掌自胸部向上，经肩前推至上肢内侧，往返操作5～7次。

(2)在心前区做快速揉搓，操作8～10分钟。

(3)手掌按揉膻中穴，时间为2～3分钟。

(4)拇指点按巨阙穴，时间为2～3分钟。

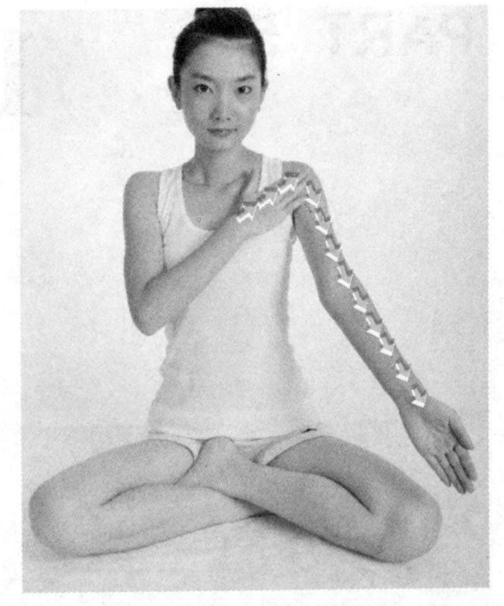

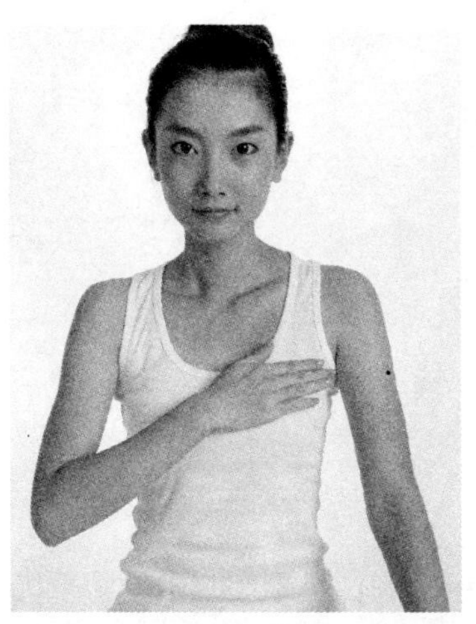

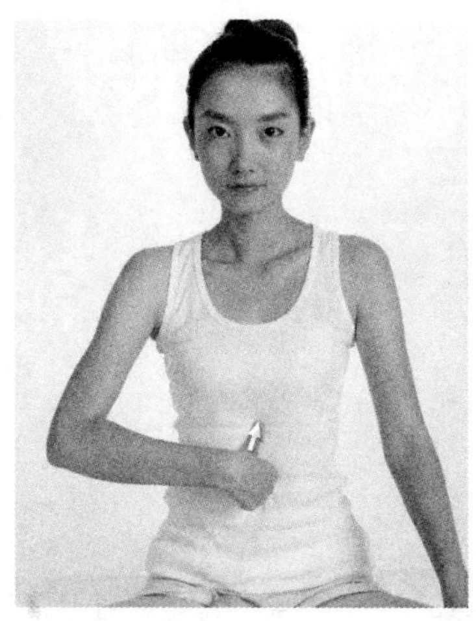

（5）拇指按揉郄门穴，时间为2～3分钟。

（6）按揉内关穴，时间为2～3分钟。

（7）按揉神门穴，时间为2～3分钟。

食补小贴士

【红枣洋参饮】

材料：红枣、丹参、麦冬各10克，西洋参6克，冰糖适量。

做法：

将材料洗净，放入锅中，加水适量，煎煮成汤汁，出锅前调入冰糖。

晕车

晕车属于一种晕动症，又称运动病，是晕车、晕船、晕机等的总称。表现为感觉站立不稳，运动不协调，严重者还会出现呕吐、眩晕等症。当乘车坐船时，由于变速运动、路程颠簸、方向摆动或旋转，内耳迷路容易受到机械性刺激，从而出现晕车、晕船等现象；睡眠不足，饮食过少或过量，精神紧张、抑郁、焦虑，或受到噪音、汽油味、腥味等不良刺激时，也可诱发或加重该症状；还有的人从未乘坐过车或船，对车船不适应所致。

【取穴】太阳穴、风池穴、内关穴、足三里

【方法】

（1）拇指按揉太阳穴，时间为 4 ~ 5 分钟。

（2）用手掌掌心置于印堂处，按揉前额，时间为 5 ~ 6 分钟。

（3）拇指点按风池穴，时间为 2 ~ 3 分钟。

（4）按揉内关穴，时间为 7 ~ 8 分钟。

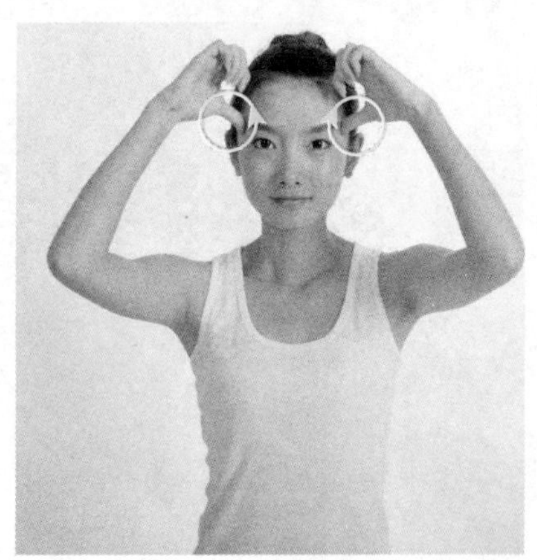

（5）按揉足三里穴，时间为8 ~ 10分钟。

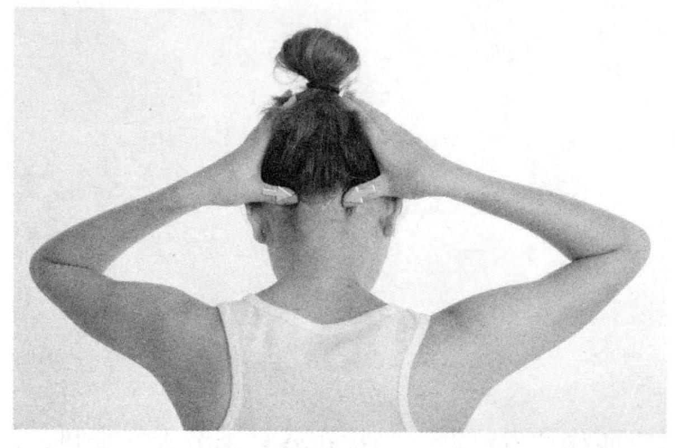

食补小贴士

【鲜姜】

在行驶过程中，随时将鲜姜片拿出来闻，使辛辣的味道吸入鼻内。也可将鲜姜片贴在肚脐上。

【橘皮】

乘车前1小时，将鲜橘皮面朝外，向内对折，然后对准鼻孔挤压，让皮中喷射出来的油雾能够吸入鼻内。可吸入10余次，也可在乘车途中随时吸闻。

【食醋】

在乘车前，喝一杯加了食醋的温开水。

中暑

中暑也叫作“发痧”，是指在盛夏季节天气炎热，没有做好防暑降温措施而长时间在烈日或高温环境下劳作、活动，致使出现的头晕、头痛、发热、心烦、呕吐、乏力，甚至汗闭、高烧、神昏、心慌、抽搐、昏厥等症状。中医认为，中暑的病因是内犯心包、暑热之邪积于肌肤、汗出不顺、热不能泄等所致。

【取穴】百会穴、风池穴、大椎穴、迎香穴、合谷穴、曲泽穴

【方法】

（1）拇指按压百会穴 36 次。

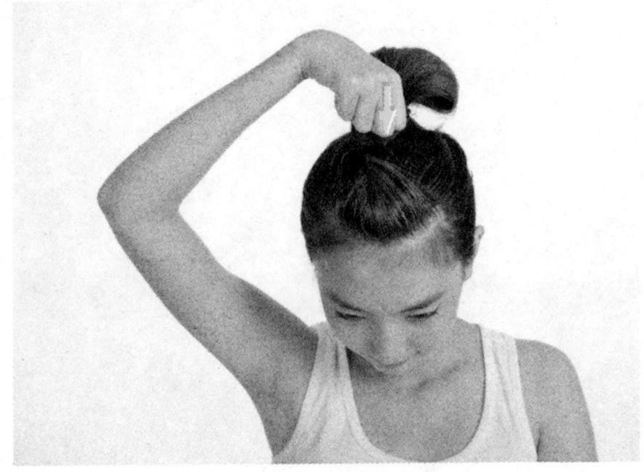

（2）拇指按压两侧风池穴各 36 次。

（3）食指中指顺、逆时针按压大椎穴各 36 次。

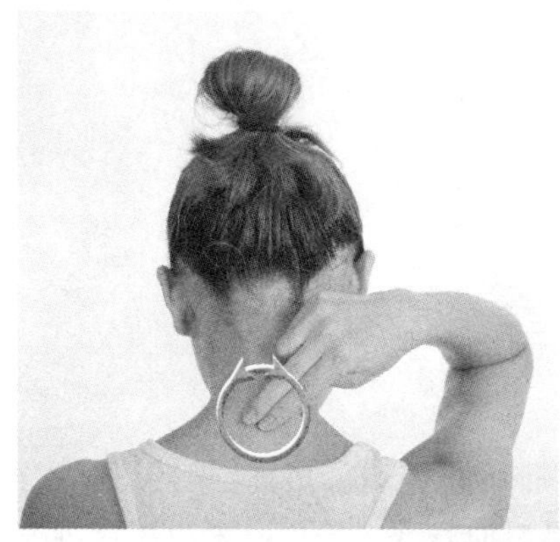

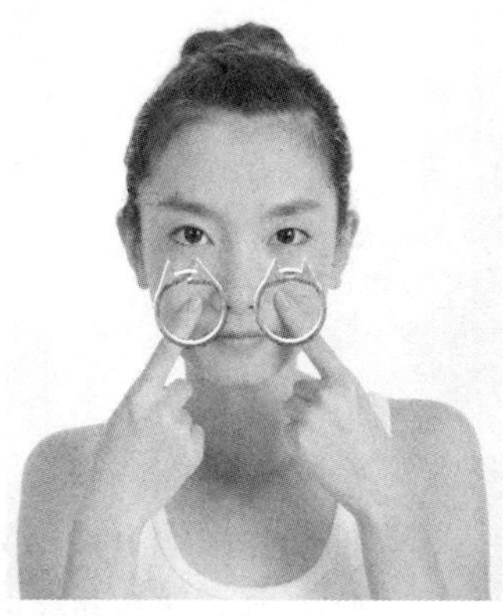

（4）食指顺、逆时针按压迎香穴各 36 次。

（5）拇指顺、逆时针按压合谷穴各 36 次。

【重者加按】

拇指按揉曲泽穴 36 次。

食补小贴士

【三豆汤】

材料：绿豆、赤小豆、黑豆各 10 克。

做法：

将绿豆、赤小豆、红豆放入锅中，加水 600 毫升，文火煎煮至 200 毫升，喝汤吃豆，每日 1 次。

腿脚抽筋

腿脚抽筋在医学上被称为“腓肠肌痉挛”，俗称“脚转筋”或“抽筋”，主要表现为足心和腿肚腓肠肌痉挛，发作时不仅疼痛难忍，还会出现下肢无法活动的情况。尽管发生抽筋时可以缓解，但若长此以往就会形成习惯性抽筋，对小腿的肌肉、血管造成极大的影响，甚至会影响到全身的血液循环。腿脚抽筋的原因很多，如下肢过度劳累、长时间活动、寒冷刺激、缺钙、精神紧张、出汗脱水等，这些因素会造成神经肌肉异常兴奋，使肌束的牵拉强度明显大于肌肉正常收缩时肌束的牵拉，从而引起疼痛感。

此外，患有骨质疏松的人或体内缺钙的人也会因为血钙低于正常值导致神经肌肉应激性增高，从而引发腓肠肌痉挛。

【取穴】人中穴、昆仑穴

【方法】

（1）拇指用力掐按人中穴 81 次，再轻揉穴位 36 次。

（2）拇指按揉抽筋侧的小腿肌肉最丰厚中

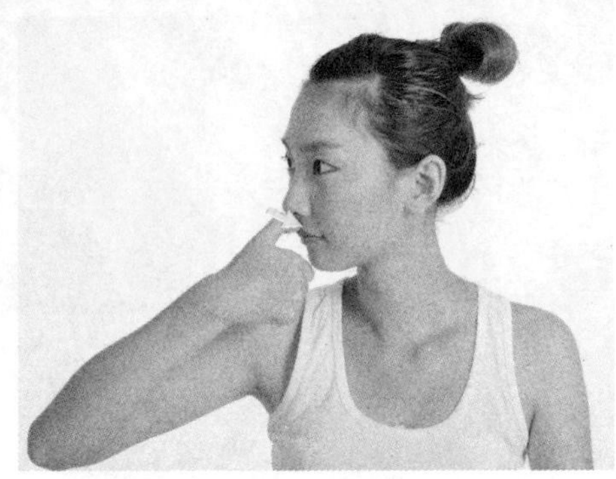

点处，直至抽筋停止。

（3）拇指、食指拿捏昆仑穴36次。

（4）小鱼际擦昆仑穴部位直至出现痛感。

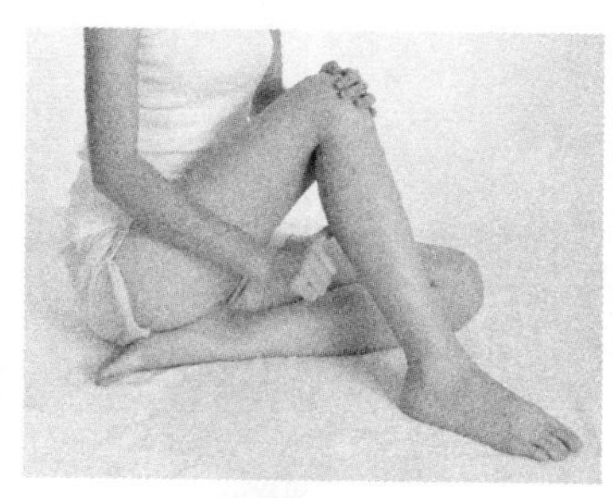

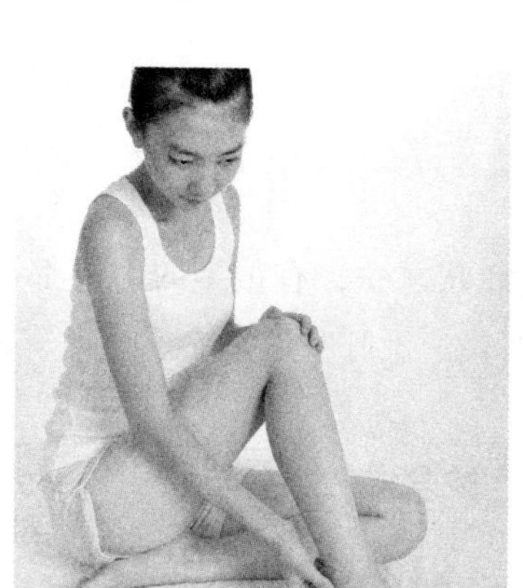

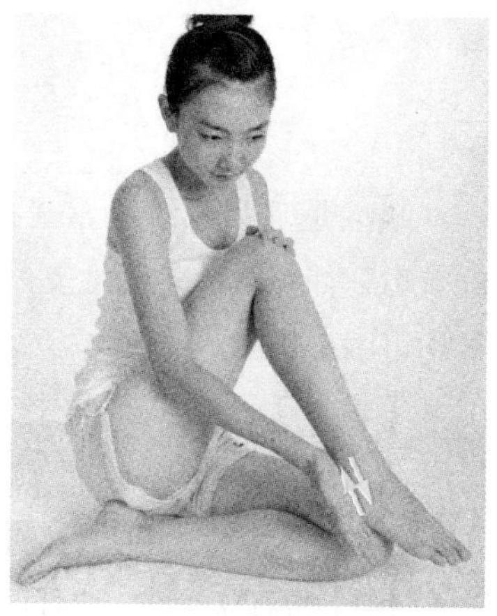

食补小贴士

【鸡血藤煲鸡蛋】

材料：鸡血藤30克，鸡蛋2个，白糖少许。

做法：

将鸡血藤和鸡蛋加清水2碗同煮，鸡蛋熟后去壳，续煮至1碗后加白糖少许。

咳 嗽

咳嗽是呼吸系统最常见的症状之一，有很多的因素都可以导致咳嗽，如感冒、急慢性支气管炎、上呼吸道炎症（咽炎、鼻炎）等均可引起咳嗽。

【取穴】天突穴、膻中穴、缺盆穴、照海穴

【方法】

（1）手握拳，沿锁骨方向轻轻拍击前胸，反复操作 8 ~ 9 次。

（2）按揉天突穴，时间为 4 ~ 5 分钟。

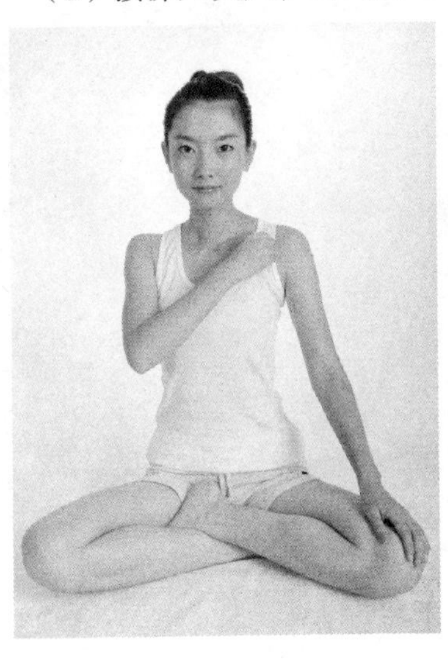

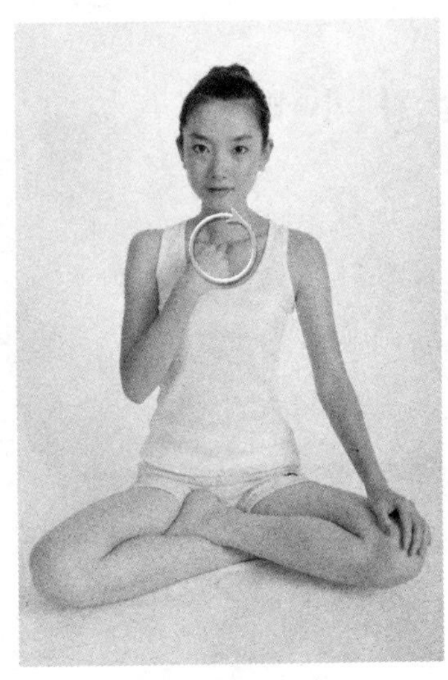

（3）点按膻中穴，时间为2～3分钟。

（4）按揉缺盆穴，时间为2～3分钟。

（5）用掌根，从胸部前正中线向肩膀、手臂两侧的方向推抹前胸，重复操作15～20次。

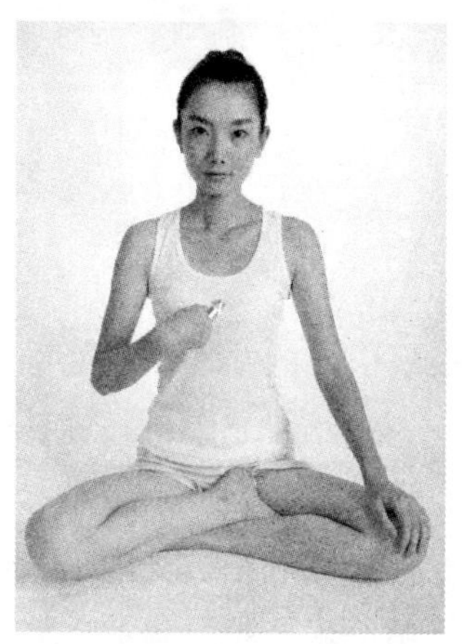

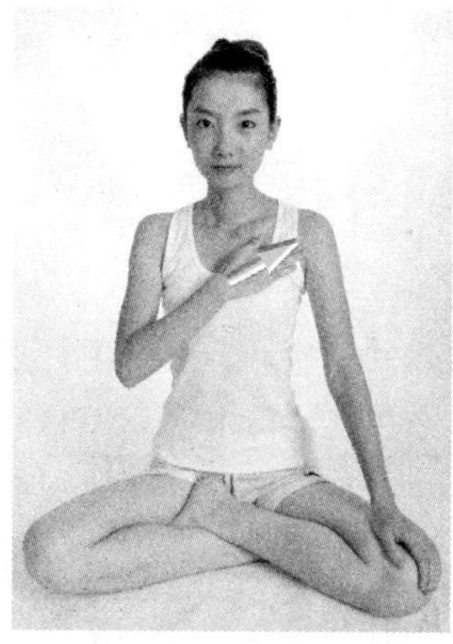

（6）点按照海穴，时间为2～3分钟。

食补小贴士

【萝卜蜂蜜饮】

材料：白萝卜5片，生姜3片，大枣3枚，蜂蜜30克。

做法：

将萝卜、生姜、大枣加水适量煮沸约30分钟，去渣，加蜂蜜，再煮沸即可。温热服下。每日1～2次。

发 热

发热并非疾病，而是由许多疾病引起的并发症，主要表现为体温持续在39℃以上，并伴有烦躁不安、结膜充血、腓肠肌压痛等。邪毒在表者伴有咳嗽、微恶风寒、舌苔薄黄等症，热邪入里者伴有恶热、面目赤红、口渴喜饮等症状。最常见的发热原因是感染（包括各种传染病），其次是结缔组织病（胶原病）、恶性肿瘤等。自我按摩可以缓解和治疗一般性发热症状，但如果病情较急，还需就医诊治。

【取穴】大椎穴、曲池穴、合谷穴、风池穴、丰隆穴

【方法】

（1）双手食指交叠点按大椎穴，时间为2～3分钟。

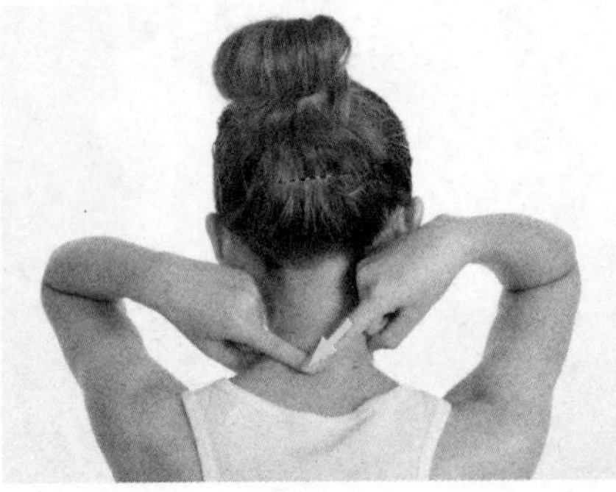

（2）重力点按曲池穴，时间为1～2分钟。

（3）用大拇指指尖掐按合谷穴，时间1～2分钟。

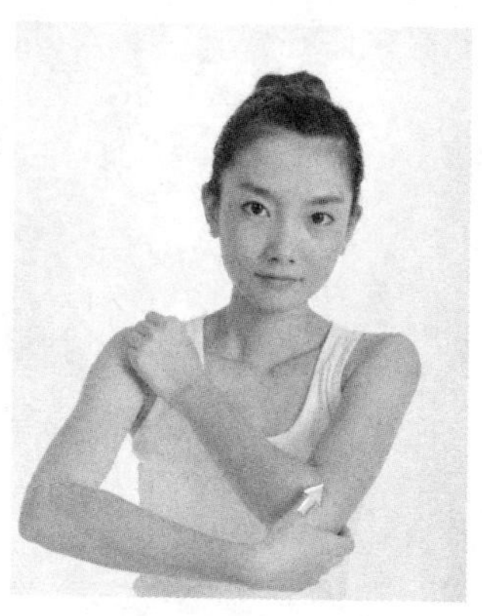

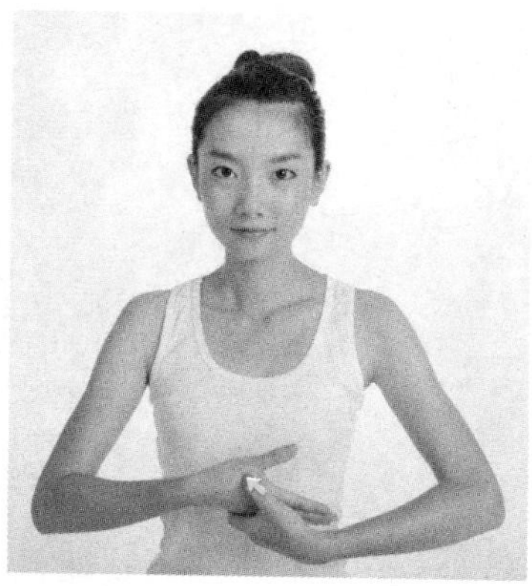

（4）拇指按揉风池穴，时间为 2 ~ 3 分钟。

（5）拇指按揉丰隆穴，时间为 3 ~ 4 分钟。

食补小贴士

【生姜红糖粥】

材料：生姜 3 片，红糖 12 克，粳米 50 克。

做法：

将米加水煮粥，将生姜、红糖加入到滚粥中，热服。

头 痛

头痛，是非常常见的症状，通常表现为整个头部的疼痛或局部疼痛等症状。引发头痛的原因有很多，头部疾病、五官疾病、全身性疾病、感冒、高血压病、颈椎病、神经疾病等都能引起头痛。头痛与外部寒邪的侵扰、暑湿进入、肝阳上亢等关系密切。

【取穴】印堂穴、太阳穴、头维穴、百会穴、风池穴、合谷穴、肩井穴、列缺穴、肺俞穴、曲池穴、太冲穴、肝俞穴、涌泉穴

【方法】

（1）拇指指腹交替推印堂穴1 ~ 2分钟。

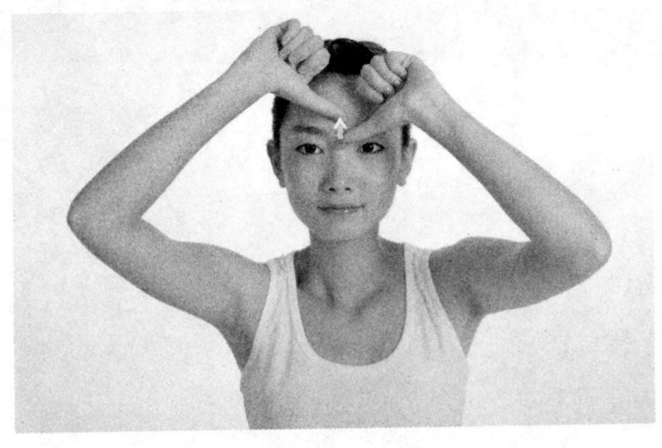

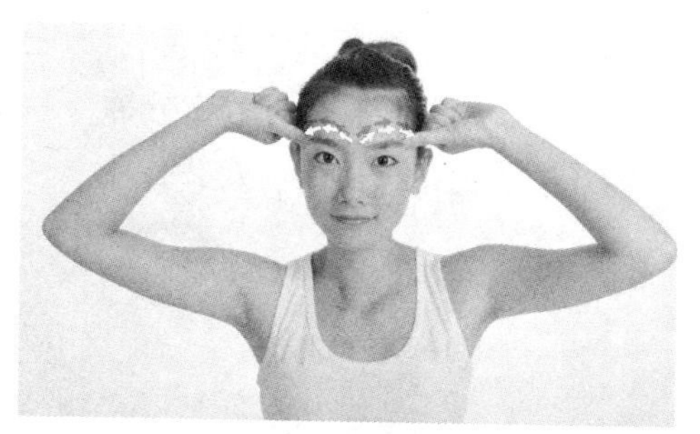

（2）双手拇指稍用力，从前额推抹至太阳穴1～2分钟。

（3）拇指按揉太阳穴1～2分钟。

（4）中指按揉头维穴1～2分钟。

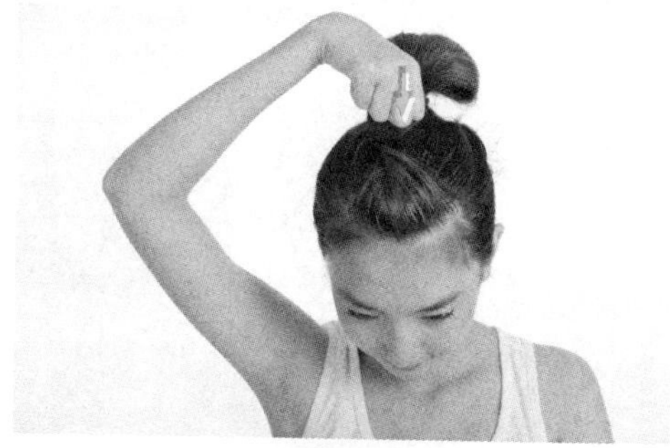

（5）点按百会穴1～2分钟。

（6）拇指、中指按揉风池穴1～2分钟。

（7）双手拇指与其余四指相对，推擦两侧颞部1～2分钟。

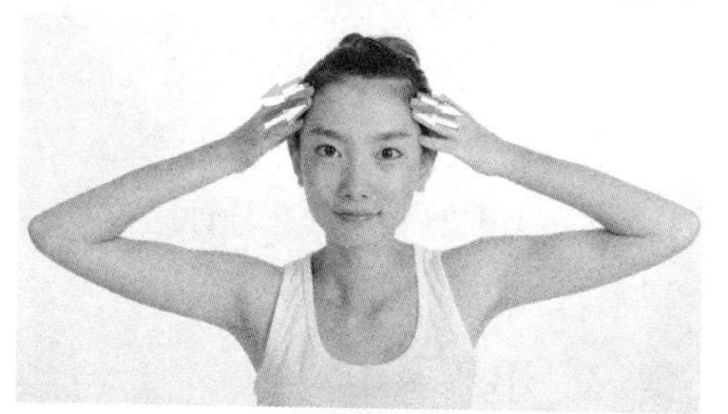

（8）拇指按揉合谷穴各2分钟。

（9）提拿肩井穴1分钟。

【风寒头痛加按】

（10）按揉列缺穴各1～2分钟。

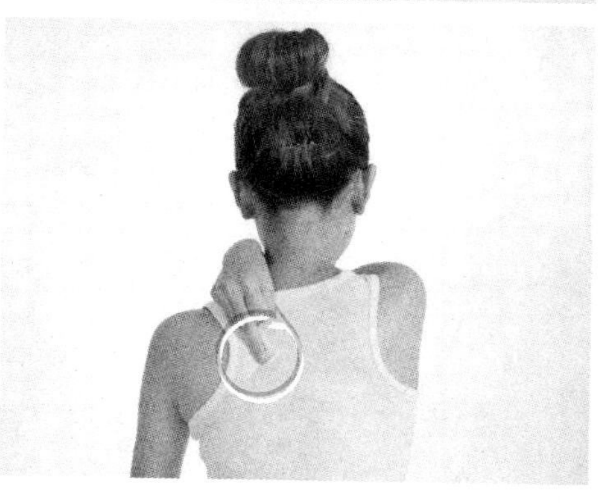

（11）按揉肺俞穴1～2分钟。

【风热头痛加按】

（12）按揉曲池穴各1分钟。

【肝阳头痛加按】

（13）拇指按揉太冲穴 1 分钟

（14）拇指按揉肝俞穴 2 分钟。

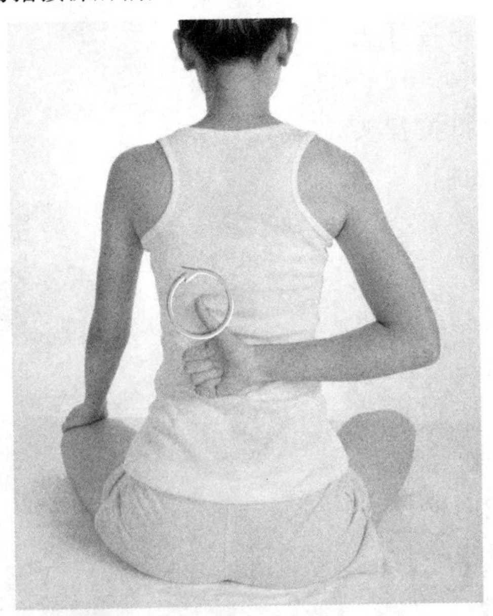

（15）推擦涌泉穴 2 分钟。

食补小贴士

【天麻炖兔肉】

材料：兔肉 100 克，天麻 15 克，菊花 30 克，生姜、盐各适量。

做法：

（1）材料洗净，兔肉切块，焯烫去血水。

（2）将所有材料放入炖盅中，加入开水适量，加盖。

（3）蒸锅水煮沸，放入炖盅，文火隔水蒸 3 个小时，食用时调味。

牙痛

牙痛是口腔疾病中最常见的症状，西医认为是由龋齿、急性根尖周炎等引起的，中医则认为胃火、虚火、风热均会上蒸于牙床，损伤牙龈，导致牙齿松动疼痛。

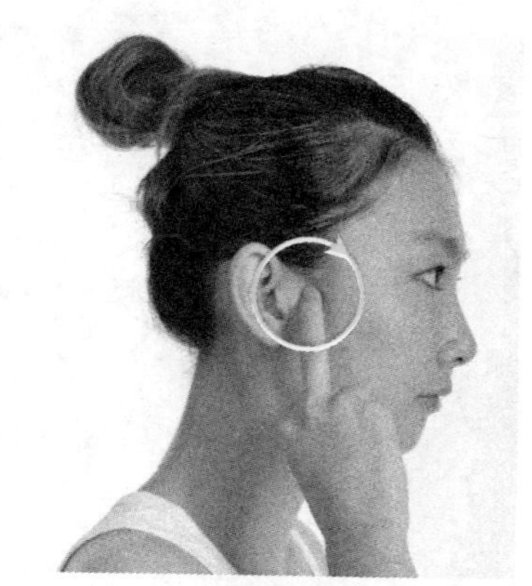

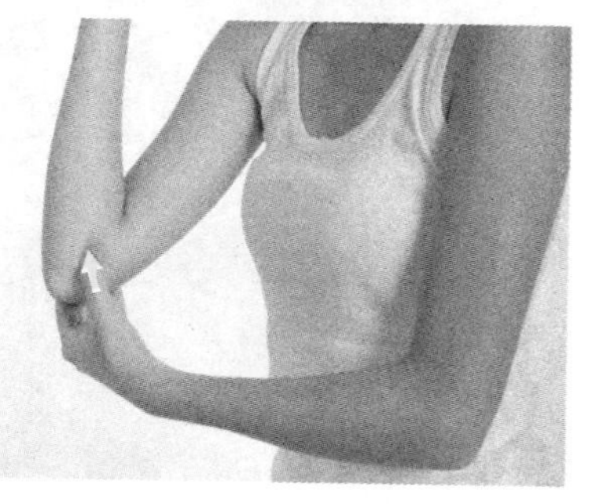

【取穴】合谷穴、下关穴、颊车穴、风池穴、少海穴、阳溪穴、行间穴

【方法】

（1）拇指掐按合谷穴各30～60秒。

（2）中指稍用力按揉下关穴30～60秒。

（3）中指稍用力按揉颊车穴30～60秒。

（4）拇指、中指按揉风池穴30～60秒。

（5）拇指掐按少海穴各30～60秒。

（6）拇指掐按阳溪穴各

30～60秒。

（7）双手掌心按揉脸颊30～60秒。

（8）拇指上下推行间穴各30～60秒。

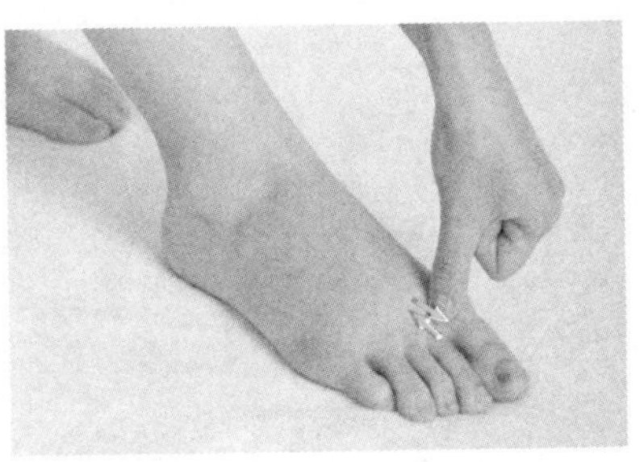

食补小贴士

【虚火上炎型：贻贝苁蓉黑豆汤】

材料：贻贝（淡菜）、肉苁蓉各30克，黑豆150克。

做法：

材料洗净，肉苁蓉切片，一同放入锅中加清水适量，煮1小时。

【风热侵袭型：绿豆鸡蛋糖水】

材料：绿豆100克，鸡蛋1个，冰糖适量。

做法：

材料洗净，绿豆捣碎，放入锅中加水适量，煮至绿豆烂熟。出锅前打入鸡蛋，搅匀即成。

【胃火上蒸型：芦根竹茹粥】

材料：鲜芦根100克，竹茹20克，粳米100克，生姜10克。

做法：

鲜芦根切成小段，与竹茹同煎取汁。在汤汁中加入粳米，同煮粥。粥将熟时加入生姜，略煮即可。

眩晕

眩晕是由大脑内部自主神经紊乱造成的疾病，与大脑、耳部系统的疾病等诸多因素有关。眩晕表现为头晕眼花、视物旋转反复、恶心、呕吐、胸闷、汗出等。眩晕的病因主要与体质先天虚弱、思虑过度、房事不节、情志失调、过食肥甘厚味所致。临床上，动脉硬化、贫血、高血压、内耳性眩晕、神经衰弱等疾病常会引发眩晕。

【取穴】人中穴、听会穴、神庭穴、百会穴、风府穴、太冲穴、三阴交穴

【方法】

(1）拇指掐按人中穴，时间为2～3分钟。

(2）食指点按听会穴，时间为2～3分钟。

(3）食指点按神庭穴，时间为2～3分钟。

(4）食指中指并拢掌揉百会穴，时间为2～3分钟。

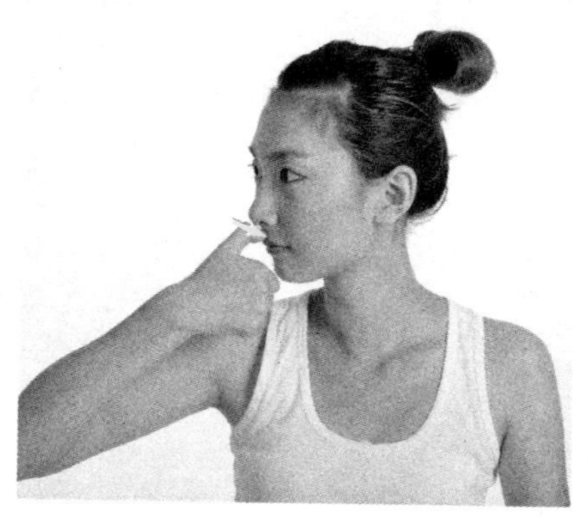

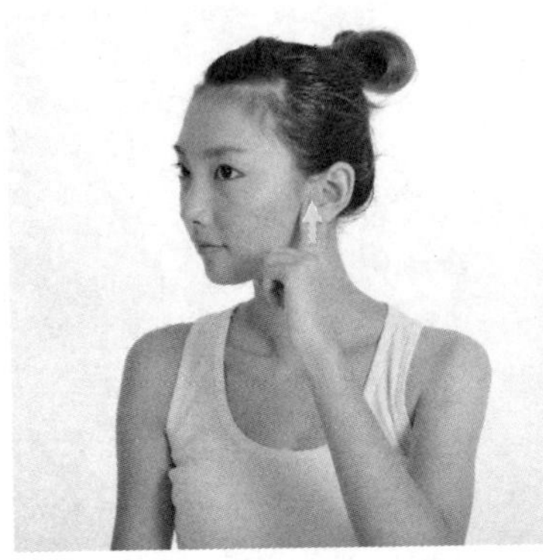

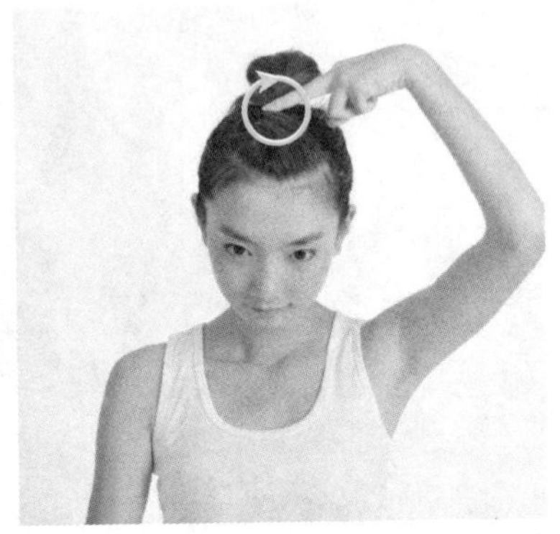

（5）中指按揉风府穴，时间为 2 ~ 3 分钟。

（6）拇指按揉太冲穴，时间为 2 ~ 3 分钟。

（7）拇指按揉三阴交穴，时间为 2 ~ 3 分钟。

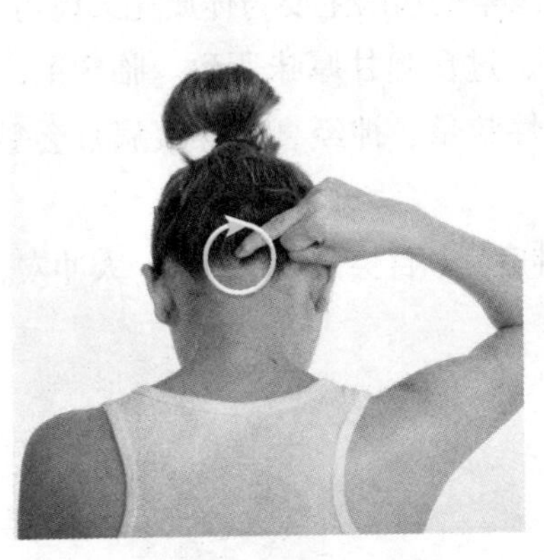

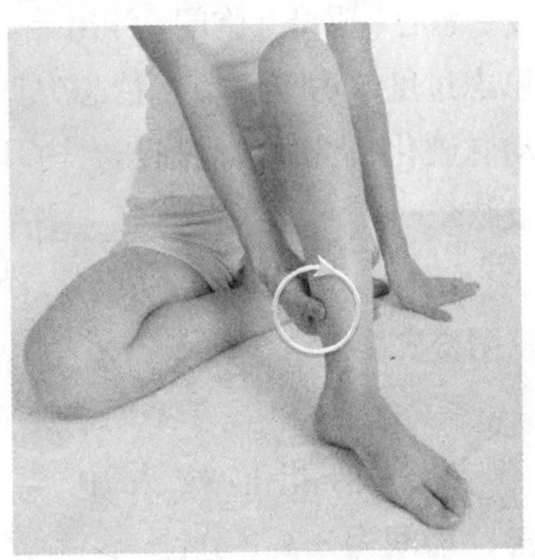

食补小贴士

【番茄猪肝粳米羹】

材料：番茄、猪肝、粳米各 100 克，生姜 3 片，盐、酱油、生粉、米酒各适量。

做法：

（1）先用清水将猪肝洗净切片，再加入盐、酱油、生粉、米酒搅拌均匀备用。

（2）将番茄冲洗干净，切开备用。

（3）将生姜洗净，去皮切丝备用。

（4）将粳米洗净倒入加有清水的锅内，用文火煲20分钟后放入番茄、生姜，再煮10分钟；最后放入猪肝，煮沸后再过几分钟关火，调味佐膳。

呃逆

呃逆，古人将其称为“哕”，俗称“打嗝”。呃逆轻微时是单独发生，当症状严重时可能继发于其他急、慢性疾病的过程中。表现为胸闷气逆、喉间呃逆连声、声短而频、无法自制等症状，并且妨碍讲话、呼吸、睡眠，呃声时而疏时而密，间歇的时间不定。

呃逆的病因通常与饮食不节、过食生冷、过食辛辣、肝气郁结、横逆犯胃、久病脾胃阳虚、热病胃阴被灼、虚火上逆致使胃气不降、气机逆乱有关。

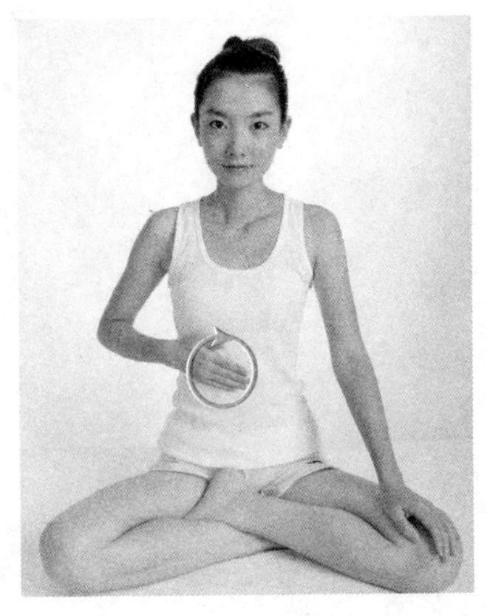

【取穴】中脘穴、神阙穴、缺盆穴、膻中穴、内关穴、足三里穴、翳风穴、膈俞穴、脾俞穴、胃俞穴、八髎穴、天宗穴

【方法】

（1）右手掌以中脘穴为中点，摩腹10分钟。

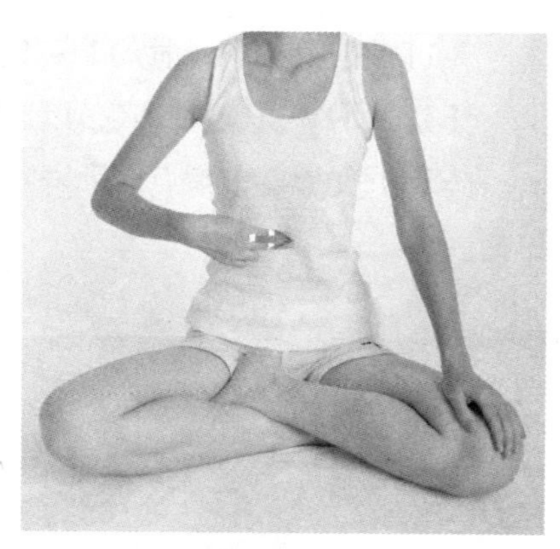

（2）食指、中指点按中脘穴1～2分钟。

（3）食指、中指点按神阙穴1～2分钟。

（4）拇指按揉缺盆穴各1分钟。

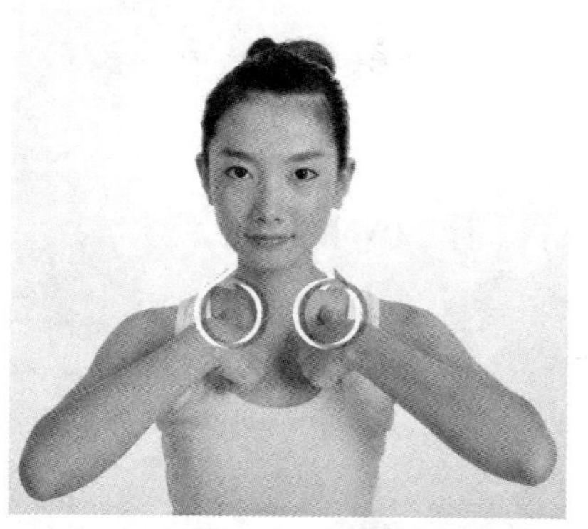

（5）拇指按揉膻中穴2分钟。

（6）拇指点按内关穴各2分钟。

（7）拇指点按足三里穴2分钟。

（8）拇指点按翳风穴2分钟。

（9）中指重力点按膈俞穴1～2分钟。

（10）重力点按脾俞穴1～2分钟。

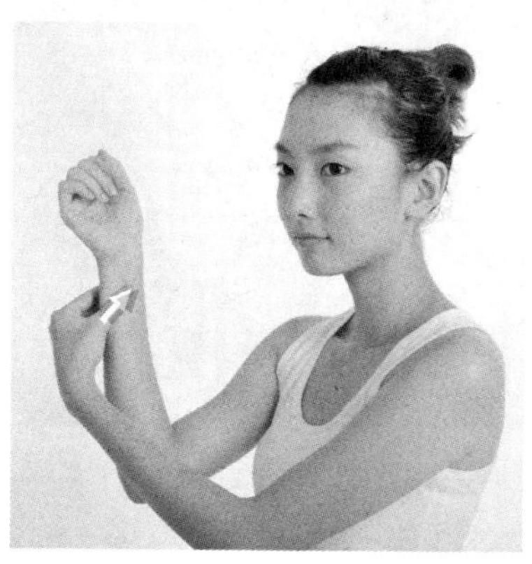

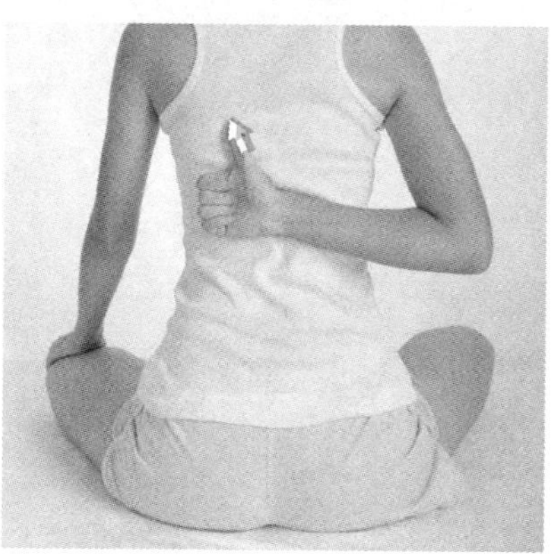

（11）重力点按胃俞穴1～2分钟。

（12）手掌横擦八髎穴，以透热为度。

（13）食指、中指点压天宗穴各2～3分钟。

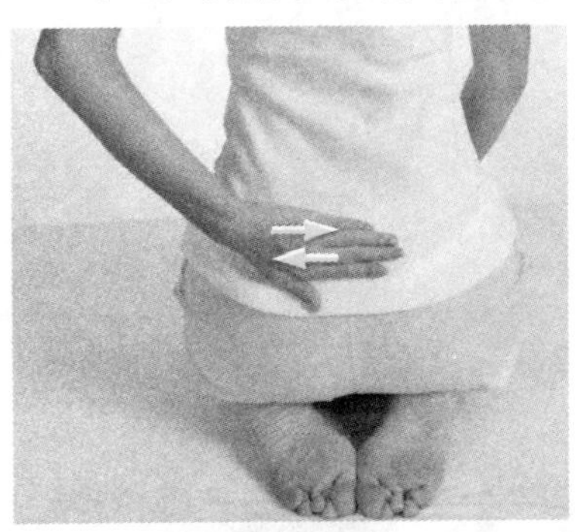

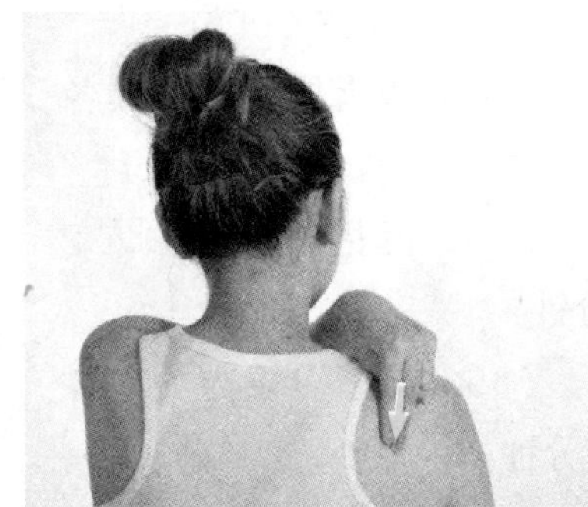

食补小贴士

【丁香姜糖】

材料：丁香粉5克，生姜碎末50克，白砂糖250克。

做法：

（1）将白砂糖放入装有清水的铝锅内，用小火煎熬，直至稍显黏稠。

（2）加入生姜碎末及丁香粉，搅拌均匀，再继续煎熬至用铲挑起即成丝状时，倒在表面已经被涂过少许食用油的大搪瓷盆中。

（3）待稍冷后将糖分割成条，再分割约50块即可，每日饭后食用数块。

耳鸣

耳鸣是指在没有任何外界声音刺激的条件下，耳内产生的异常声音感觉。通常发作时，耳鸣者会感觉到耳内有鸣响声，有的如潮声，有的如吹笛声，影响正常听觉。

中医认为，引发耳鸣的原因可根据虚实证来分，实证是指肝胆风火上逆或痰热郁结，导致经气闭阻引起的；虚证则是肾精亏虚使经气无力上行导致的。

【取穴】耳门穴、听宫穴、听会穴

【方法】

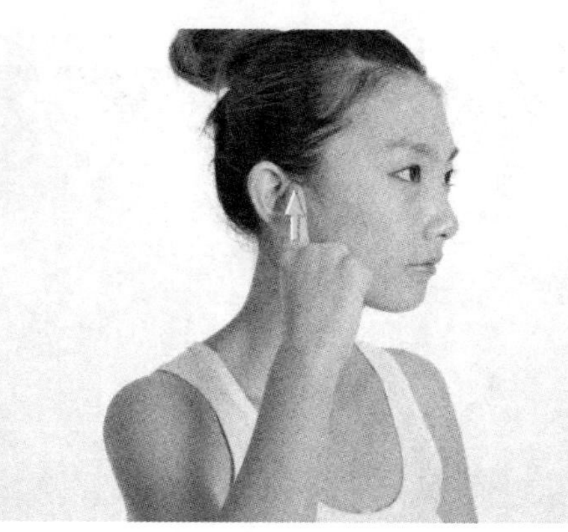

（1）用食指点按耳门穴，时间为3～4分钟。

（2）食指点按听宫穴、听会穴，时间为2～3分钟。

（3）用食指的指腹推摩耳郭周围，重复

6～7遍。

（4）用已搓热的双手掌心捂住两耳，使耳朵完全封闭，再将双手突然松开，重复操作30次。

（5）用拇指、食指捏住耳垂向下拉，操作20～25遍。

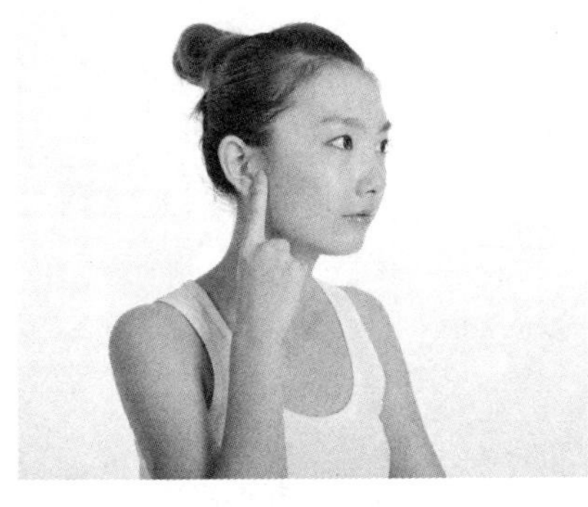

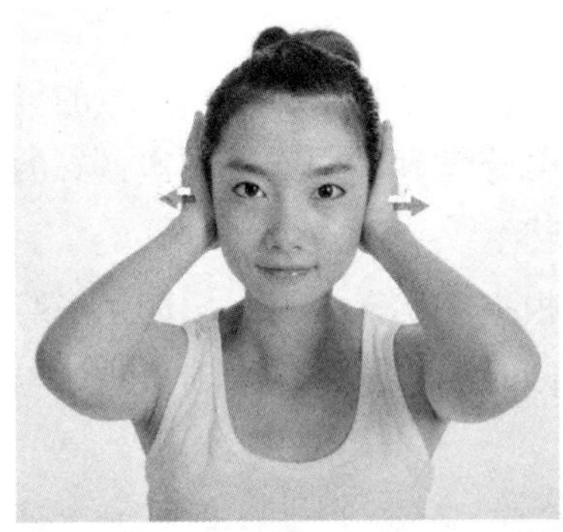

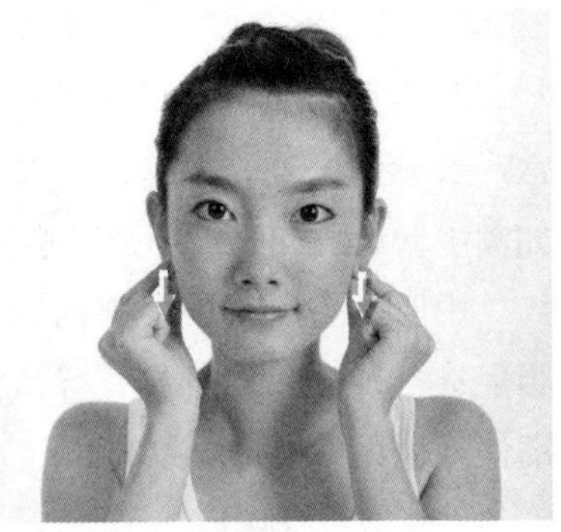

食补小贴士

【枸杞红花酒】

材料：枸杞子50克，红花20克，低度白酒300毫升。

做法：

将红花、枸杞子一同浸泡于白酒内，1个月后饮用。随量饮用。

胃痛

胃痛也称为“胃脘痛”，是生活中常见的反复发作性病症。主要症状为胃部出现轻重不同的疼痛感，有时候疼痛感会放射至心窝部位，所以常被人误认为“心痛”。

中医认为，胃与脾是互为表里的，肝对脾胃又有着疏导开通的作用，所以胃痛与肝、脾的关系甚为密切。如果是肝气引起的胃痛，一般是由于忧愁伤神、气郁伤肝、肝气瘀滞、横逆犯胃、气机梗阻所致；若是脾胃虚寒引起的胃痛，则是由于禀赋不足、中阳虚弱、内寒过旺、饮食不慎、思虑劳累、外感寒邪等所致。

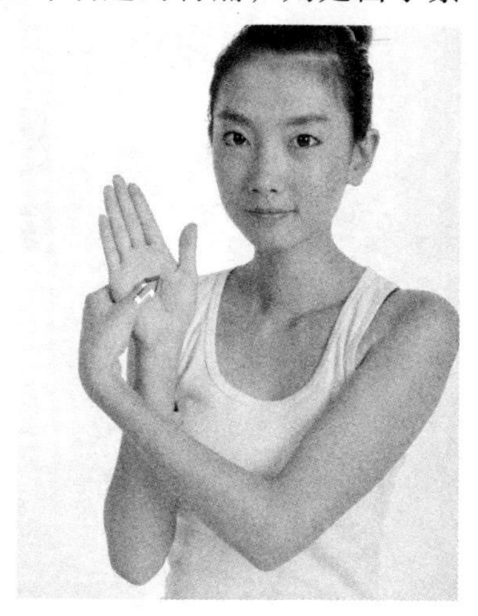

【取穴】劳宫穴、中脘穴、足三里穴

【方法】

（1）拇指按压劳宫穴36次。

（2）双手相叠置于中脘穴，随呼吸的起伏推揉36次。

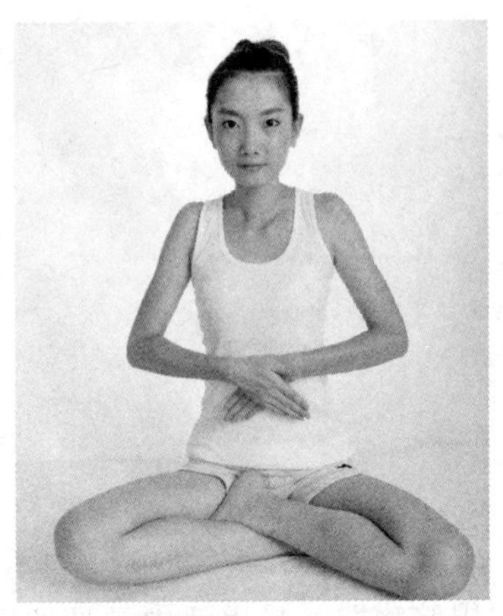

（3）拇指按揉足三里穴各 36 次。

食补小贴士

【伤食胃痛：鸡内金莱菔子粥】

材料：鸡内金 10 克，莱菔子 10 克，粳米 100 克。

做法：

将鸡内金、莱菔子炒黄研末备用，再将淘洗干净的粳米煮粥。粥将熟时加入鸡内金、莱菔子末，再煮沸 5 分钟即可。分 2 次温服，每日一剂。

【寒凝胃痛：生姜红糖枣粥】

材料：生姜 20 克，葱白 15 克，红枣 10 克，粳米 100 克，红糖适量。

做法：

红枣与粳米共放锅中，加水适量煮粥。粥将熟时加入红糖、姜末，再煮沸 5 分钟即可。分 2 次温服，每日一剂。

【气滞胃痛：玫瑰佛手粥】

材料：玫瑰花15克，佛手15克，粳米100克，盐少许。

做法：

将玫瑰花、佛手切细丝，与粳米共放锅中，加适量水煮粥，粥成后加盐调味即可。分2次温服，每日一剂。

【火热胃痛：蒲公英百合粥】

材料：蒲公英30克，百合15克，粳米100克，冰糖50克。

做法：

先将蒲公英冲洗干净，放锅内加水适量，煎煮30分钟后去渣留汁。将百合、粳米放入药汁中，以文火煮粥。粥成后调入冰糖续煮片刻。分2次温服，每日一剂。

【瘀血胃痛：山楂桃仁粥】

材料：山楂20克，桃仁10克，粳米100克，红糖适量。

做法：

将山楂去核，桃仁去皮，与粳米共放锅中，加水适量煮粥，粥成后调入红糖。分2次温服，每日一剂。

腹胀

腹胀是肠胃积气的最显著特点，胀气来源主要有两种，一是在进食或说话时咽下的气体，二是消化道内细菌发酵产生的气体。通常情况下，腹胀对健康并无大碍，但长此以往却会造成腹腔压力过大，使消化器官因为长期被压迫出现损伤，诱发肠胃、肝胆、腹膜、心血管等疾病。

中医认为，该症状是由于寒邪内积、脾阳不振或食滞引起的。

【取穴】大椎穴、肝俞穴、脾俞穴、胃俞穴、大肠俞穴、天枢穴、气海穴、肾俞穴、中脘穴、足三里穴、上脘穴、下脘穴、涌泉穴、太冲穴

【方法】

（1）按揉肩部，掌擦腰部，各5～10分钟。

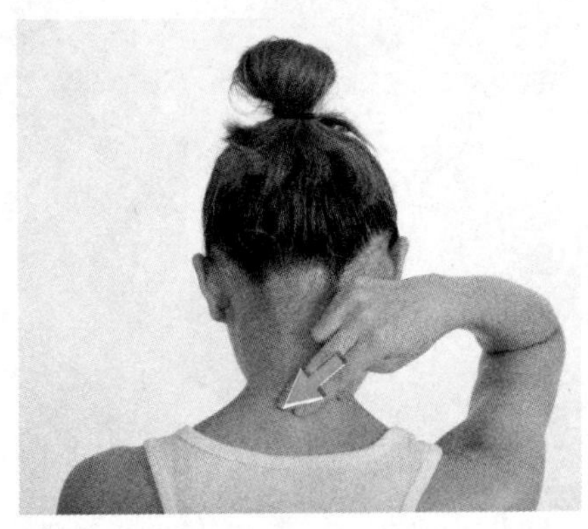

【肝脾不和加按】

（2）食指、中指点按大椎穴2分钟。

（3）食指、中指点按

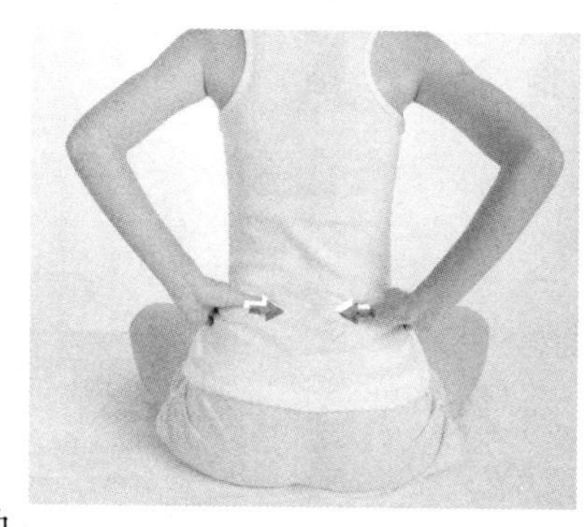

肝俞穴各 2 分钟。

（4）食指、中指点按脾俞穴各 2 分钟。

（5）食指、中指点按胃俞穴各 2 分钟。

（6）拇指点按大肠俞穴各 2 分钟。

（7）拇指点按天枢穴 2 分钟。

（8）拇指点按气海穴 2 分钟。

【脾肾阳虚加按】

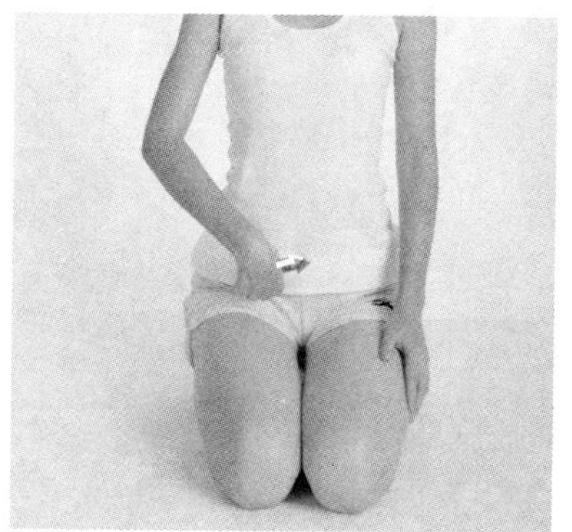

（9）重复(4)、(5)按摩。

（10）拇指点按肾俞穴 2 分钟。

（11）食指点按中脘穴 2 分钟。

（12）拇指点按足三里穴 2 分钟。

【伤食加按】

（13）依次重复（4）、（5）、（7）、（10）。

（14）点按上脘穴 2 分钟。

（15）点按下脘穴 2 分钟。

（16）重复（12）按摩。

（17）点揉涌泉穴 2 分钟。

（18）拇指点揉太冲穴各 2 分钟。

食补小贴士

【百合糯米糕】

材料：鲜百合3个，山药1根，糯米80克，白糖、黑芝麻适量。

做法：

（1）将材料洗净，糯米浸泡2小时，百合分瓣，山药去皮切丁。

（2）将糯米、山药、百合分别煮至熟烂，山药捣泥，百合切碎。

（3）将三者混合，调入白糖，然后捏成球状，撒少许黑芝麻。

呕 吐

呕吐，是指胃中的物质反流进入食管，从口中吐出的一种反射症状。一般先恶心，然后干呕和呕吐，但也有无恶心、干呕等前兆而突然呕吐的现象。轻微呕吐对人体有着一定的保护作用，但如果频繁、剧烈地呕吐就会导致脱水、电解质紊乱等并发症。

中医认为，呕吐的原因是与饮食不节、过食生冷油腻之物致使胃气不能下行；或者外邪犯胃、胃失平和，胃气上逆呕吐；也有可能是由于痰湿困于脾胃、清气不升、浊气不降而致。

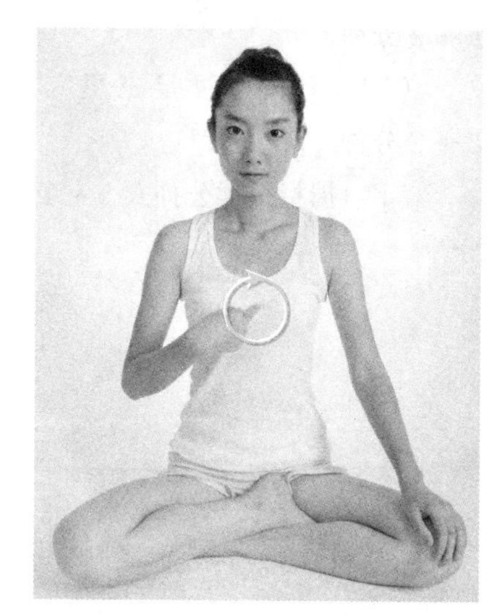

【取穴】膻中穴、巨阙穴、中脘穴、幽门穴、膈俞穴、胃俞穴、石门穴、三焦俞穴、内关穴、阳陵泉穴、足三里穴、公孙穴

【方法】

（1）中指按揉膻中穴1～2分钟。

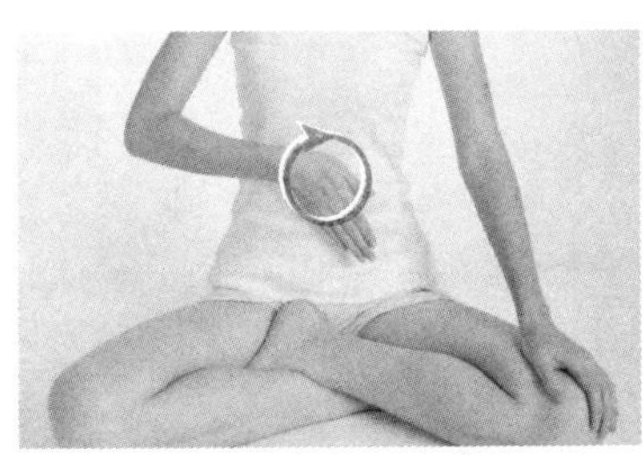

（2）中指按揉巨阙穴2分钟。

（3）掌根揉中脘穴2～3分钟。

（4）掌根揉幽门穴2分钟。

（5）掌揉胃部2分钟。

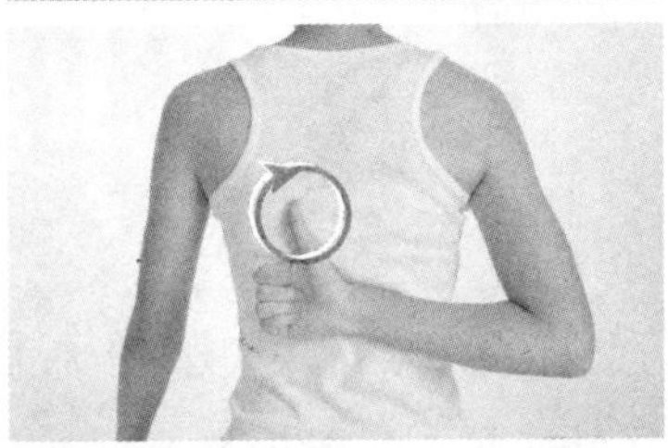

（6）拇指按揉膈俞穴1～2分钟。

（7）中指按揉胃俞穴1～2分钟。

（8）掌根按揉石门穴1～2分钟。

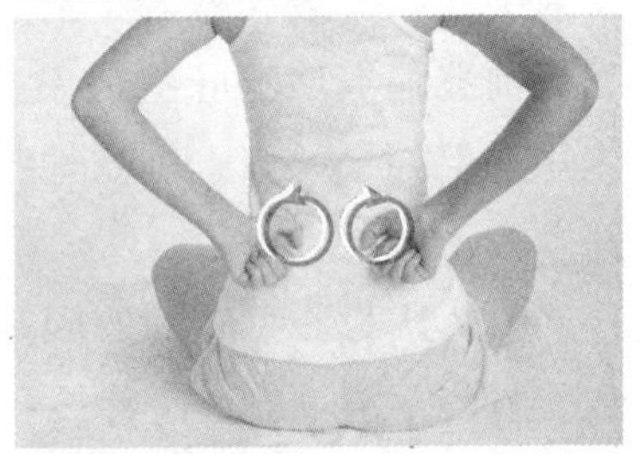

（9）拇指屈曲，指关节按揉三焦俞穴1～2分钟。

（10）拇指按揉内关穴各2分钟。

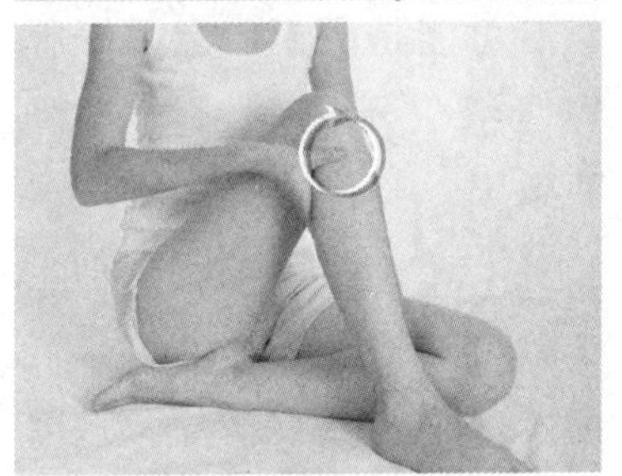

（11）拇指按揉阳陵泉穴1～2分钟。

（12）拇指按揉足三里穴1～2分钟。

（13）拇指按揉公孙穴1～2分钟。

食补小贴士

【丁香酸梅汤】

材料：乌梅100克，山楂20克，陈皮10克，桂皮30克，丁香5克，白砂糖500克。

做法：

（1）将乌梅、山楂拍松，与陈皮、桂皮、丁香一同装入纱布袋中扎口。

（2）锅中加入5500毫升清水，放入药包，用旺火煮沸，再转小火熬30分钟。

（3）取出药包，静置15分钟，滤出汤汁，在汤汁中调入白糖。

遗 精

遗精是男性青春期开始的标志，在婚后一般就会明显减少或停止。如果婚后性生活正常，遗精次数仍然较多，可能与身体虚劳造成的肾虚有较大关系。中医认为，遗精是由于阴气亏虚、内火旺盛、肾虚不固、劳心伤脾、湿热下注所导致的。

【取穴】神阙穴、气海穴、关元穴、中极穴、肾俞穴、命门穴、八髎穴、三阴交穴、太溪穴、合谷穴、内关穴、神门穴、曲池穴、涌泉穴、三焦俞穴、膀胱俞穴、阴陵泉穴、胃俞穴、足三里穴、志室穴

【方法】

（1）掌揉神阙穴及小腹，各5分钟。

（2）食指、中指和无名指按揉气海穴，2分钟。

（3）食指、中指和无名指按揉关元穴，2分钟。

（4）食指、中指和无名指按揉中极穴，2分钟。

（5）食指、中指和无名指按揉对侧肾俞穴，各2分钟。

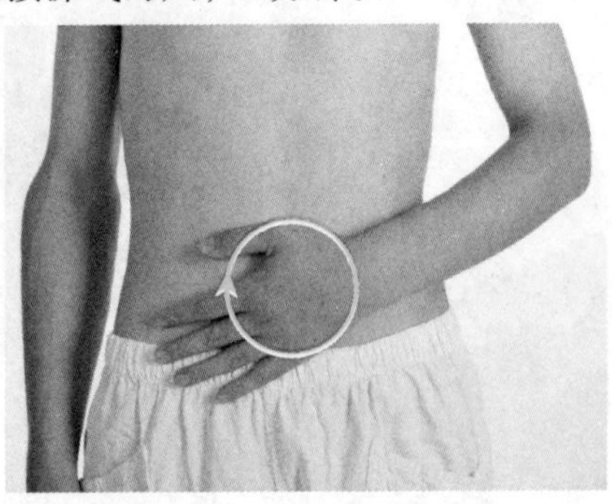

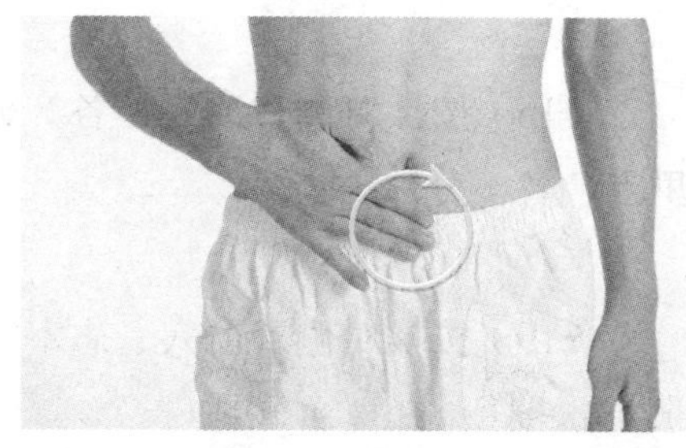

（6）食指、中指和无名指按揉命门穴，2分钟。

（7）掌横擦肾俞穴、命门穴，以局部发热为宜。

（8）掌横擦八髎穴，以局部发热为宜。

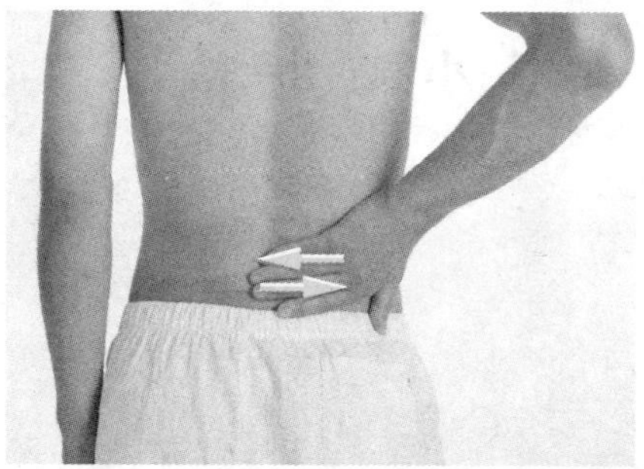

（9）拇指按揉对侧三阴交穴，各2分钟。

（10）按揉对侧太溪穴，各2分钟。

（11）按揉对侧合谷穴，各2分钟。

（12）拿捏对侧大腿内侧肌肉，各3分钟。

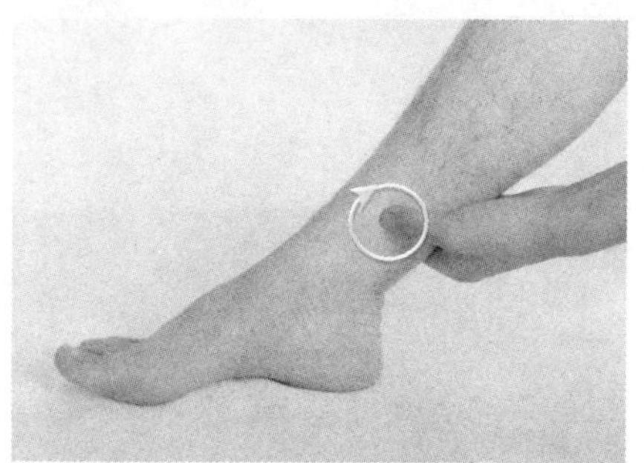

【阴虚火旺加按】

（13）按揉对侧内关穴、神门穴、曲池穴，各1分钟。小鱼际擦涌泉穴至发热。

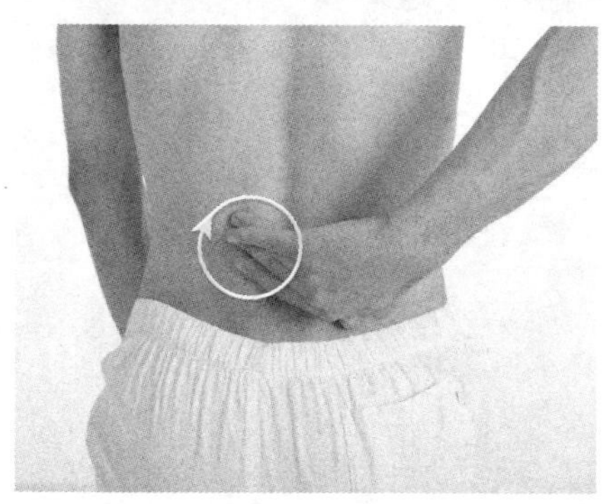

【湿热下注加按】

（14）食指、中指和无名指按揉对侧三焦俞穴、膀胱俞穴，各2分钟。按揉对侧曲池穴、阴陵泉穴，各1分钟。

【心脾两虚加按】

（15）按揉对侧胃俞穴，各 2 分钟。按揉对侧内关穴、足三里穴，各 1 分钟。

【肾虚不固加按】

（16）按揉对侧肾俞穴、志室穴，各 2 分钟。小鱼际擦热涌泉穴。

食补小贴士

【阴虚火旺：莲肉饮】

材料：莲子（去心）适量。

做法：莲子磨成细粉，每次取一匙，米汤送服。每日两次。

【肾虚不固：芡实山药粥】

材料：芡实 50 克，山药 20 克，粳米 100 克。

做法：芡实煮熟后去壳，研成细粉；山药去皮切片，与粳米、芡实粉一同放入锅内，加水适量，同煮成粥。每日两次，每次一碗。

【湿热下注：车前草杜仲炖猪肾】

材料：猪肾 1 个，车前草 15 克，杜仲 15 克，盐适量。

做法：车前草、杜仲洗净，用纱布袋装好，扎紧口；猪肾处理干净，片成腰花，与药袋一同放入锅中，加适量的水，用武火煮沸后，改用文火炖至猪肾熟烂后，去药袋，调味食用。

【心脾两虚：莲子薏米粥】

材料：莲子 15 克，薏米 30 克，白扁豆 15 克，粳米 50 克。

做法：将莲子、薏米、白扁豆、粳米洗净，一同放入砂锅内，加清水适量，用武火煮沸后，文火煮成粥。

阳痿

阳痿分为完全性和不完全性，前者是指阴茎完全无法勃起，后者指虽能勃起但硬度不够。除了器质性和疾病引起外，大多数是由心理、体质或生理性退化造成的，通过调理可以得到改善或根治。中医认为，房劳过度、思虑过度、心脾受损、极度恐惧、肾气不振、湿热下注也是造成阳痿的重要原因。

【取穴】神阙穴、气海穴、关元穴、中极穴、会阴穴、命门穴、肾俞穴、八髎穴、三阴交穴、蠡沟穴、涌泉穴、足三里穴、阴陵泉穴

【方法】

（1）掌根按揉神阙穴，3分钟。

（2）拇指按揉气海穴至有酸胀感，约100次。

（3）按揉关元穴至有酸胀感，约100次。

（4）双手小鱼际自腹股沟外上方起，经内下方擦至耻骨上方，2分钟。

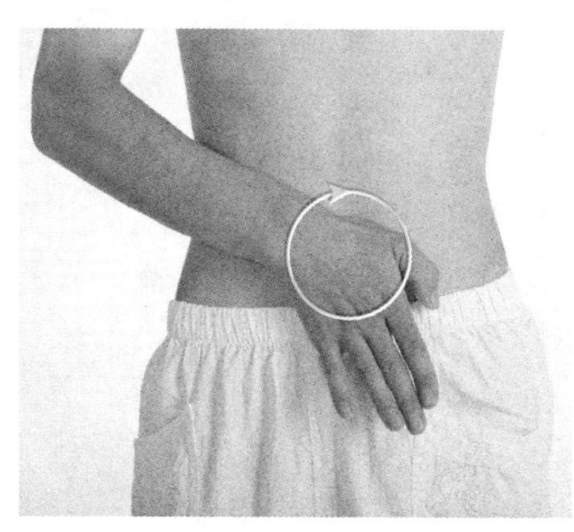

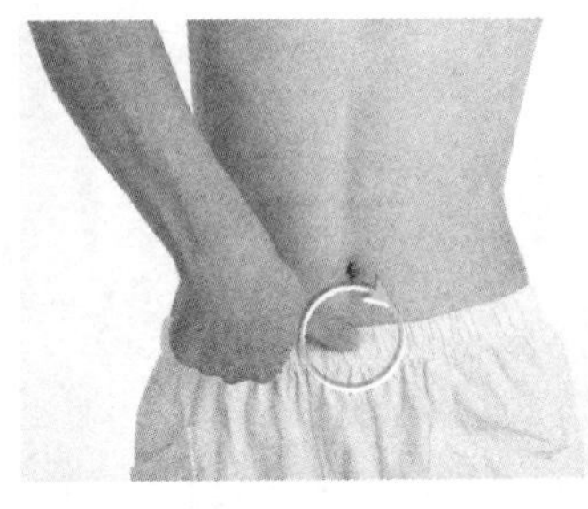

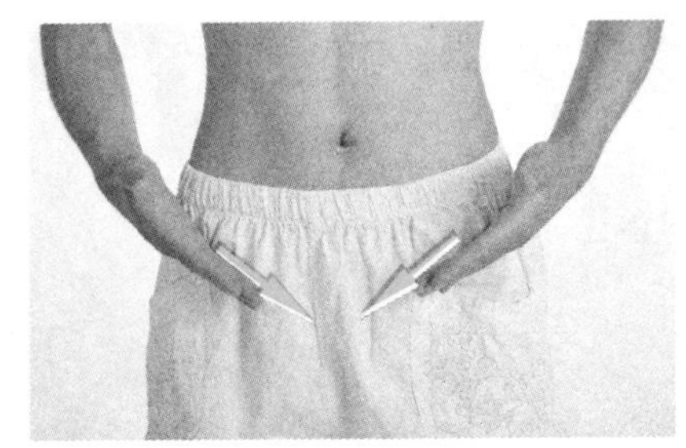

（5）拇指按揉中极穴至有酸胀感，约 100 次。

（6）双手夹住阴茎，柔和地揉搓 1 分钟，再用手抓住阴茎上端向外提拉 10 次，反复操作 4 遍。

（7）双手合握阴囊，以拇指、食指和中指轻柔揉搓精索、睾丸，各 1 分钟。

（8）点按会阴穴，1 分钟。

（9）拇指按揉命门穴，3 分钟。

（10）双手按揉肾俞穴，2 分钟。

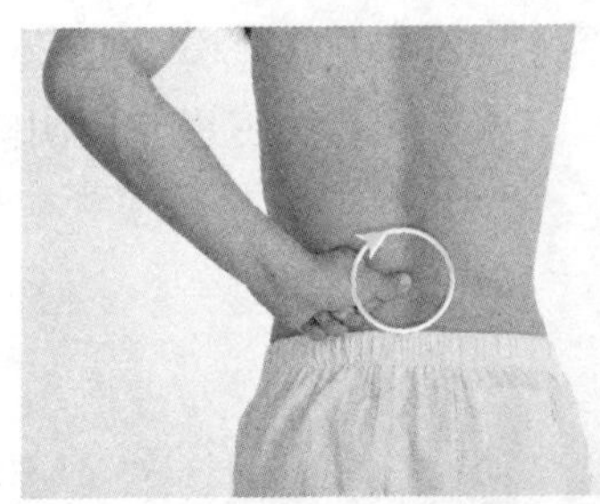

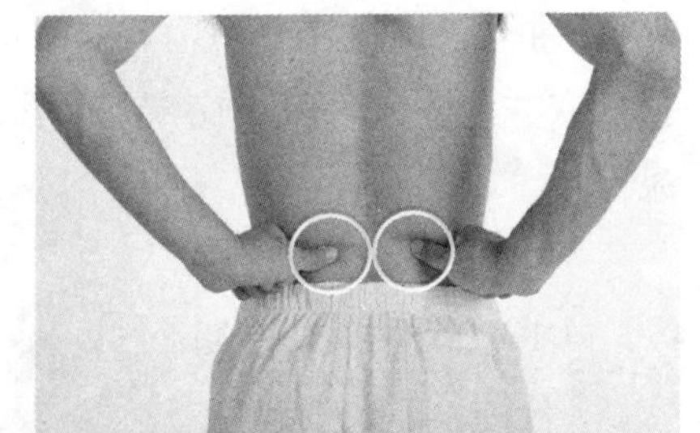

（11）小鱼际快速擦八髎穴，以局部发热为宜。

（12）拇指按揉对侧三阴交穴，各 1 分钟。

（13）按揉对侧蠡沟穴，各 1 分钟。

（14）搓擦对侧涌泉

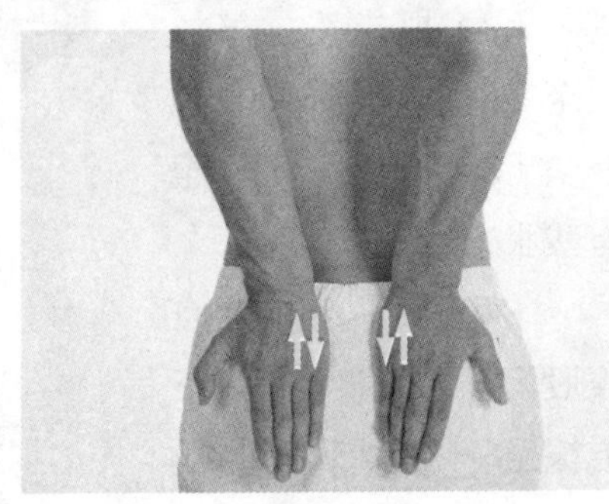

穴，以局部发热为宜。

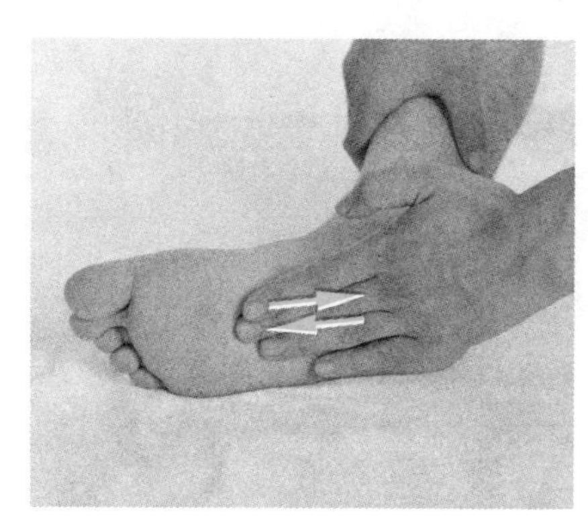

【气血两虚加按】

（15）拇指按揉足三里穴，各2分钟。

【湿热下注加按】

（16）拇指按揉阴陵泉穴，各2分钟。

食补小贴士

【韭菜牡蛎汤】

材料：韭菜100克，牡蛎50克，鸡蛋1个，盐适量。

做法：

（1）材料洗净，韭菜切段，鸡蛋打散。

（2）锅中加清水适量，放入牡蛎，大火煮沸后转小火煮10分钟，放入韭菜续煮5分钟，起锅前倒入鸡蛋液，调味即可。

不射精

不射精在性兴奋的情况下，阴茎能够正常的勃起，能够进行正常的性交，却无法将精液排出体外，多为精神原因，如精神紧张、极力抑制射精等，久而久之就会造成中枢神经系统功能异常，使大脑增强对射精中枢的抵制性，形成不射精。

【取穴】会阴穴、关元穴、曲骨穴、三阴交穴

【方法】

（1）掌摩腹部，1分钟。

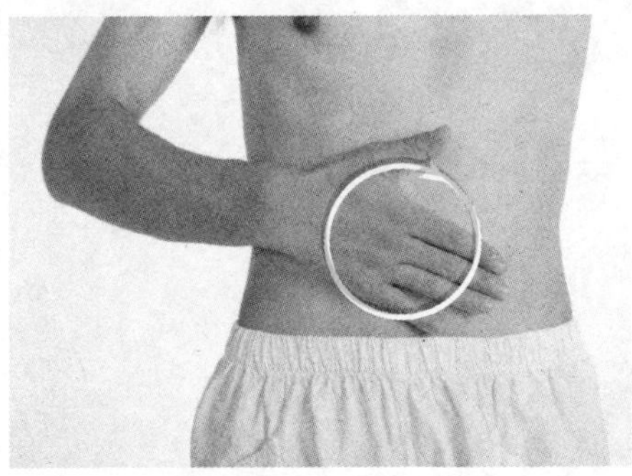

（2）食指、中指并拢点按会阴穴，1分钟。

（3）双手合握阴囊，用拇指、食指和中指轻轻搓揉双侧睾丸，1分钟。

（4）手掌搓热，夹住阴茎对合搓动1分钟。

（5）食指、中指并拢按揉关元穴，2 分钟。

（6）食指、中指并拢按揉曲骨穴，2 分钟。

（7）拇指按揉对侧三阴交穴，各 2 分钟。

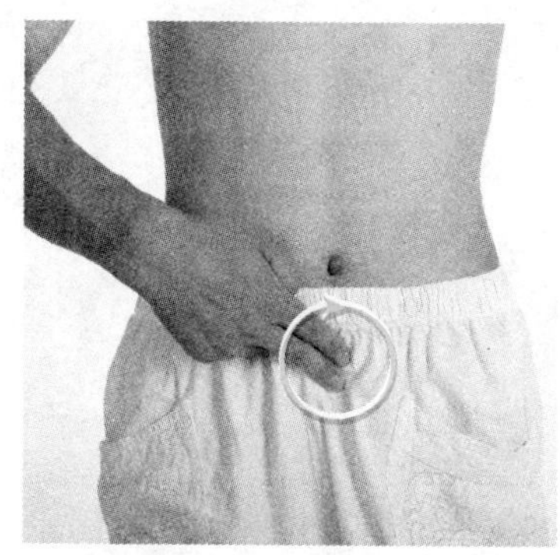

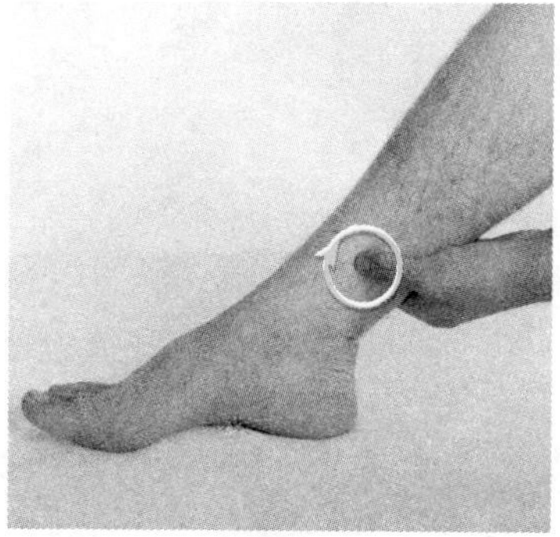

食补小贴士

【瘀血阻络：桃仁粥】

材料：桃仁 10 克，粳米 50 克。

做法：

桃仁研碎，和米，如常法煮粥。作早餐食用，食时加入红糖少许。

【肝气郁滞：橘皮饮】

材料：橘皮 10~15 克，杏仁 10 克，老丝瓜络 10 克。

做法：

3 味共煮 15 分钟，澄清后，加少许白糖，代茶饮。冬天热饮，春秋温饮，夏日凉饮。

【湿热久蕴：赤小豆粥】

材料：赤小豆30克，粳米50克，白糖适量。

做法：

先将赤小豆煮熟，再入粳米煮粥，粥成后加入白糖适量。作早餐食用。

【心肾不交：远志枣仁粥】

材料：远志肉10克，炒枣仁10克，粳米50克。

做法：

如常法煮米做粥，煮沸后即放入远志、枣仁。每晚睡前作夜宵食用。

早泄

早泄是指在性交刚刚开始时，男性勃起的阴茎还没有进入阴道或者刚刚进入阴道后，立刻泄精、阴茎随即软缩的症状。除了器质性病变外，引起早泄的原因与精神因素和局部刺激有关，精神因素包括手淫过频、情绪紧张、性生活频率低增强性兴奋等，局部刺激包括阴茎包皮过长、内裤紧等。此外，体质较弱或大病初愈者也会出现一过性早泄。

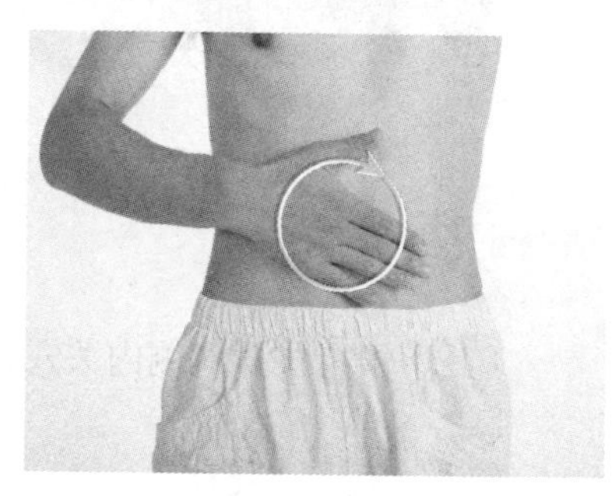

【取穴】气海穴、关元穴、中极穴、脾俞穴、肾俞穴、命门穴、腰阳关穴、肾俞穴、命门穴、八髎穴、内关穴、曲池穴、神门穴、足三里穴、涌泉穴

【方法】

（1）掌摩小腹，5分钟。

（2）食指、中指和无名指并拢按揉气海穴，2分钟。

（3）按揉关元穴，2分钟。

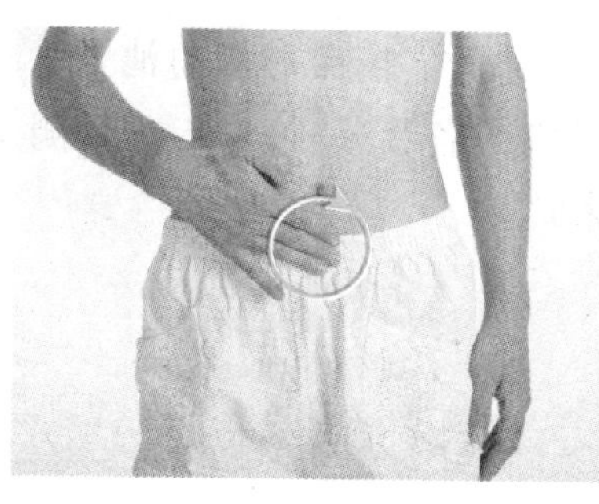

（4）按揉中极穴，2 分钟。

（5）手掌按揉气海穴，3 分钟。

（6）食指、中指和无名指按揉对侧脾俞穴，各 1 分钟。

（7）按揉对侧肾俞穴，各 1 分钟。

（8）按揉命门穴，1 分钟。

（9）按揉腰阳关穴，1 分钟。

（10）掌横擦肾俞穴、命门穴，以局部发热为宜。

（11）虚掌轻拍八髎穴，1 分钟。

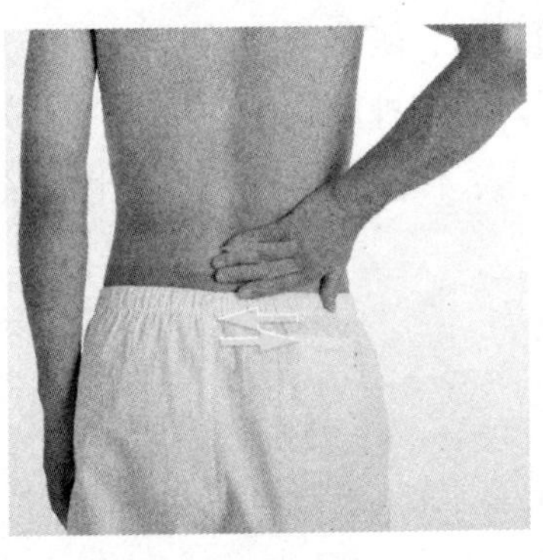

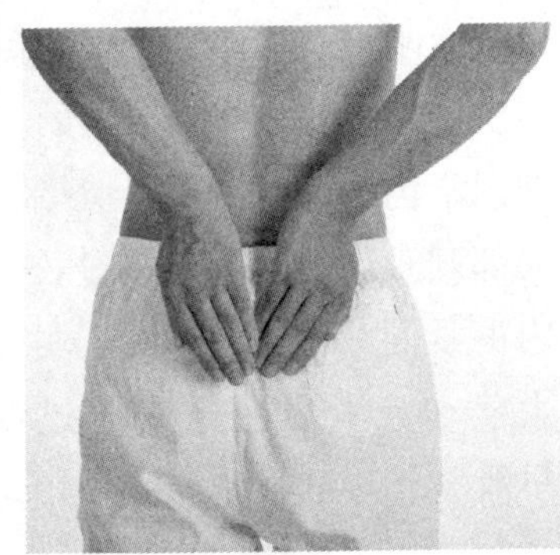

（12）拇指按揉对侧内关穴，各 2 分钟。

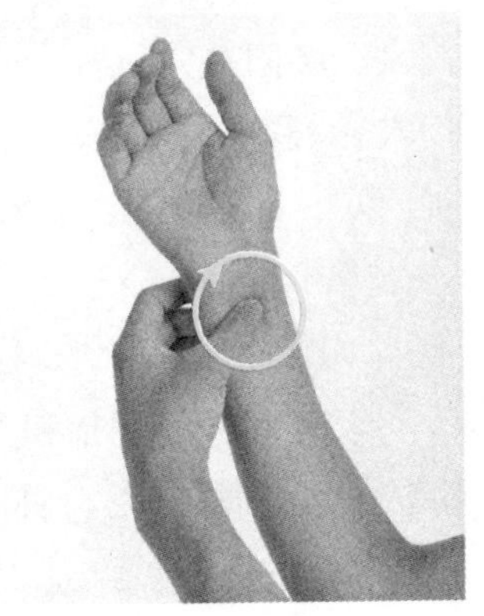

【阴虚火旺加按】

（13）按揉对侧曲池穴、神门穴，各 2 分钟。掌擦对侧涌泉穴。

【阴阳两虚加按】

（14）弹拨对侧足三里穴，

各2分钟。掌揉肾俞穴，各2分钟。

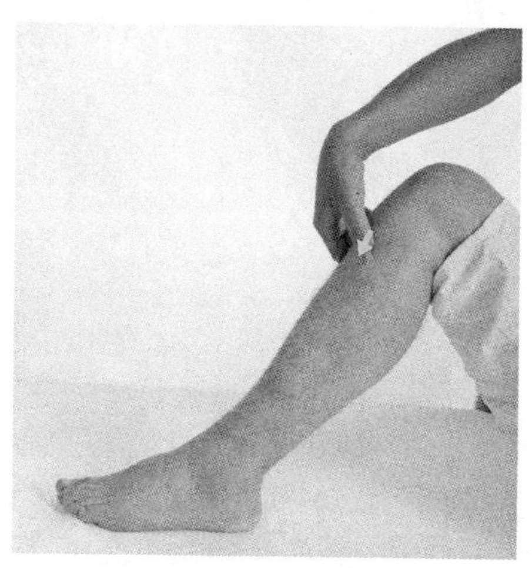

食补小贴士

【滋补羊肉汤】

材料：羊肉、核桃仁各150克，淮山药12克，肉苁蓉10克，菟丝子15克，葱白10根，粳米适量。

做法：将羊肉、核桃仁、淮山药、肉苁蓉、菟丝子、葱白共煮汤饮食。

前列腺炎

前列腺炎是成年男性的常见病和多发病，目前发病率呈逐年攀高之势，压力、饮食污染和环境污染在其中起了推动作用。

急性前列腺炎，指前列腺的急性炎症，发病时会表现出尿急、尿频、尿痛、会阴部疼痛、恶寒发热、恶心呕吐、厌食乏力、排便痛、尿道流白等症状。急性前列腺炎是由于淋菌性尿道炎使细菌进入前列腺体内，导致前列腺增生和结石，引起尿道变形、弯曲充血所致。同时，上尿路炎症细菌随尿道下行，肠道或呼吸道感染细菌也通过血液进入前列腺，从而导致前列腺炎。

慢性前列腺炎是相对于急性前列腺炎而言的。通常表现为尿频、轻度尿急、尿痛、尿灼热、排尿困难、会阴和肛门钝痛坠胀，也有患者出现性欲减退、早泄等性功能障碍现象。通常慢性前列腺炎的病因有急性炎症发生病变、急性前列腺炎没有根治、急性尿路感染蔓延为前列腺炎、邻近病变蔓延至前列腺、性交过频、下尿路炎症、会阴及尿道损伤、全身其他病症经血行感染等多个因素。

【取穴】气海穴、天枢穴、中极穴、气冲穴、三焦俞穴、肾俞穴、膀胱俞穴、命门穴、八髎穴、阴陵泉穴、三阴交穴、太溪穴、太冲穴、涌泉穴、合谷穴、曲池穴、大椎穴、中脘穴、

阴陵泉穴、脾俞穴、大肠俞穴、志室穴

【方法】

（1）掌揉小腹，3分钟。

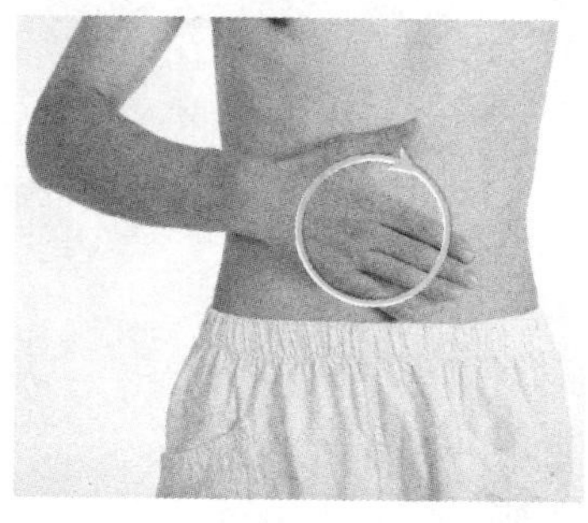

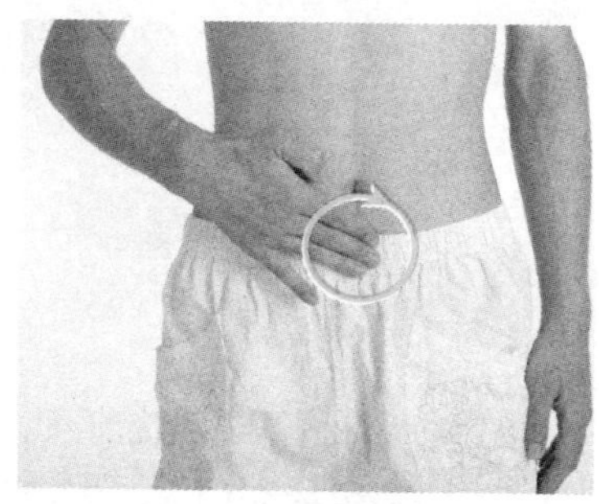

（2）食指、中指、无名指按揉气海穴，50～60次。

（3）双手中指按揉天枢穴，50～60次。

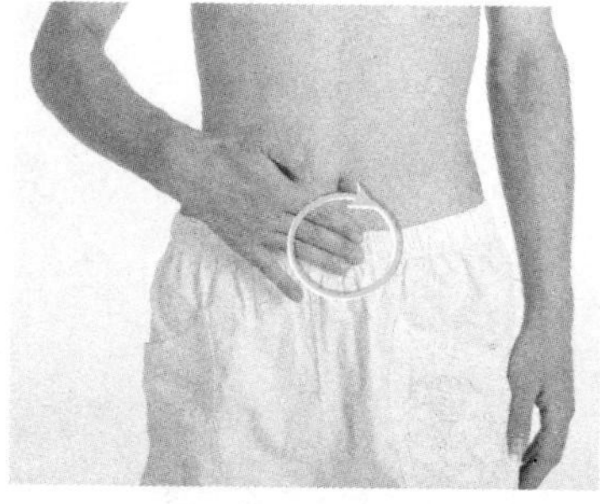

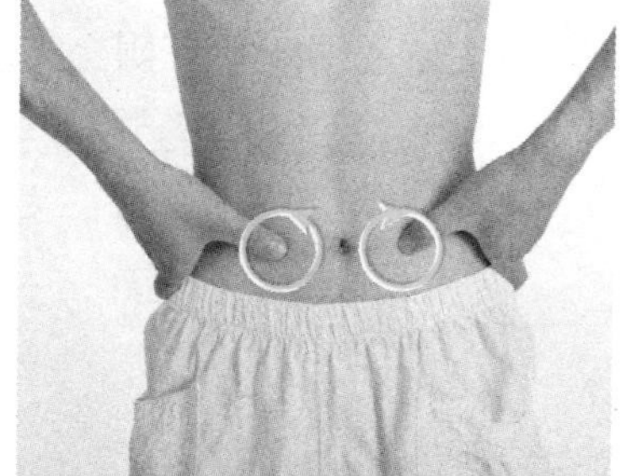

（4）大鱼际揉中极穴，50～60次。

（5）食指、中指按揉气冲穴，50～60次。

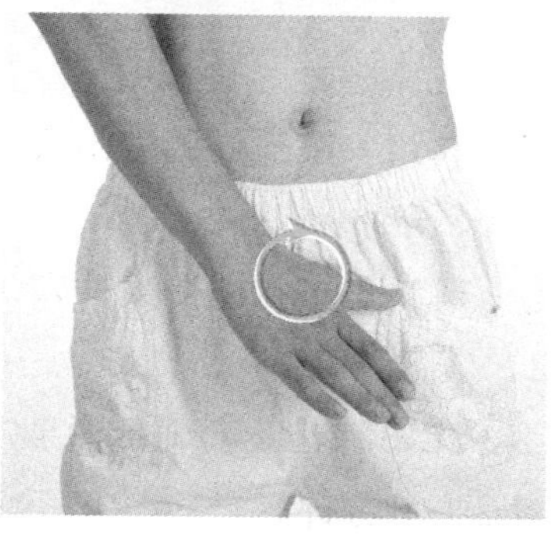

（6）双手握拳，用指关节按揉腰椎脊柱两侧，上下各20遍。

（7）双手食指、中指按揉三焦俞穴，2～3分钟。

（8）双手按揉肾俞穴，2 ~ 3 分钟。

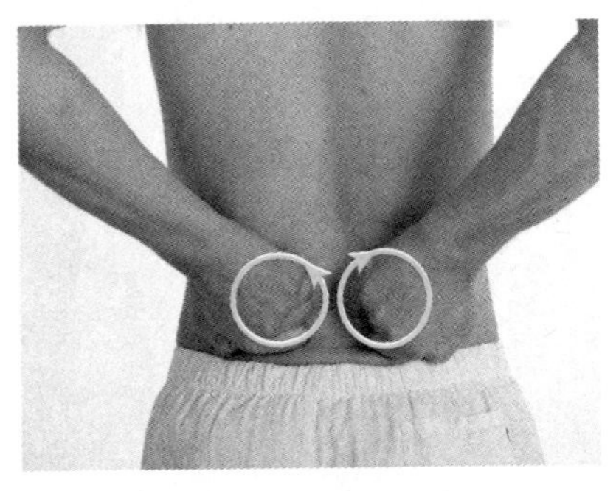

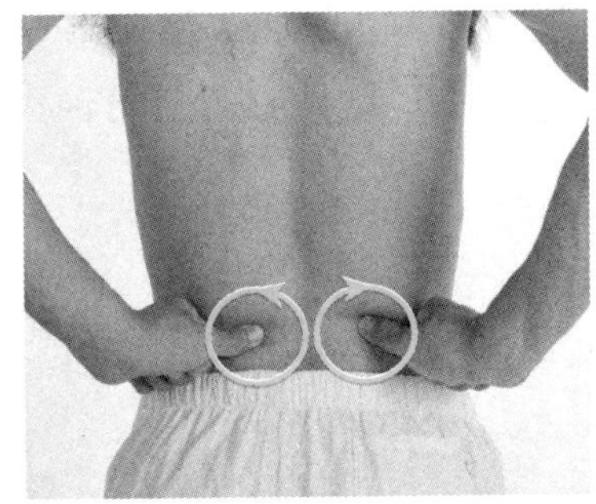

（9）双手掌揉膀胱俞穴，2 ~ 3 分钟。

（10）按揉命门穴，2 ~ 3 分钟。

（11）掌揉八髎穴，30 次。

（12）拇指按揉对侧阴陵泉穴，各 2 ~ 3 分钟。

（13）按揉对侧三阴交穴，各 2 ~ 3 分钟。

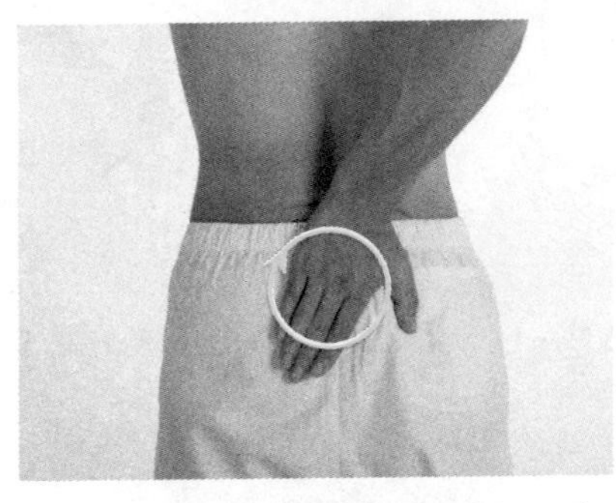

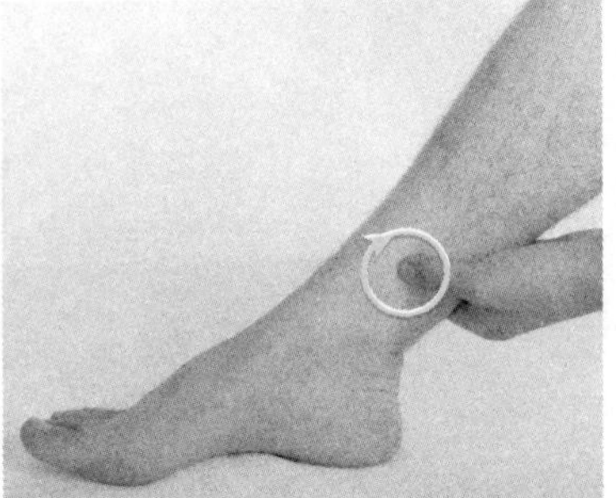

（14）按揉同侧太溪穴，各 2 ~ 3 分钟。

（15）按揉同侧太冲穴，各 2 ~ 3 分钟。

（16）小鱼际擦对侧涌泉穴，各 2 ~ 3 分钟。

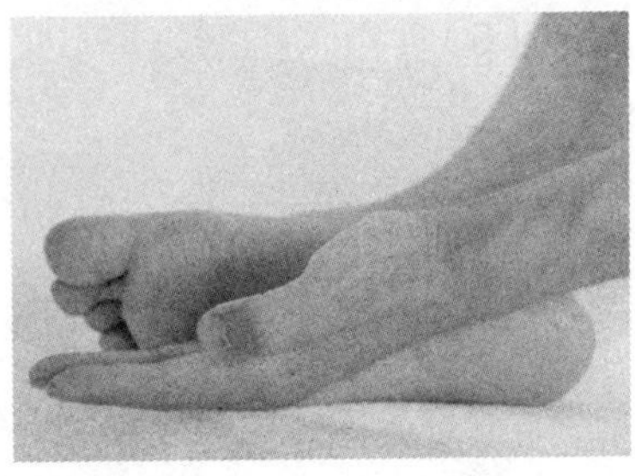

【急性前列腺炎加按】

（17）拇指按揉合谷穴，各30次。按揉对侧曲池穴，各2分钟。

（18）中指点按大椎穴，30次。

【慢性前列腺炎加按】

（19）拇指按揉对侧阴陵泉穴，各30次。

（20）大鱼际按揉中脘穴，2分钟。

（21）食指点按中极穴，20次。

（22）双手食指、中指按揉脾俞穴、大肠俞穴，各1分钟。

（23）双手掌擦志室穴，以局部发热为宜。

食补小贴士

【急性前列腺炎：车前草糖水】

材料：鲜车前草400克，鲜竹叶心30克，生甘草10克，黄片糖适量。

做法：

先将车前草、竹叶心、生甘草同放进砂锅内，加入适量清水，用中火煮40分钟左右，放进黄糖，稍煮片刻即可，每天代茶饮用。

【慢性前列腺炎：老人癃闭汤】

材料：党参24克，黄芪30克，茯苓、萆薢、王不留行各12克，莲子20克，车前15克，肉桂6克，白果、甘草各9克，吴茱萸5克。

做法：

将各种药品洗净，水煎，去渣取汁。

月经不调

月经不调是十分常见的妇科病。主要表现为月经周期异常、经血量异常、月经前后腹部及全身不适等症状。月经不调的原因可能是器质性病变或是功能失常，血液病、高血压、内分泌病症、流产、宫外孕、生殖道感染等都可能引起月经不调。中医认为，月经不调多是因为忧思过虑、郁闷愤怒而损害肝脾经脉、冲任两脉所造成的。此外，气血亏虚、寒热不适也会导致月经不调。

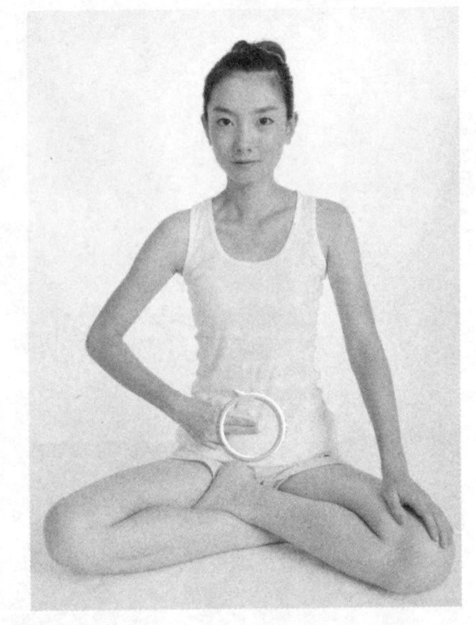

【取穴】气海穴、关元穴、中极穴、肝俞穴、脾俞穴、肾俞穴、太冲穴、三阴交穴、太溪穴

【方法】

（1）食指和中指并拢，按揉气海穴 2 分钟。

（2）按揉关元穴 2 分钟。

（3）按揉中极穴 2 分钟。

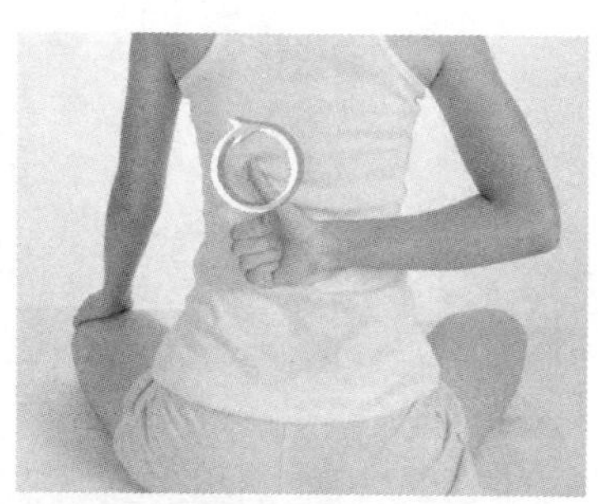

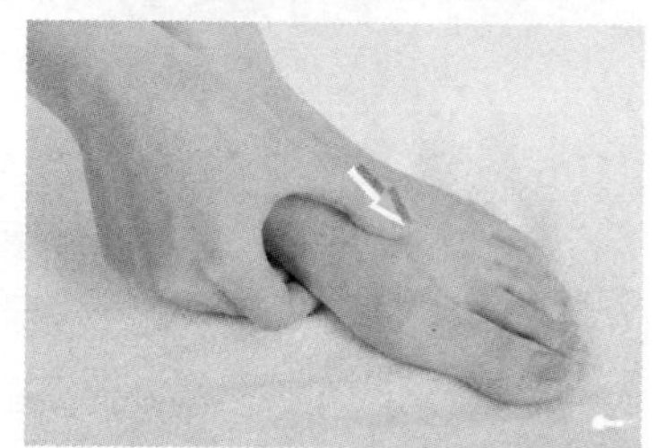

（4）用手掌掌面按揉小腹部5分钟。

（5）拇指按揉肝俞穴2分钟。

（6）按揉脾俞穴2分钟。

（7）按揉肾俞穴2分钟。

（8）拇指端点按太冲穴各1分钟。

（9）拇指按揉三阴交穴各1分钟。

（10）拇指按揉太溪穴各1分钟。

食补小贴士

【寒凝型：生姜红糖水】

材料：生姜10克，山楂12克，红糖10克。

做法：

将三者放入锅中，加水适量，大火煮沸后转小火煎煮15分钟左右。每日一次，每次200~250毫升。

【血热型：芹菜牛肉粥】

材料：芹菜120克，粳米100克，牛肉（肥瘦相间）25克。

做法：

芹菜洗净切末，牛肉蒸熟切末。将芹菜与粳米一同放入锅中煮粥，粥将熟时放入牛肉末，烧煮片刻。

【气滞型：川芎白芷炖鱼头】

材料：鲢鱼头 250 克，红枣 80 克，川芎 12 克，白芷 12 克，生姜片、盐各适量。

做法：

材料洗净，红枣去核，鱼头斩件。将川芎、白芷、红枣、姜、大鱼头放入炖盅，加适量水，盖上盖隔水炖 2~4 个小时，出锅前调入盐。

【气虚型：黑木耳红枣茶】

材料：黑木耳 30 克，红枣 20 枚。

做法：

将黑木耳泡发后，与红枣一同煎煮汤汁服之。每日 1 次，连服。

痛经

痛经是指女性在经期及其前后，出现小腹或腰部疼痛、坠胀，随月经周期而发，严重者还会出现恶心呕吐、冷汗淋漓、手足厥冷，甚至昏厥等现象，给工作及生活带来很大的影响。痛经多见于青春期少女、未婚及已婚未育者。中医认为，寒凝血瘀、气机不顺、包络阻滞、气血亏虚、经脉缺养都会造成月经疼痛。

【取穴】任脉、三焦俞穴、肾俞穴、气海俞穴、八髎穴、膻中穴、关元穴、子宫穴、三阴交穴、然谷穴

【方法】

（1）双手掌根直擦两侧腰骶部位 2 ~ 3 分钟。

（2）屈拇指，用突起关节按揉三焦俞穴，以局部出现酸胀感为宜。

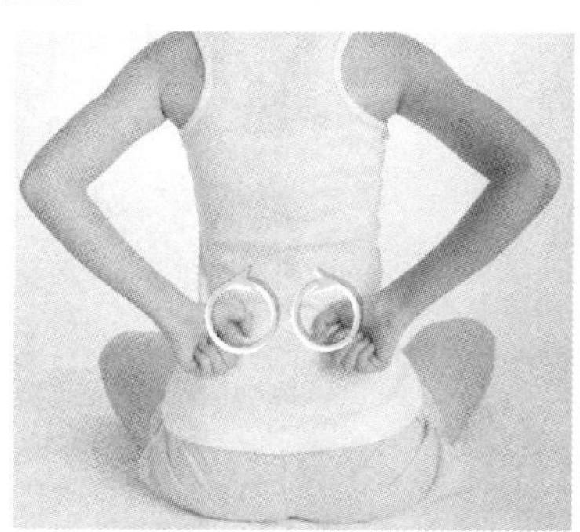

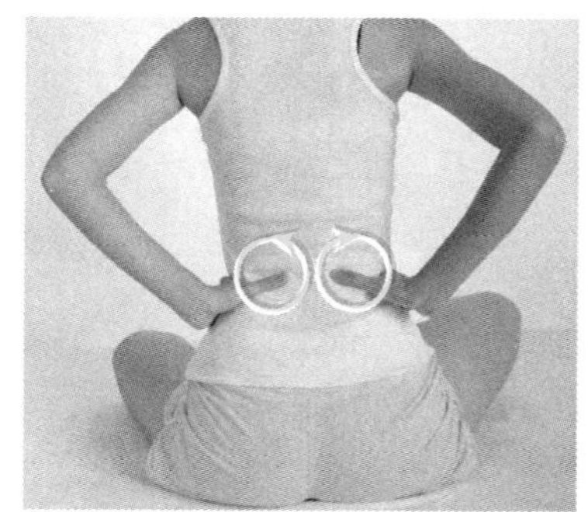

（3）双手拇指按揉肾俞穴，以出现酸胀感为宜。

（4）屈双手拇指，用突起关节按揉气海俞穴，以出现酸胀感为宜。

（5）掌根按揉八髎穴，以出现酸胀感为宜。

（6）双手拿捏两侧腰骶，以出现酸胀感为宜。

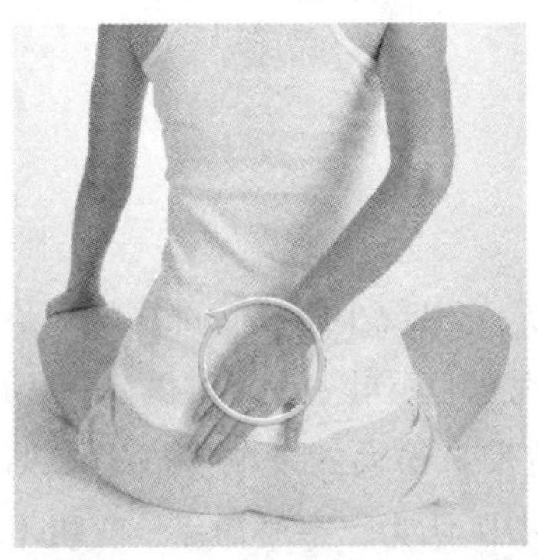

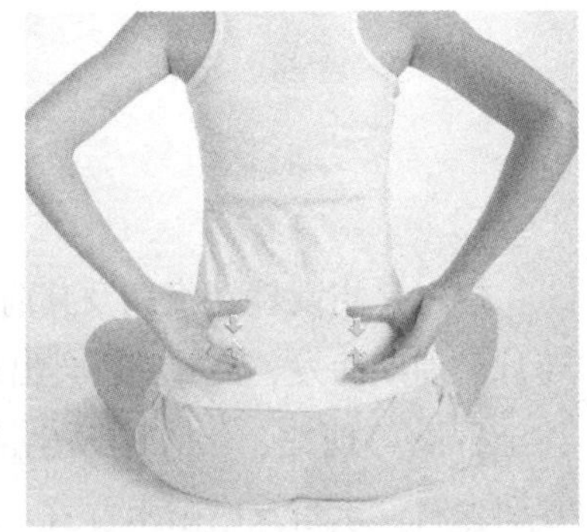

（7）双手掌叠放按于小腹部位，做顺时针缓慢按摩 3 ~ 5 分钟。

（8）双手拇指在下腹部任脉循行路线进行交替按压法 5 ~ 10 次。

（9）食指、中指点按膻中穴，1 分钟。

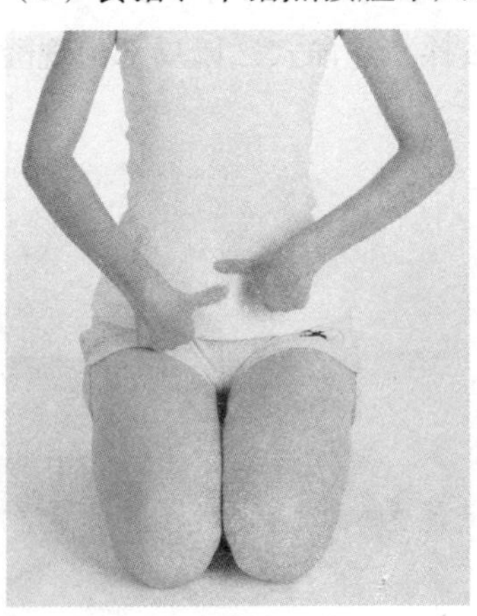

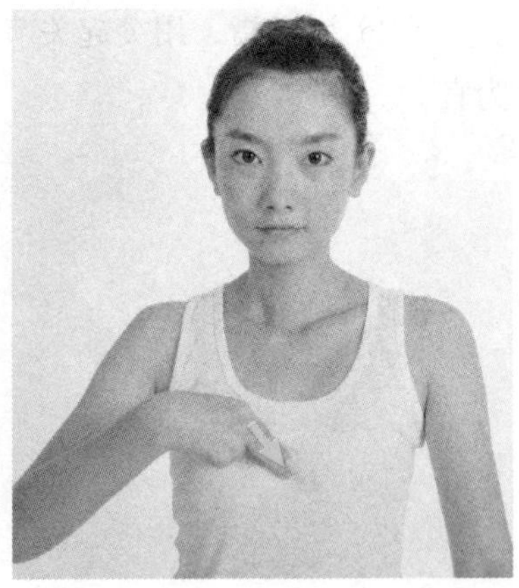

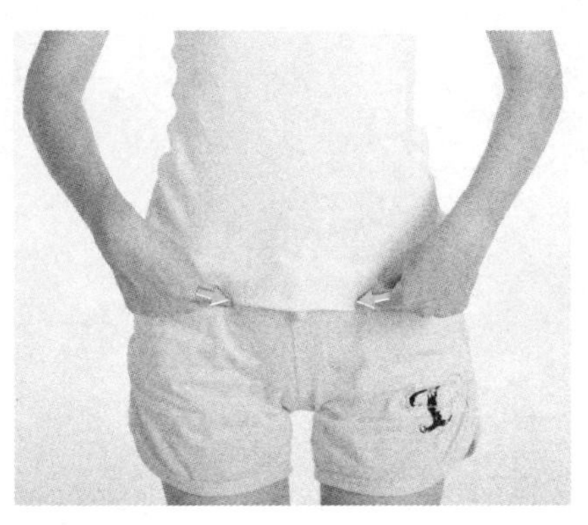

（10）食指、中指并拢按揉关元穴，1分钟。

（11）双手食指点按子宫穴，1分钟。

（12）自上而下提拿小腹部肌肉5～7次。

（13）拇指按压三阴交穴，1分钟。

（14）按压然谷穴，1分钟。

食补小贴士

【养血止痛粥】

材料：黄芪、当归、白芍各15克，泽兰10克，糯米100克，红糖5克。

做法：

（1）黄芪、当归、白芍、泽兰四味放进砂锅，加足量的水煎15分钟。

（2）取煎好的汤汁，与糯米一同放入锅中煮粥，出锅前调入红糖。

闭经

闭经，指已经成年的女性从未有过月经或月经周期已建立后又停止的现象。中医认为，闭经证属于“月水不通”的范畴，是由于先天禀赋不足、后天胃脾失调、肝气瘀滞、外感风寒、气血亏虚引起的一种妇科疾病。

【取穴】气海穴、关元穴、肝俞穴、脾俞穴、肾俞穴、志室穴、血海穴、足三里穴、三阴交穴

【方法】

(1) 五指并拢，逆时针按摩小腹部，约5分钟。

(2) 食指和中指并拢，按揉气海穴2分钟。

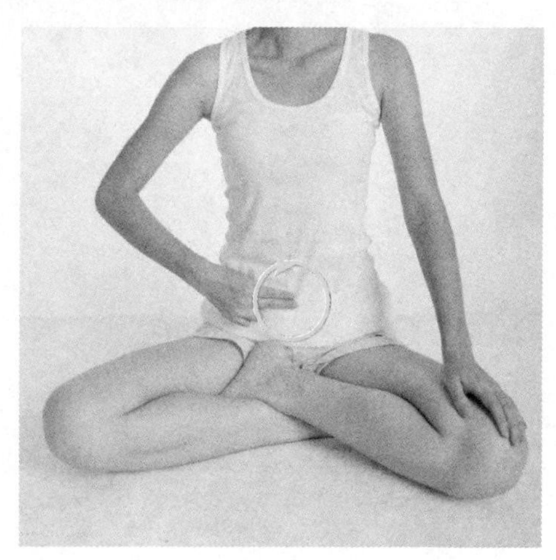

(3) 按揉关元穴2分钟。

(4) 拇指按揉肝俞穴2分钟。

(5) 按揉脾俞穴2分钟。

(6) 按揉肾俞穴2分钟。

（7）按揉志室穴2分钟。

（8）五指扣点法扣点血海穴1分钟。

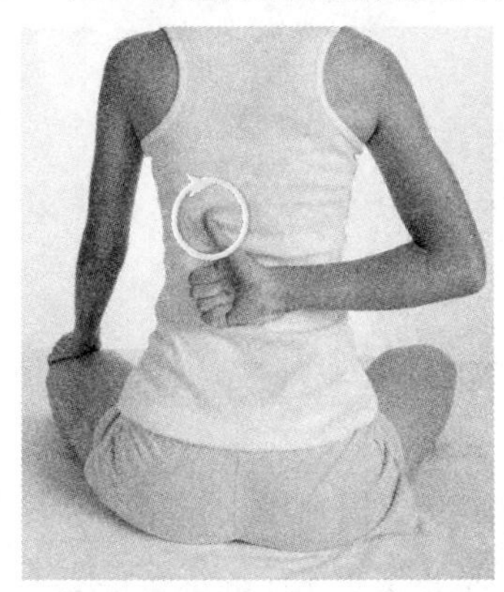

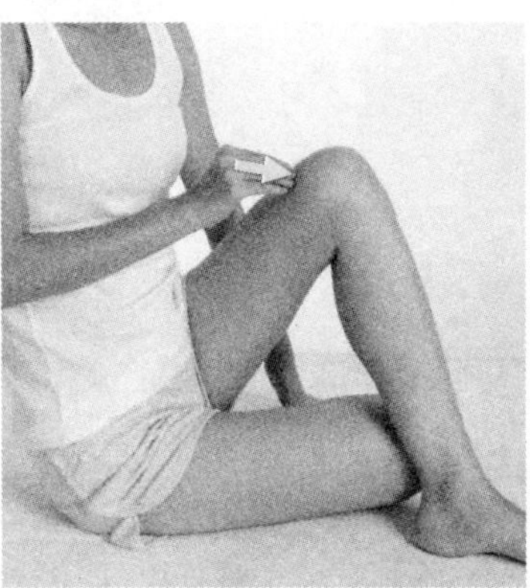

（9）拇指按揉足三里穴1分钟。

（10）按揉三阴交穴2分钟。

（11）手掌按揉腰椎两旁约3分钟。

食补小贴士

【鸽肉葱姜粥】

材料：鸽肉150克，粳米100克，猪肉馅50克，清水1000毫升，葱末、姜末、胡椒粉、料酒、麻油、食盐、味精各适量。

做法：

（1）将鸽肉去骨切块，放入碗内，加猪肉、葱姜末、料酒及盐，拌匀备用。

（2）粳米加水烧开后放鸽肉等共煮成粥，调入麻油、味精、胡椒粉即可。

带 下

带下，是白带出现异常的一种症状，以白带、黄带、赤白带为多见，常伴有全身或局部症状。带下改变往往提示可能患有各种妇科疾病，需要予以重视。中医认为，带下病与带脉有着非常密切的联系，多是由于脾气亏虚、运化失衡、肾气不胜、白带失固、湿毒下注所致。

【取穴】气海穴、关元穴、中极穴、肾俞穴、命门穴、膀胱俞穴、阴陵泉穴、行间穴

【方法】

（1）拇指指端点按气海穴 2 分钟。

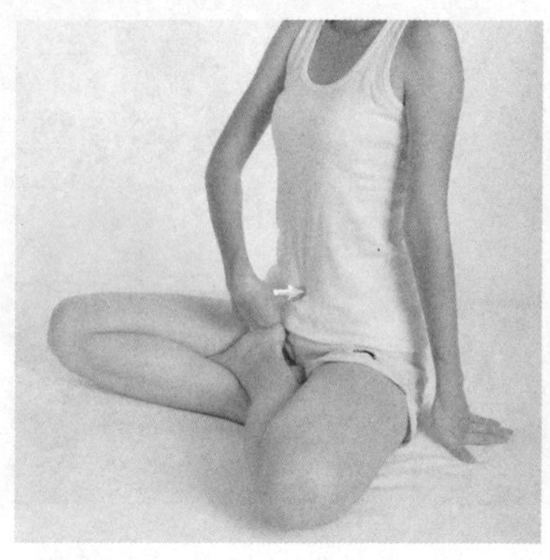

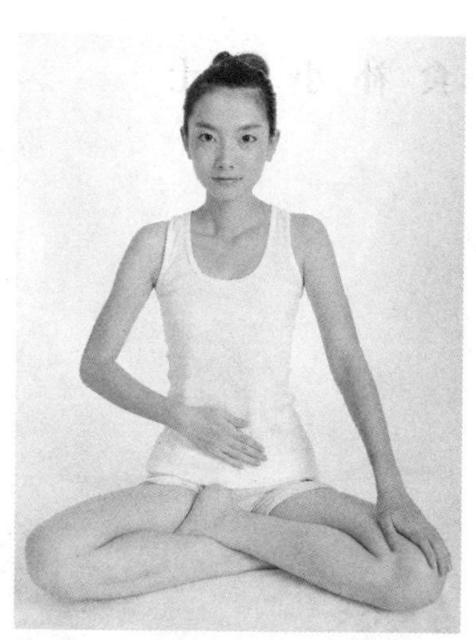

（2）点按关元穴2分钟。

（3）点按中极穴2分钟。

（4）手掌按揉小腹部5分钟。

（5）用手掌震颤法震颤小腹部1分钟。

（6）手掌搓小腹部1分钟，以局部温热为宜。

（7）拇指按揉肾俞穴各2分钟。

（8）按揉命门穴2分钟。

（9）按揉膀胱俞穴2分钟。

（10）拇指点按阴陵泉穴各1分钟。

（11）点按行间穴1分钟。

（12）用掌按法自上而下按压下肢内侧6～8遍。

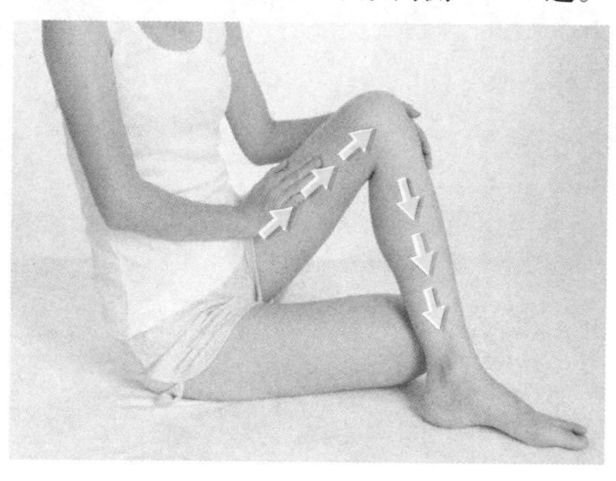

食补小贴士

【温热型：三仁汤】

材料：白果仁10个，薏苡仁、冬瓜仁各50克。

做法：

将白果仁、薏苡仁、冬瓜仁一起水煎，取汤半碗，每日1次。

【脾虚型：鸡肉白果煎】

材料：鸡肉块200克，白果、白术各10克，党参、淮山药、黄芪各30克，茯苓15克。

做法：

将食材放在一起煮汤，去药渣，饮汤食肉。每日1次。

【肾虚型：莲子芡实粥】

材料：莲子（去心）、芡实各100克，鲜荷叶、糯米各50克。

做法：

将食材混合煮粥，熟后加砂糖适量调食，每日1次。

产后小便异常

产后小便异常是指女性在生产后出现小便不利、尿频、小便失禁的现象，通常还伴有小腹急胀疼痛的感觉。中医认为，产后小便异常主要是由于肺肾气虚、膀胱气化不利、膀胱失约等造成的，与肾功能有一定关系。

【取穴】气海穴、关元穴、中极穴、肾俞穴、命门穴、膀胱俞穴、阴陵泉穴、行间穴

【方法】

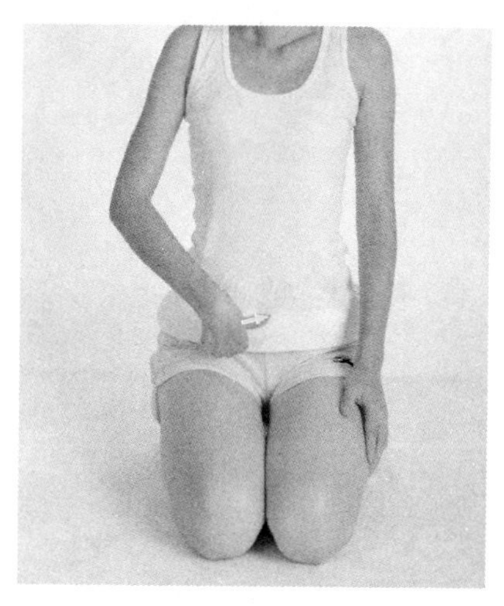

（1）拇指指端点按气海穴2分钟。

（2）点按关元穴2分钟。

（3）点按中极穴2分钟。

（4）手掌按揉小腹部5分钟。

（5）用手掌震颤法震颤小腹部1分钟。

（6）手掌搓小腹部1分钟，以局部温热为宜。

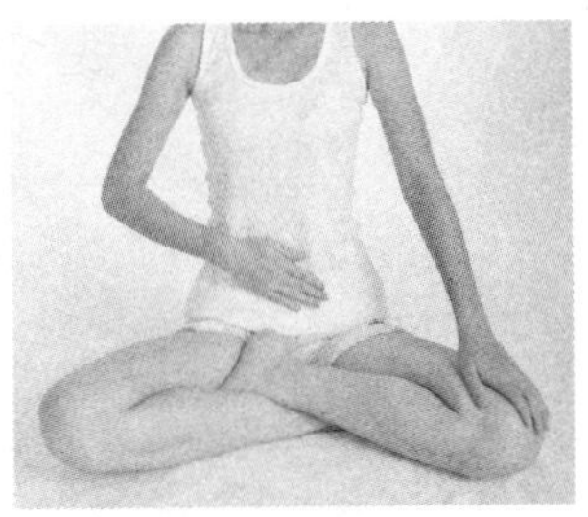

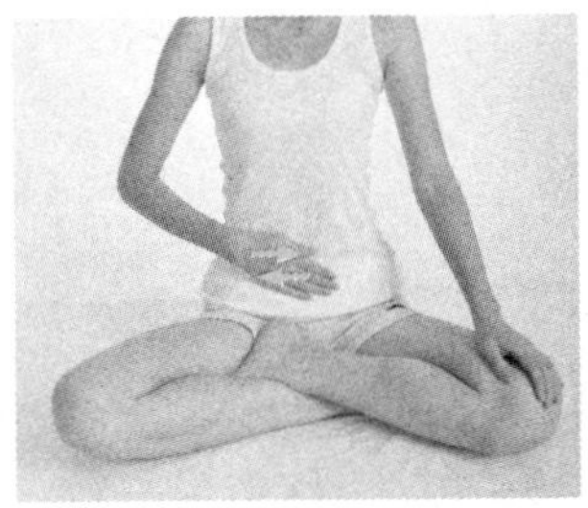

（7）拇指按揉肾俞穴各 2 分钟。

（8）按揉命门穴处 2 分钟。

（9）按揉膀胱俞穴 2 分钟。

（10）拇指点按阴陵泉穴各 1 分钟。

（11）点按行间穴 1 分钟。

（12）用掌按法自上而下按压下肢内侧 6 ~ 8 遍。

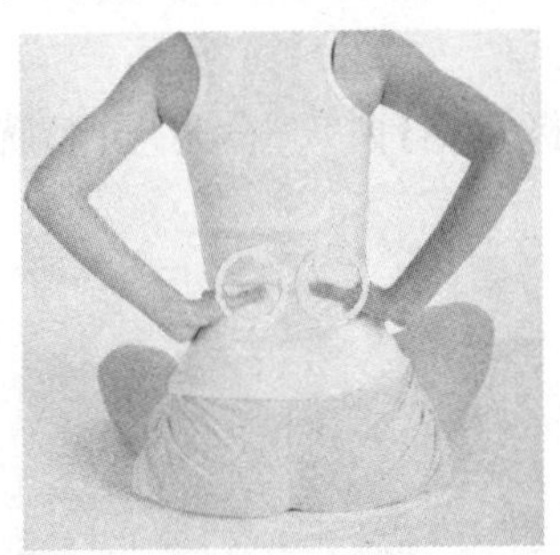

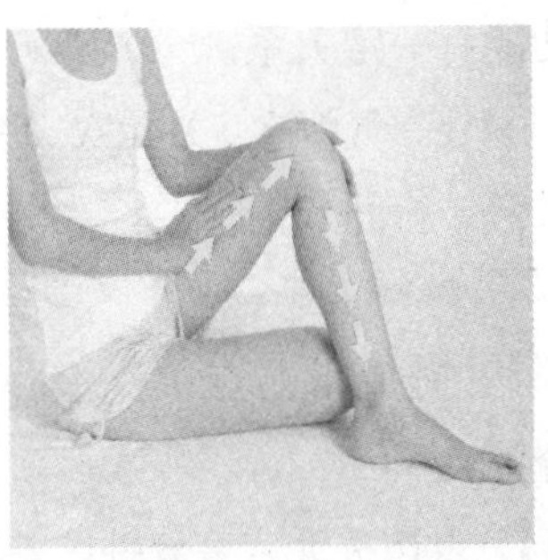

食补小贴士

【赤小豆陈皮粥】

材料：赤小豆 30 克，陈皮 15 克，大米 100 克。

做法：

将赤小豆、陈皮、大米加水如常法煮粥。

不孕

不孕，指成年男女在结婚后，夫妇同居3年以上，配偶生殖功能健全，且没有采取避孕措施的情况下，仍未怀孕的病症。中医认为，造成不孕症的原因有先天肾气不足、精血亏虚、经脉失养、寒邪攻入胞宫、内生痰湿、胞宫堵塞等多个因素。

【取穴】气海穴、关元穴、子宫穴、中极穴、三阴交穴、复溜穴、血海穴

【方法】

（1）五指并拢按揉小腹5分钟。

（2）食指、中指、无名指三指并拢按揉气海穴2分钟。

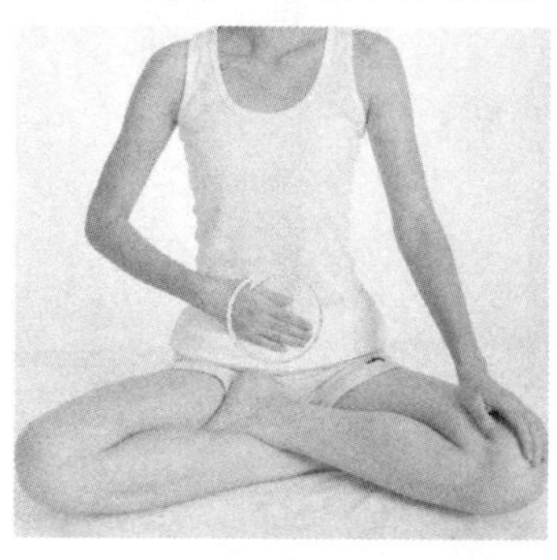

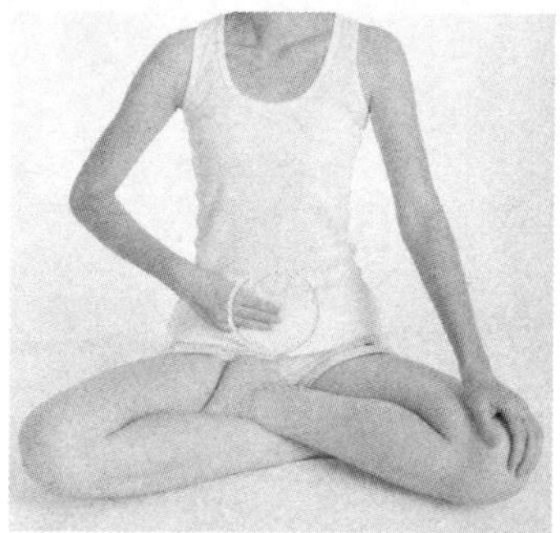

（3）三指并拢按揉关元穴2分钟。

（4）三指并拢按揉子宫穴2分钟。

（5）三指并拢按揉中极穴，2 分钟。

（6）拇指按揉三阴交穴 2 分钟。

（7）按揉复溜穴 2 分钟。

（8）五指点扣血海穴 1 分钟。

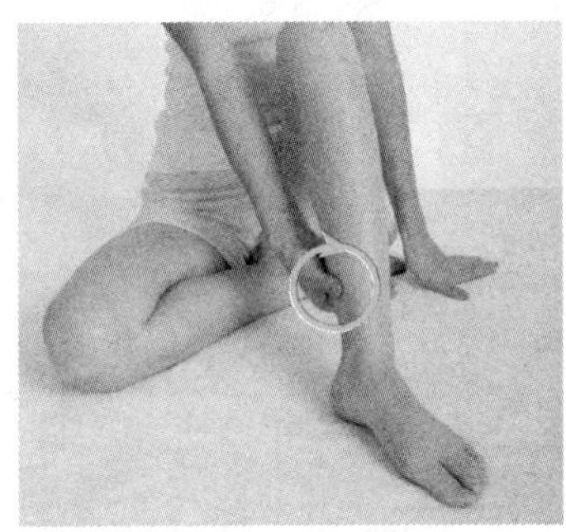

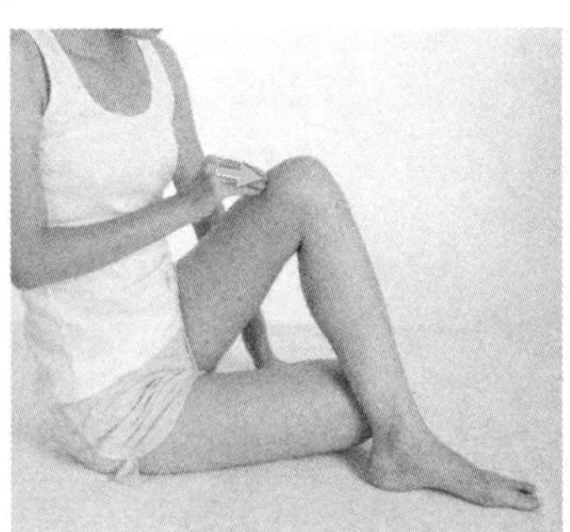

食补小贴士

【肾阳虚：米酒炒海虾】

材料：鲜海虾 400 克，米酒 250 克，葱姜末、盐、香油各适量。

制法：海虾去壳用清水洗净，放入米酒浸泡 10 分钟；将香油放入热锅中烧沸后加葱花爆锅，再加入虾、盐、姜末翻炒至熟即可。

【肾阴虚：枸杞肉丁】

材料：猪肉 250 克，枸杞 15 克，番茄酱 50 克，料酒、盐、糖、白醋、湿淀粉、干淀粉、食用油各适量。

制法：猪肉洗净，切成小丁，用刀背拍松，用料酒、盐、湿淀粉拌和，腌制 15 分钟，滚上干淀粉；锅内放入食用油，烧至六七成热，将猪肉放入，略炸后捞出。关火，凉油；开火，待油热后复炸并捞出，油沸再炸至酥盛起；枸杞磨成浆调入番茄酱、糖、白醋，倒入余油中炒浓后投入肉丁拌匀即可。

【子宫寒冷：温补鹌鹑汤】

材料：鹌鹑2只，菟丝子15克，艾叶30克，川芎10克。

制法：鹌鹑洗净，菟丝子、艾叶、川芎用清水1200毫升煎至400毫升，去渣取汁；药汁与鹌鹑一同隔水炖熟即可。

【痰湿内阻：海带薏仁蛋汤】

材料：海带、薏仁各50克，鸡蛋1只，盐、胡椒粉、味精、油各适量。

制法：海带洗净切成条、薏仁洗净，共放入高压锅内炖至极烂后备用；锅置旺火上，放油将打匀的鸡蛋炒熟，再放入海带、薏仁，加盐、胡椒粉、味精适量调味即成。

【肝气郁滞：茉莉花糖茶】

材料：茉莉花5克，白糖10克。

制法：茉莉花、白糖入杯，用沸水冲泡15~30分钟即可。

【血瘀：当归桃仁粥】

材料：当归、白术各12克，桃仁9克，粳米50克。

制法：当归、桃仁、白术置砂锅中，加水煮沸后再煎30分钟，去渣入粳米，共煮为粥。

更年期综合征

更年期综合征是指更年期妇女，由于卵巢功能减退，垂体功能亢进，使性腺激素分泌量减少，从而引发自主神经功能紊乱，出现月经变化、面色潮红、心悸、失眠、乏力、抑郁、多虑、情绪不稳定、易激动、注意力难以集中等症状。中医认为，该病证与肾阴不足、阳气缺失、肾阳衰竭、经脉失养致使自主神经发生紊乱有关。

【取穴】无须取穴

【方法】

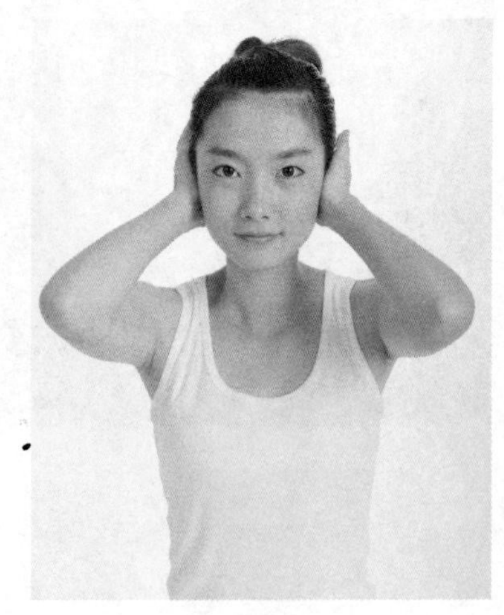

（1）双手掌心摩擦发热后，反复按压耳腹面（即耳正面），36次。

（2）双手握空拳，用拇指腹和食指侧峰沿耳轮从上到下来回推摩，力度适中，上下为1次，坚持20分钟左右，直至耳轮发红、发热。

（3）两掌分别紧贴于耳部，掌心将耳盖严，用拇指和小指固定，其余三指一起或分指交错叩击后脑，耳中咚咚鸣响，如击鼓声。

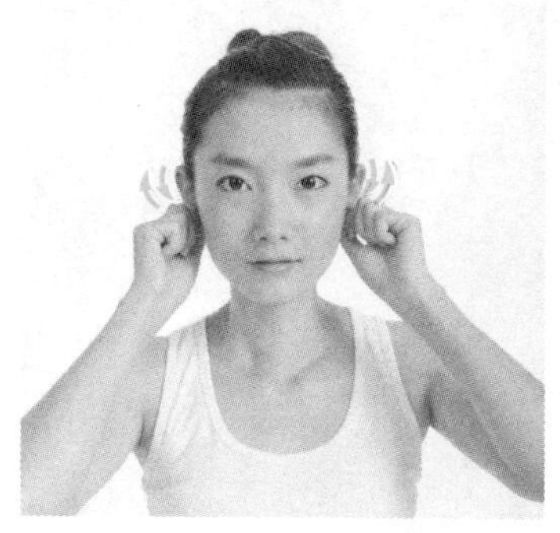
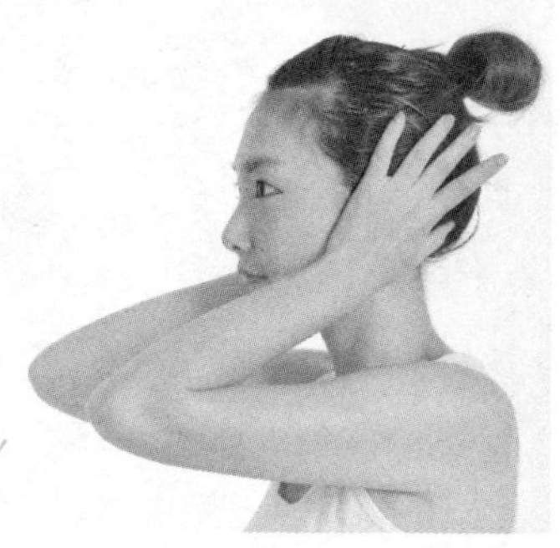

（4）双手掌相互摩擦至发热，然后再用拇指端和食指侧峰夹住耳轮边，自上而下拉耳垂36下，每日3次。

食补小贴士

【七宝粥】

材料：红豆50粒，黑豆64粒，黄豆56粒，莲子21粒，红枣24颗，核桃仁8个。

做法：

（1）将豆子和莲子浸泡，核桃去外衣。

（2）将红豆、黑豆、黄豆放入锅中，加水煮沸15分钟后再放入莲子、核桃，再煮沸10分钟，放入红枣煮片刻。每日三餐佐食。

高血压

高血压，是一种以动脉血压升高为代表的全身性、慢性血管病症，通常以舒张压≥ 90mmHg 和收缩压≥ 140mmHg 为特点，常伴有头痛、头昏、心悸、失眠、气喘、健忘等症状，严重时可导致心脏、肾脏、脑部发生病变。高血压通常与中枢神经系统障碍、内分泌功能紊乱、体液调节功能紊乱等原因有关。高血压与年龄、职业、生活环境、血脂、高钠饮食、酗酒、抽烟等也有密切的关系。中医认为，高血压属于“头疼”、“眩晕”的范畴，它的病因包括情志失调、饮食过度、内伤虚损、肝阳上亢、肝风上扰等。

【取穴】哑门穴、太阳穴、风池穴、肩井穴、曲池穴、内关穴、合谷穴、足三里穴、三阴交穴、涌泉穴

【方法】

（1）双手食指、中指并拢，从神庭穴推摩至哑门穴 15 ~ 20 次。

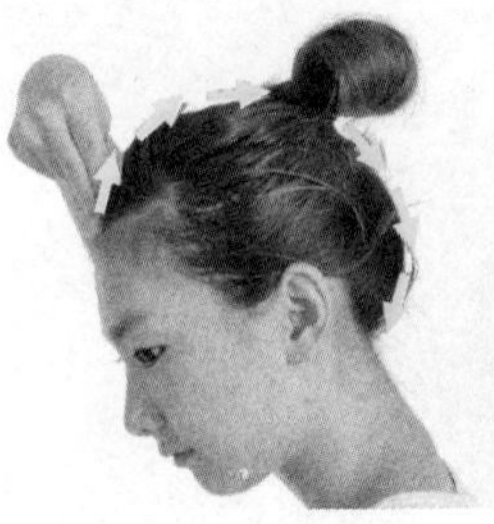

（2）双手拇指分推前额 10 ~ 15 次。

（3）双手食指、中指从眉头推摩至眉梢 6 ~ 9 次。

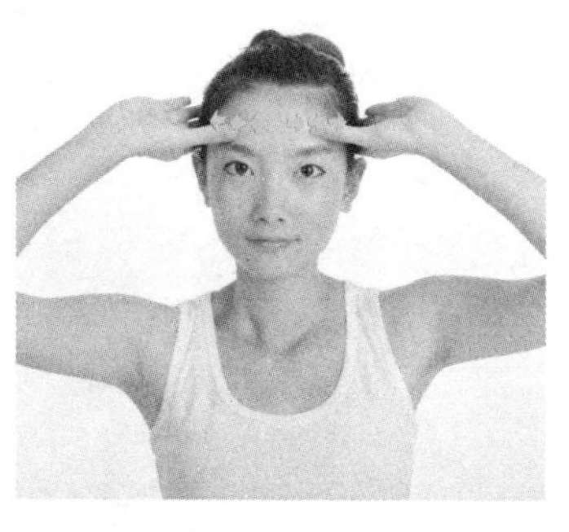
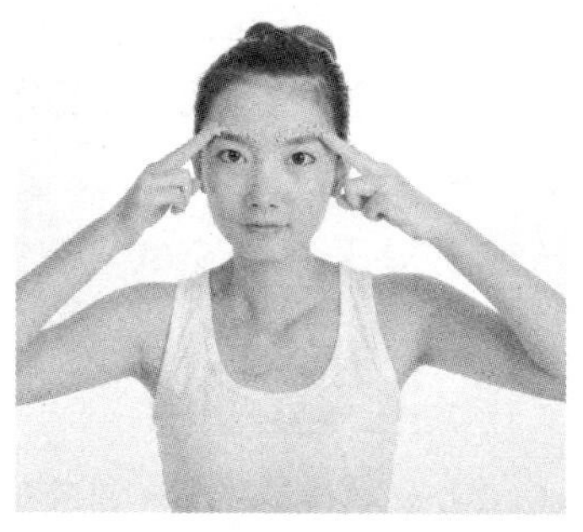

（4）拇指按揉太阳穴1分钟。

（5）按揉风池穴1分钟。

（6）五指张开，交替推摩胸部两侧10 ~ 15次。

（7）食指、中指、无名指三指并拢点揉肩井穴各1 ~ 2分钟。

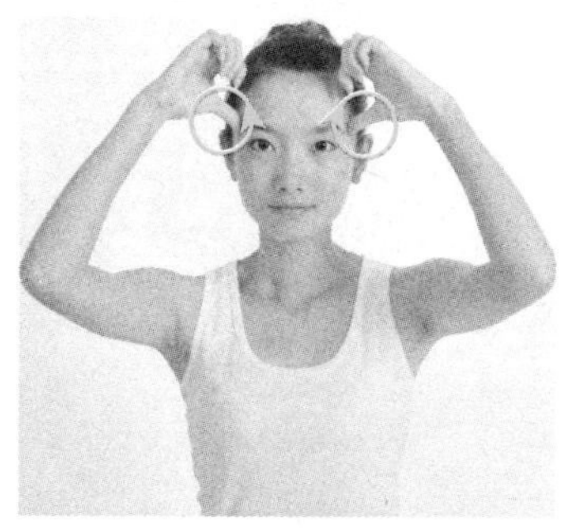
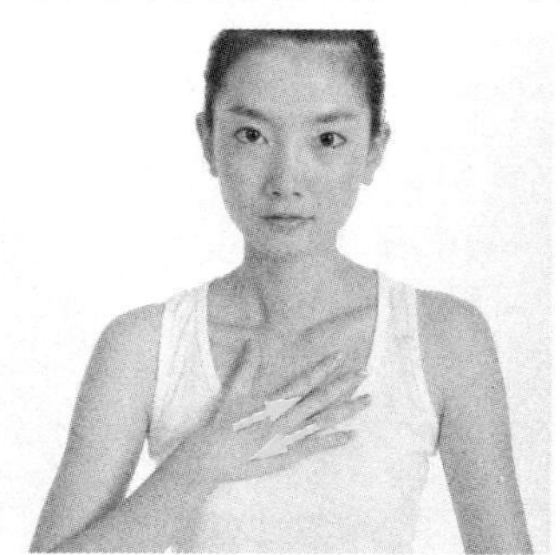

（8）拇指点揉曲池穴各1 ~ 2分钟。

（9）点揉内关穴各3 ~ 5分钟。

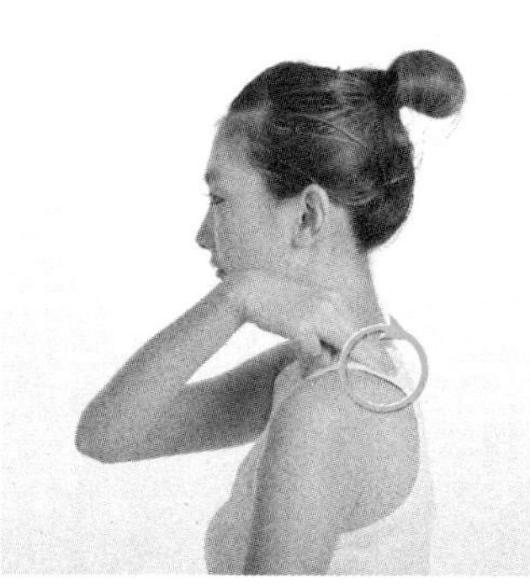
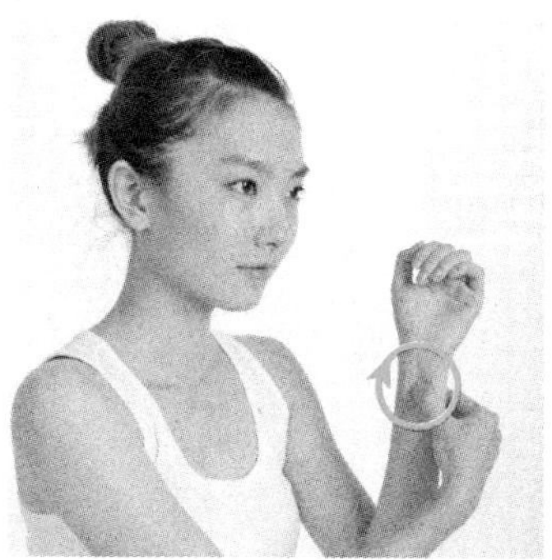

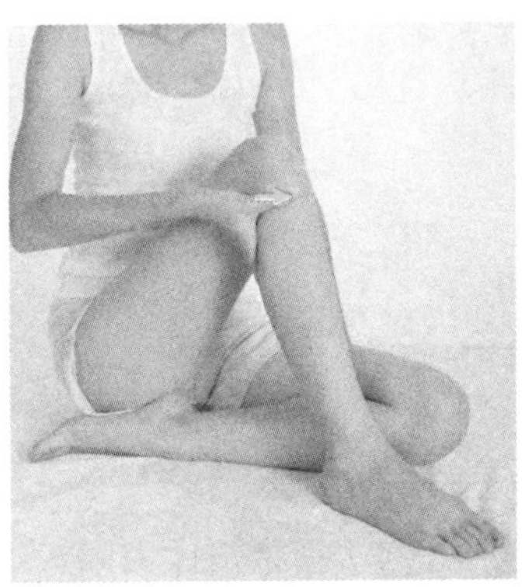

（10）点揉合谷穴各3～5分钟。

（11）拇指按压足三里穴各2～3分钟。

（12）按压三阴交穴各2～3分钟。

（13）按压涌泉穴各3～5分钟。

（14）双掌搓擦20～30次。

（15）双手浴面1分钟。

食补小贴士

【决明子粥】

材料：决明子15克，大米50克，冰糖适量。

做法：

（1）先把决明子炒至溢出香气，放凉后加水煎煮。

（2）去渣后，加入大米煮粥，待粥将熟时调入冰糖，再煮一二沸。

低血压

低血压，指成年人的血压持续较低的病症，低血压的表现有头晕目眩、乏力气短、四肢冰凉、耳鸣、出汗、健忘等症状。有些严重的低血压患者还会出现恶心、呕吐，甚至休克、晕厥的状况。也有的患者无自觉的症状发生。

中医认为，低血压属于“眩晕”、“昏厥”、“心悸”、“虚劳”等证，是思虑过度、心悸怯弱、久病不愈、心血不足、脾胃不和、肾阴亏耗、气血不足、脑髓失养等所致。

【取穴】素髎穴

【方法】

拇指端按压素髎穴36次，使鼻部有酸胀感、眼泪流为宜。

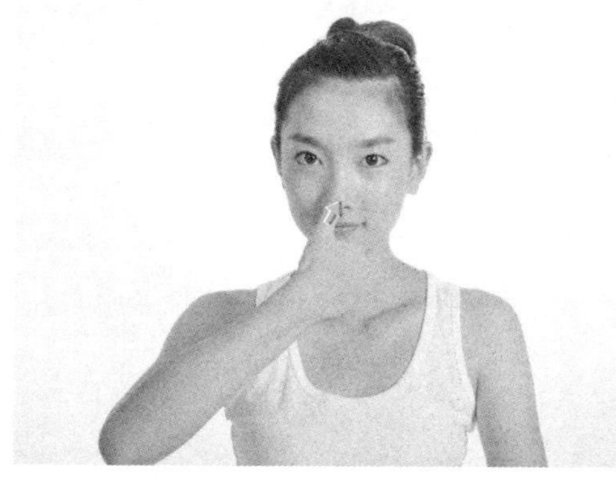

食补小贴士

【气阳虚：参桂炖猪心】

材料：猪心1个，党参、黄芪各15克，肉桂、桂枝各6克，当归12克，橘皮、甘草各9克，葱、姜、盐各适量。

做法：

猪心洗净，切数片，与其他材料一同放入砂锅中，加水适量，文火炖至猪心烂熟，去药，食猪心、喝汤。

【气阴虚：红枣栗子鸡】

材料：红枣15颗，栗子150克，鸡肉200克，冬笋、香菇、葱、姜、盐、糖、酱油、料酒、醋各适量。

做法：

（1）鸡洗净，切成5厘米见方的块；红枣去核，冬笋切成菱形；香菇泡发后切块；葱切丁、姜切片。

（2）锅中热适量油，六成热时放入鸡块炸至变色捞出控油，再将栗子下锅炸一下捞出控油。

（3）锅中留适量底油，放入白糖炒出糖色，烹入少许酱油，下入葱姜炒出香味，放入鸡块翻炒均匀，加料酒、盐、红枣、冬笋、香菇、栗子，倒入清水至没过食材，大火煮沸，转小火焖至栗子酥烂、汤汁浓稠。

糖尿病

糖尿病，指以糖代谢紊乱为主的慢性内分泌病症。糖尿病初期可能没有症状出现，到了症状期时会表现为尿频、饥饿、口渴、乏力、消瘦等，即“三多一少”症状。在患者空腹的情况下，体内血糖含量高于正常人，严重的患者可出现神经衰弱、急性感染、肺结核、高血压、肾脏病变、视网膜病变等并发症。中医认为，糖尿病属于“消渴”范畴，病因是饮食甘肥酒辛、恣情纵欲而导致阴伤、烦躁、虚热等。

【取穴】膻中穴、中脘穴、气海穴、关元穴、神阙穴、肺俞穴、肝俞穴、脾俞穴、胃俞穴、肾俞穴、命门穴、腰眼穴、手三里穴、内关穴、足三里穴、三阴交穴、太溪穴

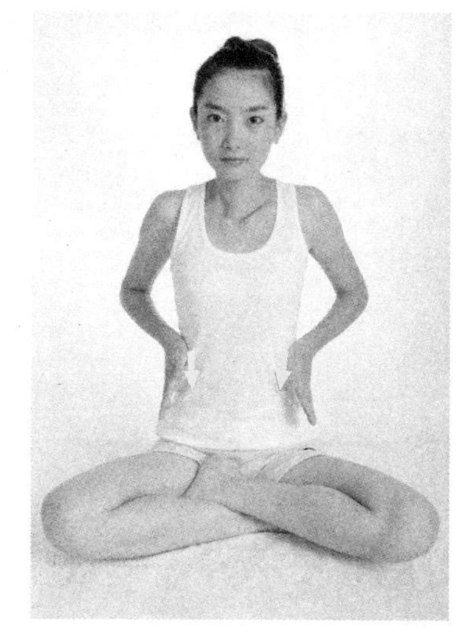

【方法】

（1）双手掌根推腰部两侧5～10次。

（2）双手握拳，用掌指关节揉腰椎部的脊柱两侧，重点按揉

酸痛处。

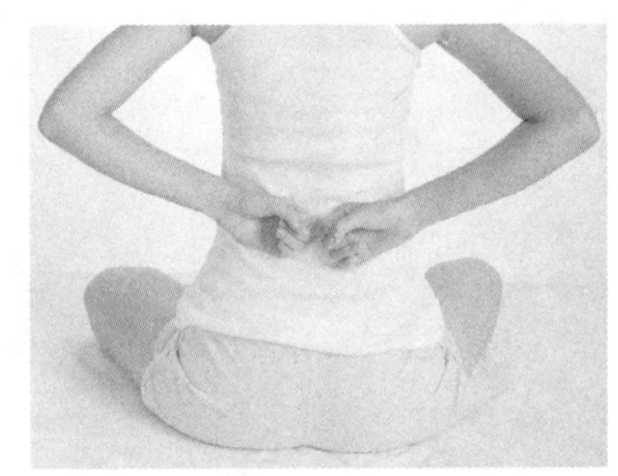

（3）拇指按揉膻中穴50～100次。

（4）按揉中脘穴50～100次。

（5）按揉气海穴50～100次。

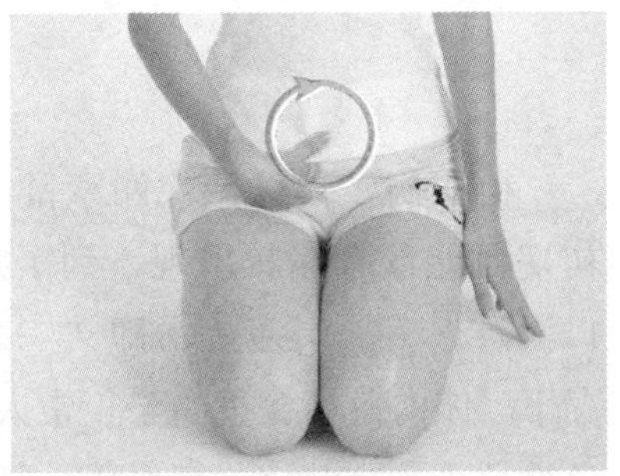

（6）按揉关元穴50～100次。

（7）掌摩中脘穴，顺、逆各30次。

（8）神阙穴，顺、逆各揉30次。

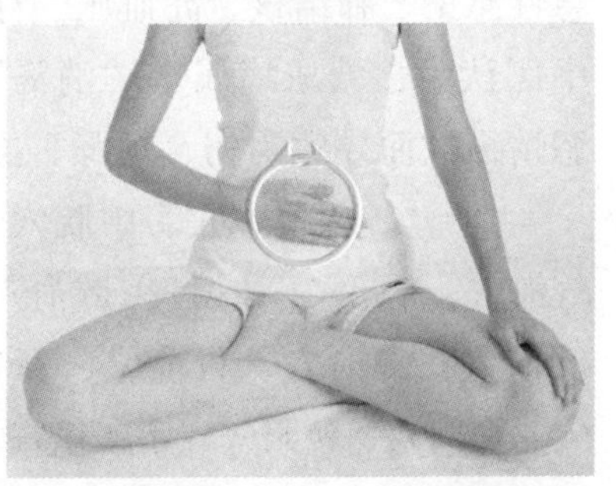

（9）食指、中指按揉肺俞穴各2～3分钟。

（10）拇指按揉肝俞穴2～3分钟。

（11）按揉脾俞穴2～3分钟。

（12）按揉胃俞穴2～3分钟。

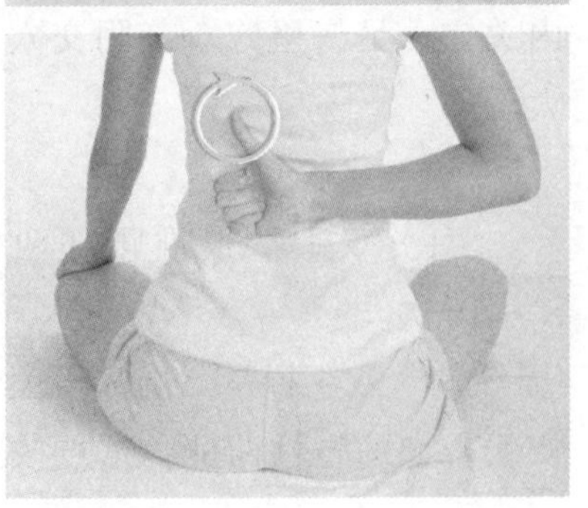

（13）按揉肾俞穴2～3分钟。

（14）按揉命门穴2～3分钟。

（15）掌摩腰眼穴30次。

（16）拇指按揉手三里穴

各2～3分钟。

（17）按揉内关穴各2～3分钟。

（18）按揉足三里穴各2～3分钟。

（19）按揉三阴交穴各2～3分钟。

（20）按揉太溪穴各2～3分钟。

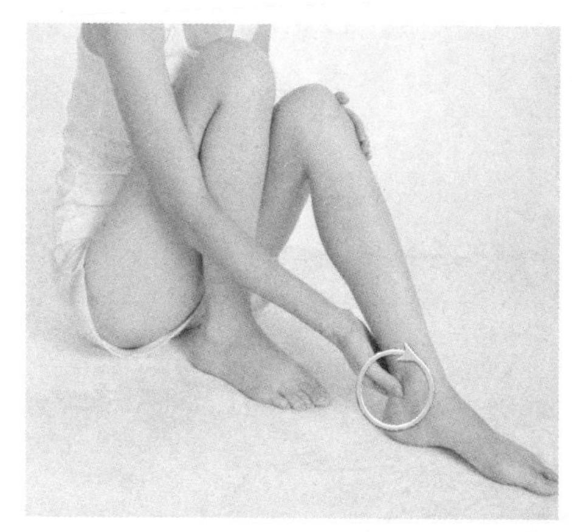

食补小贴士

【荷叶扁豆茶】

材料：荷叶1张，白扁豆30克。

做法：

将荷叶切丝，同白扁豆一起煎汁，去渣后饮用。每日1～2剂。

冠心病

冠心病，是一种非常普遍的心脏病，指因冠状动脉狭窄、供血不足引起的心肌机能障碍和器质性病变。冠心病通常表现为胸腔中央发生一种压榨性的疼痛，并可延至颈、颌、手臂、后背及胃部。也有可能伴有眩晕、气促、出汗、寒颤、恶心及昏厥等症状。

【取穴】膻中穴、屋翳穴、心俞穴、膈俞穴、厥阴俞穴、夹脊穴、至阳穴、内关穴、间使穴、郄门穴、太溪穴、三阴交穴、肝俞穴、章门穴、中府穴、云门穴、肺俞穴、中脘穴、丰隆穴、胃俞穴、命门穴

【方法】

(1) 拇指按揉膻中穴2分钟。

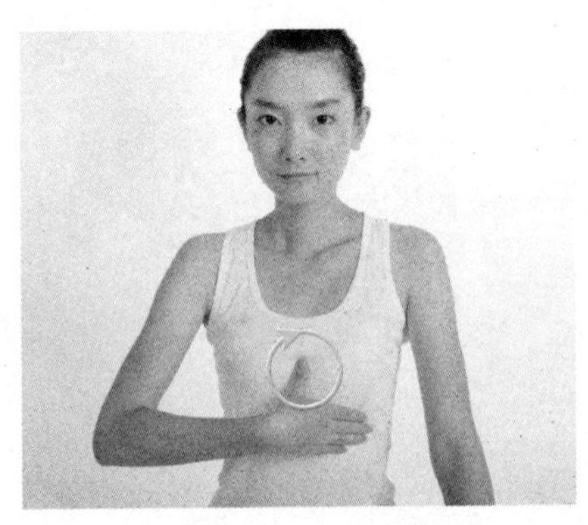

(2) 按揉屋翳穴各2分钟。

(3) 中指按揉心俞穴各2分钟。

(4) 按揉膈俞穴各2分钟。

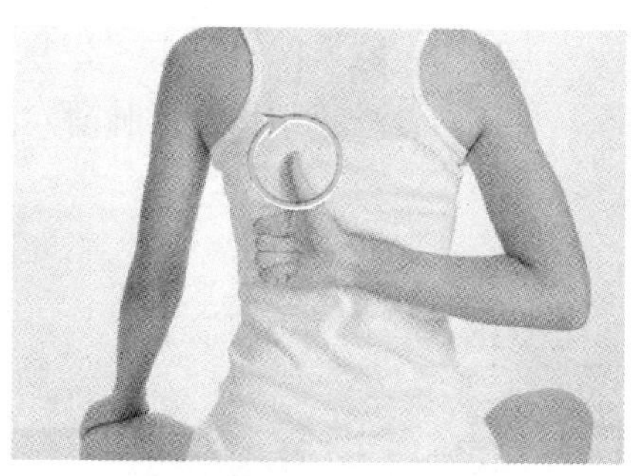

（5）按揉厥阴俞穴各2分钟。

（6）按揉至阳穴1～2分钟。

（7）将掌根置于背部（尽量高一些），推擦3～5遍。

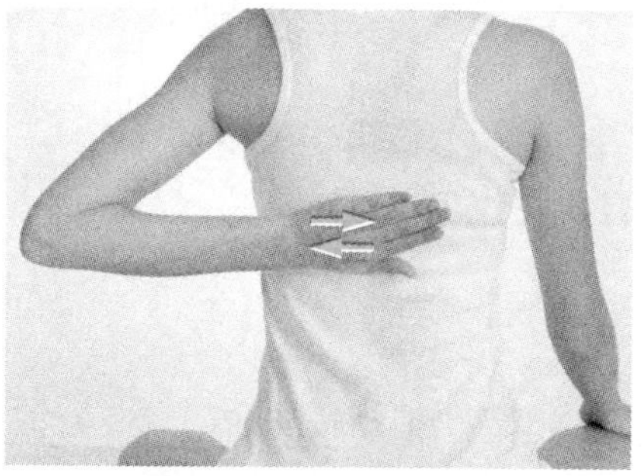

（8）拇指按揉内关穴各1～2分钟。

（9）按揉间使穴各1～2分钟。

（10）按揉郄门穴各1～2分钟。

（11）按揉太溪穴各1～2分钟。

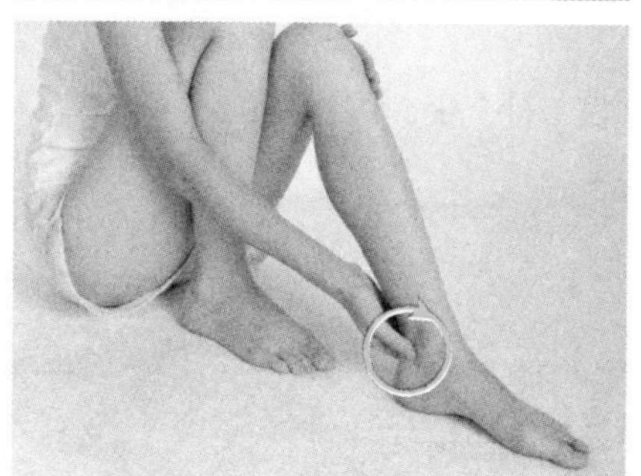

（12）按揉三阴交穴各1～2分钟。

【心血瘀阻加按】

（13）食指、中指按揉肝俞穴各1～2分钟。

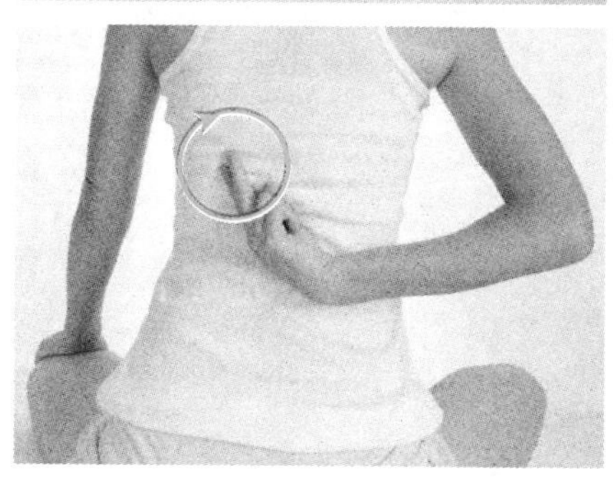

（14）按揉章门穴各1～2分钟。

【胸阳痹阻加按】

（15）按揉中府穴各1～2分钟。

（16）按揉云门穴各 1 ~ 2 分钟。

（17）食指、中指按揉肺俞穴各 1 ~ 2 分钟。

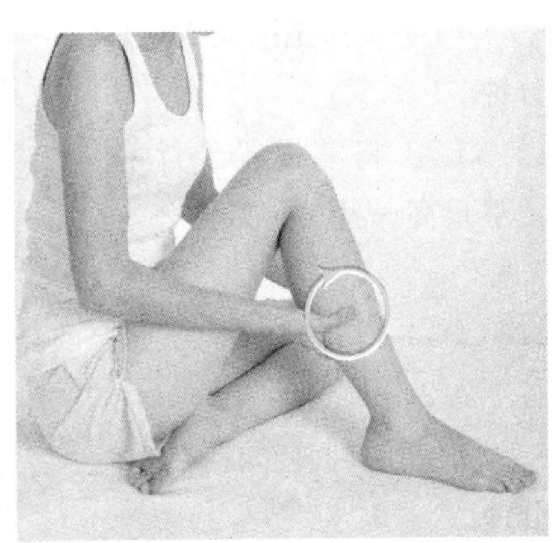

【痰浊壅盛加按】

（18）掌根揉中脘穴 2 分钟。

（19）拇指按揉丰隆穴 1 ~ 2 分钟。

（20）食指、中指按揉胃俞穴各 2 ~ 3 分钟。

【心阳不振加按】

（21）拇指按揉命门穴 2 分钟。

食补小贴士

【红枣洋参饮】

材料：红枣、丹参、麦冬各 10 克，西洋参 6 克，冰糖适量。

做法

将材料洗净，放入锅中，加水适量，煎煮成汤汁，出锅前调入冰糖。

假性近视

假性近视与真性近视不同，它发病时间较短，近视度数低50°，无须戴眼镜，只要经过休息和治疗就可以恢复正常视力。诱发假性近视的原因主要是用眼过度、生活习惯、饮食习惯等因素。虽然只是暂时性的，如果不能及时缓解就会变成真性近视。

【取穴】印堂穴、睛明穴、太阳穴、四白穴

【方法】

（1）双手大拇指置于印堂穴上方，由中间向两边分推前额，往返操作 4 ~ 5 次。

（2）拇指和食指挤按睛明穴 2 ~ 3 分钟。

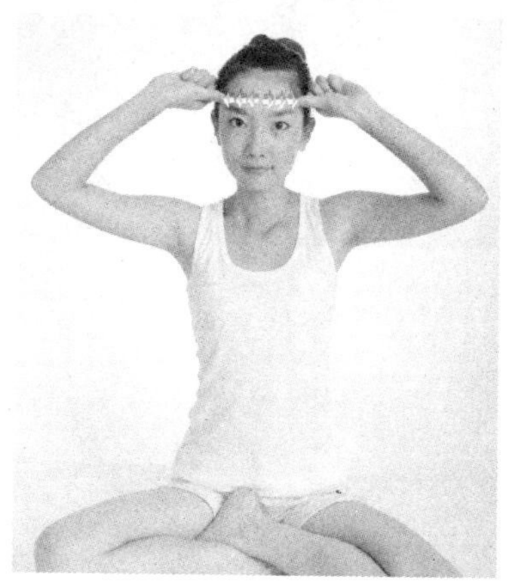

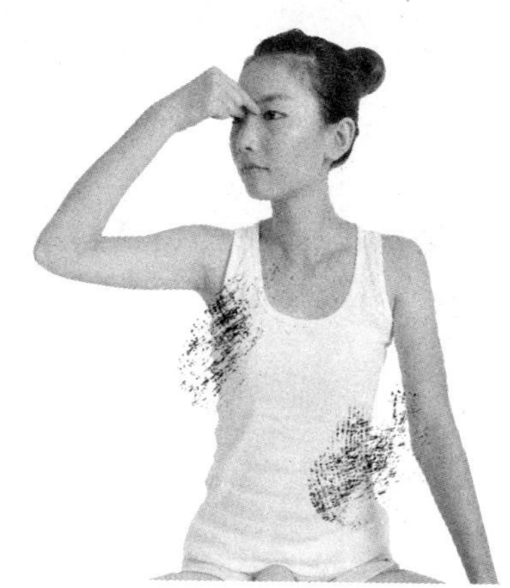

（3）拇指按揉太阳穴2～3分钟。

（4）中指指端沿眼眶周围，分推上下眼眶，重复操作8～9次。

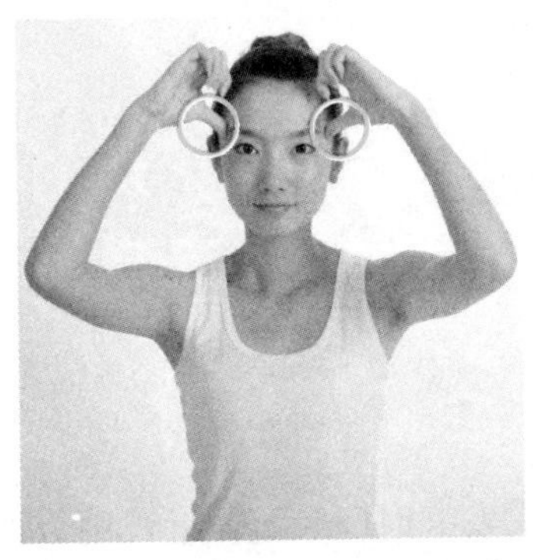

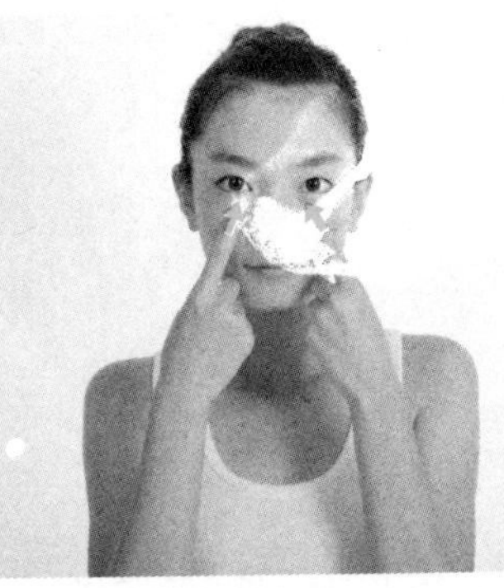

（5）点按四白穴2～3分钟。

（6）双手拇指、食指对捏耳垂部，并向外下方轻拉10次。

食补小贴士

【核桃芝麻浆】

材料：核桃仁泥、黑芝麻粉、蜂蜜各1匙，牛奶或豆浆1杯。

做法：

将核桃仁泥与黑芝麻粉冲入煮沸过的牛奶或豆浆内，候温后再加入蜂蜜，调匀后服用。

咽炎

咽炎，指咽部黏膜、黏膜下组织发生炎症，是上呼吸道感染的常见病症，分为急性咽炎和慢性咽炎。前者起病急，常为全身疾病的局部表现或为急性传染病之前驱症状；后者以中年人多见，主要表现为咽部疼痛、有异物感，常常发干发痒，像有咽不下又吐不出的东西，稍有刺激便会引起咳嗽等，而且反复发作。

【取穴】廉泉穴、翳风穴、照海穴

【方法】

（1）拇指点按廉泉穴2～3分钟。

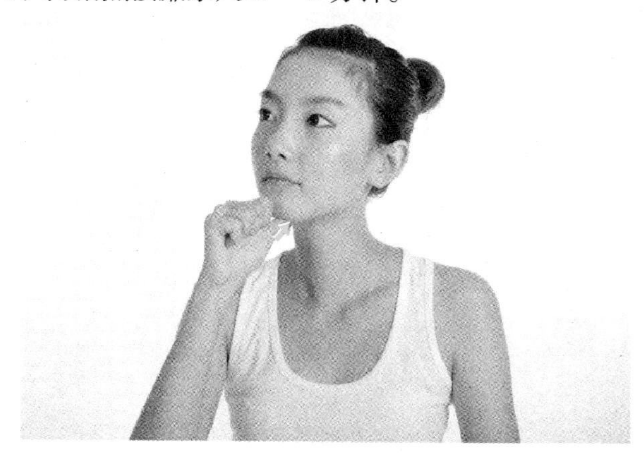

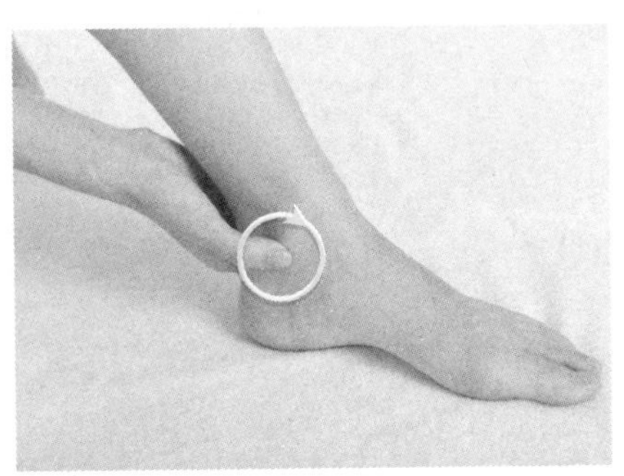

（2）用食指的指腹按照从上往下的顺序，推摩咽喉气管 1 ~ 2 分钟。

（3）拇指点按翳风 2 ~ 3 分钟。

（4）用拇指、食指和中指按揉咽喉部 2 ~ 3 分钟。

（5）拇指按揉照海穴 4 ~ 5 分钟。

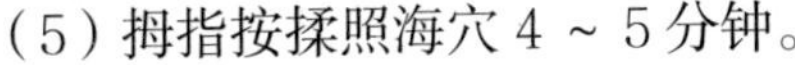

食补小贴士

【双根大海饮】

材料：板蓝根、山豆根各 15 克，甘草 10 克，胖大海 5 克。

做法：

将板蓝根、山豆根、甘草、胖大海一同放入保温瓶中，用沸水冲泡后，闷盖 20 分钟后当茶水频饮。也可加水煎煮，沸后取汤置保温瓶中慢慢饮用。

慢性鼻炎

慢性鼻炎是指鼻腔黏膜及黏膜下组织的炎症，四季皆可发作，但以春季最易复发或加重，多由急性鼻炎反复发作或治疗不当造成。中医认为，当人体肺气虚弱、脾虚失运时，极易使卫表不固，寒邪或湿浊滞于鼻窍，也易引发炎症。

【取穴】迎香穴、上星穴、印堂穴、合谷穴

【方法】

（1）食指按揉迎香穴，至局部出现明显酸胀感后继续揉2分钟。

（2）双手食指屈曲，用拇指关节桡侧在鼻根两侧与鼻翼之间上下擦抹50次。

（3）食指、中指、无名指和小指指端并齐，手腕发力，从上星穴叩至印堂穴，持续2分钟，每分钟100次。

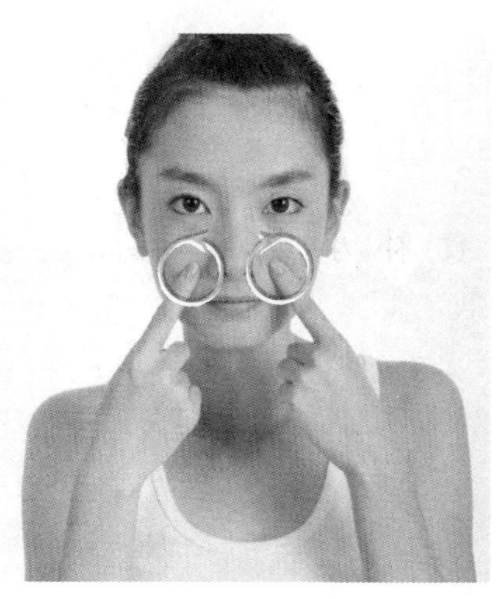

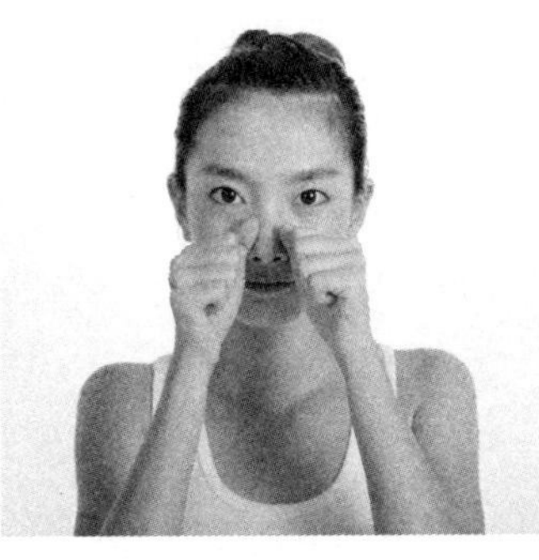

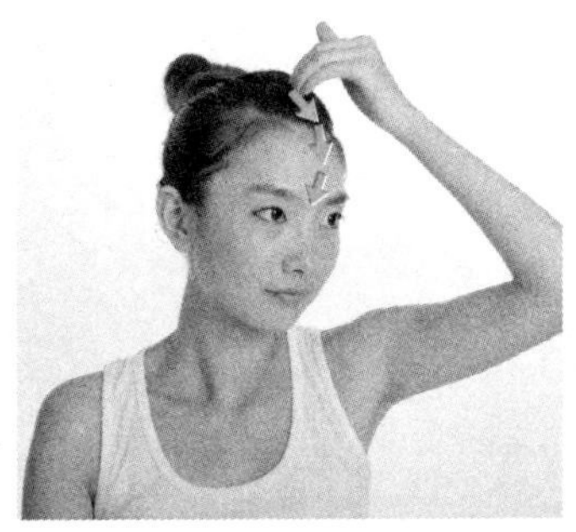

（4）五指并拢，用掌指面轻拍打前额 2 分钟，每分钟 160 次。

（5）用力掐合谷穴 1 分钟，待有酸胀感上扩于面部，再揉 30 秒。反复 5 次。

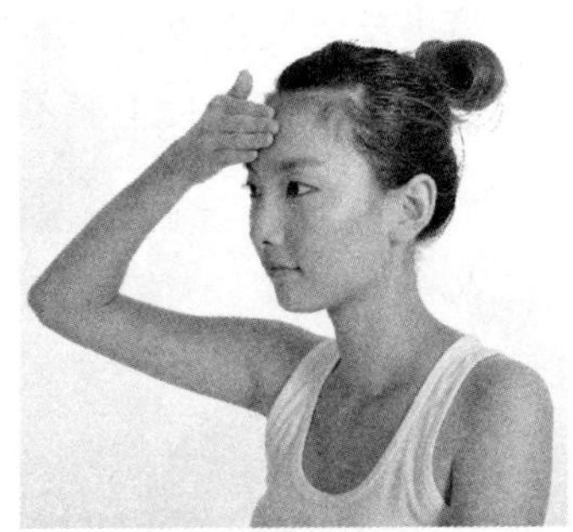

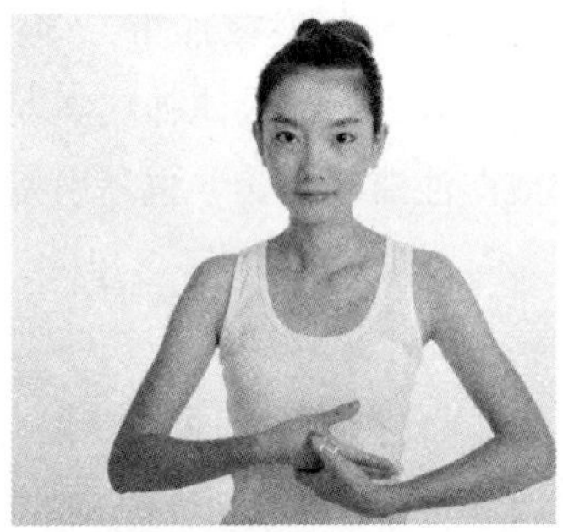

食补小贴士

【丝瓜藤猪肉汤】

材料：近根部丝瓜藤 1 ~ 1.5 米，瘦猪肉 60 克，盐、葱、姜各适量。

做法：将丝瓜藤剪小段，瘦猪肉切块，将丝瓜藤与瘦猪肉一同放入锅中，加水煮熟，调入盐、葱、姜等，饮汤吃肉。每日 1 次，5 日为一疗程。

哮喘

哮喘是一种慢性气喘性疾病，可反复发作，多在夜间或凌晨发生喘息、哮鸣、气促、胸闷和咳嗽等症状，多发于深秋或冬春寒冷季节，原因是这几个季节过敏源（灰尘、粉尘、皮毛）等较严重。另外，不健康的“进补”和情志，也会导致脏腑运化失常，使津液或肺气不能输布全身，以至凝集成痰液，当痰液随气上行后就会闭塞气道，致使肺气升降失调，引发哮喘。对于这种迁延难愈的慢性疾病，长期坚持自我按摩，可以治疗和缓解并达到预防根治的目的。

【取穴】膻中穴、中府穴、天突穴、太渊穴、丰隆穴

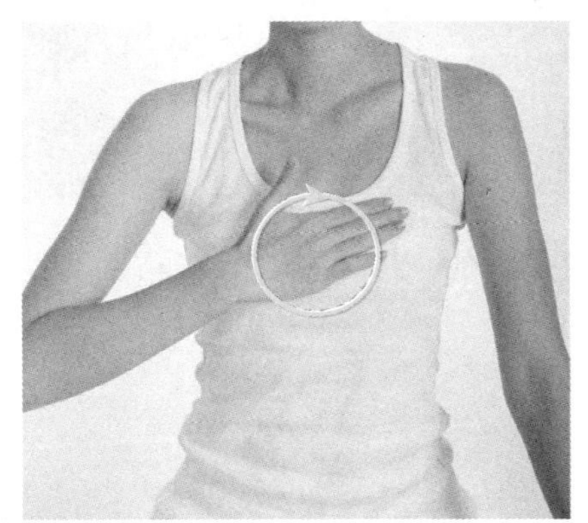

【方法】

（1）掌揉膻中穴2～3分钟。

（2）用手掌推摩前胸，往返操作6～7遍。

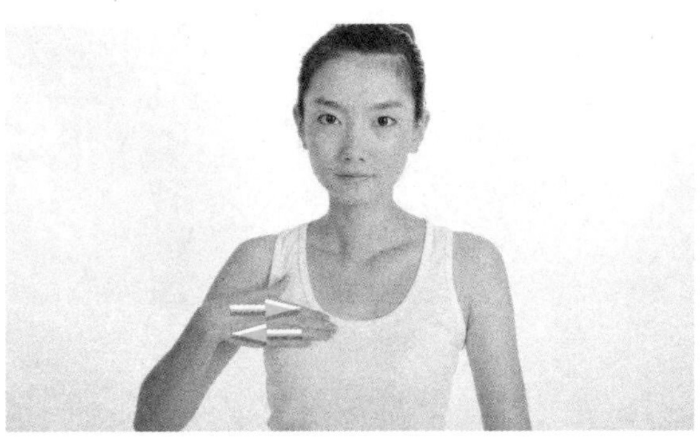

（3）中指并拢点按中府穴 2 ~ 3 分钟。

（4）按揉天突穴 2 ~ 3 分钟。

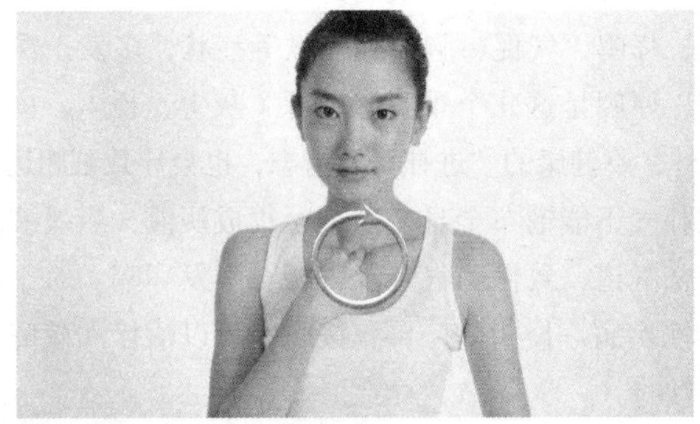

（5）按揉太渊穴 3 ~ 4 分钟。

（6）按揉丰隆穴 4 ~ 5 分钟。

食补小贴士

【杏仁猪肺粥】

材料：杏仁 10 克、猪肺 90 克、粳米 60 克。

做法：

将杏仁去皮后与猪肺、粳米一起煮成稀粥服用。早晚各服 1 次，连服数日。

肩周炎

肩周炎，是一种常见的软组织慢性炎症。高发人群原本多集中于50岁左右的人群，且多发于体力劳动者。近年来电脑的普及以及日常坐姿不正确，肩周炎的患者群体年龄逐渐年轻化，以办公室白领和学生居多。肩周炎的症状主要表现为肩关节僵硬、无法举高，转动手臂及肩周隐隐作痛，甚至疼痛难忍等。它不仅带来病痛的折磨，更重要的是还会造成其他肩周病变，如退行性肩关节炎、喙突炎、类风湿性关节炎、肩纤维组织炎、退骨性关节炎等。中医认为，肩周炎多是由于年老体弱、气血两亏、正气不足或者肩部外伤、劳损致使气血阻滞、外感风寒湿邪、筋骨缺氧、经脉萎缩所致。

【取穴】内关穴、合谷穴、曲池穴、极泉穴、肩井穴、肩贞穴、天宗穴、云门穴、缺盆穴、风池穴、命门穴、肾俞穴、足三里穴、天溪穴、太冲穴、血海穴、膻中穴、列缺穴、风门穴、脾俞穴、阴陵泉穴

【方法】

（1）手掌按揉肩臂部各2～3分钟。

（2）手掌擦肩颈部各2～3分钟。

（3）空拳叩敲肩部各1～2分钟。

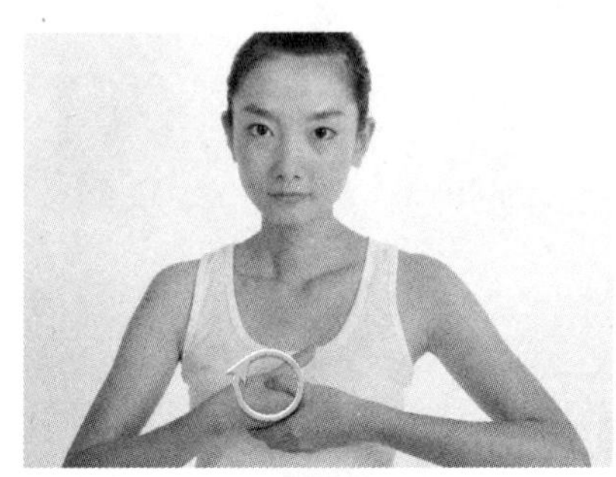

（4）拇指点按内关穴各1～2分钟。

（5）拇指按揉合谷穴各1～2分钟。

（6）点按曲池穴各1～2分钟。

（7）点按极泉穴各1～2分钟。

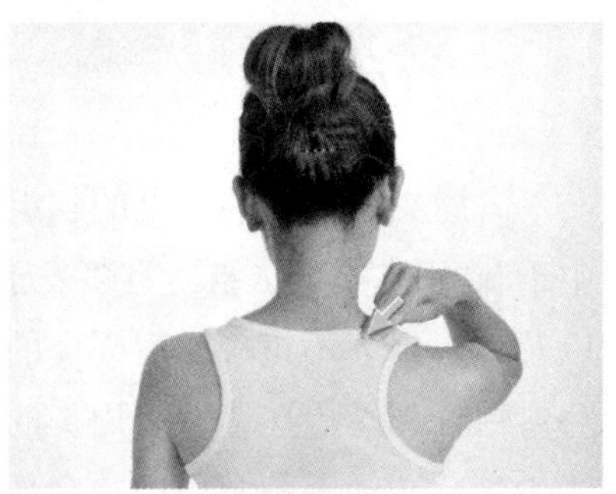

（8）食指中指并拢按压肩井穴各1～2分钟。

（9）二指并拢点按肩贞穴各1～2分钟。

（10）二指揉天宗穴各1～2分钟。

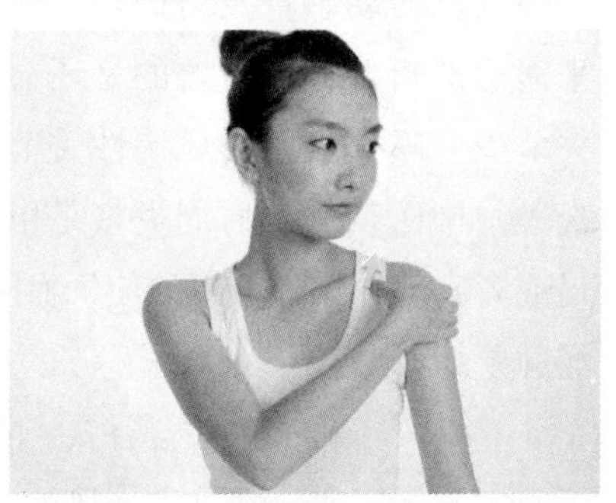

（11）拇指拨云门穴各1～2分钟。

（12）拇指点揉缺盆穴各1～2分钟。

（13）点揉风池穴1～2分钟。

（14）掌擦命门穴、肾俞穴各20～30次。

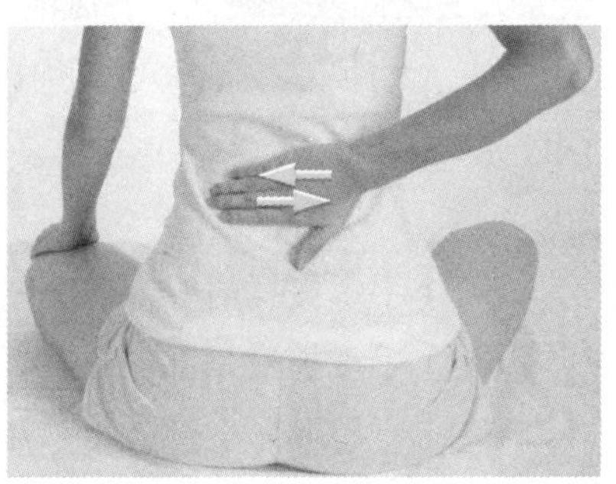

（15）拇指按揉足三里穴各1～2分钟。

（16）按揉天溪穴各1～2分钟。

（17）按揉太冲穴各

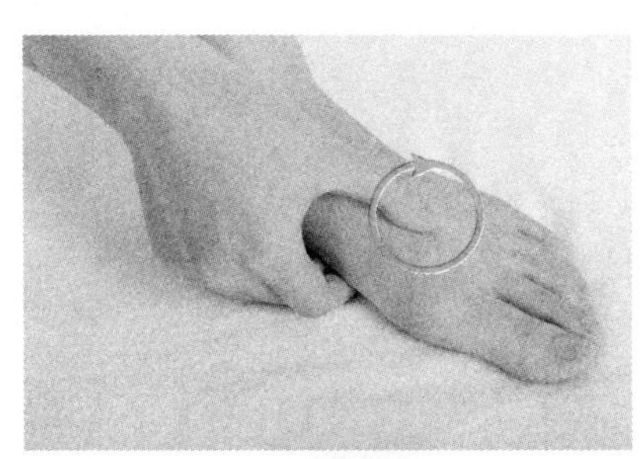

1 ~ 2 分钟。

（18）虚掌拍打肩背各 1 ~ 2 分钟。

（19）重复（2）2 ~ 3 遍。

【瘀血加按】

（20）拇指按揉血海穴各 1 分钟。

（21）食指中指并拢摩膻中穴 1 分钟。

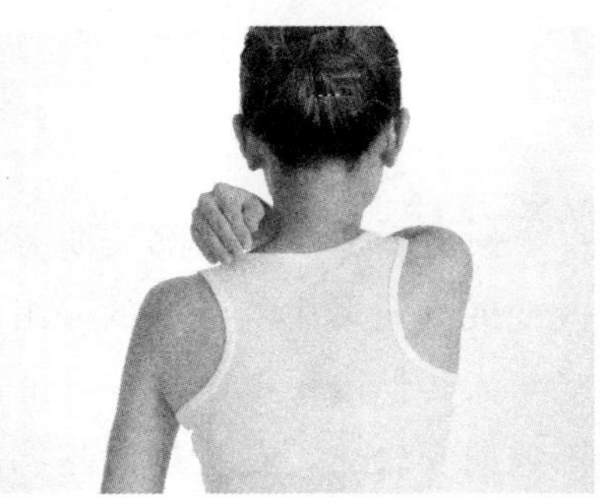

【风寒加按】

（22）拇指按揉列缺穴各 1 分钟。

（23）点按风门穴各 1 分钟。

【湿热加按】

（24）拇指按揉脾俞穴 1 分钟。

（25）按揉阴陵泉穴各 1 分钟。

食补小贴士

【莲党杞子粥】

材料：莲子、生党参、粳米各 50 克，枸杞子 15 克，冰糖适量。

做法：莲子用温水浸泡，剥去皮，粳米、生党参、枸杞淘洗净。将全部原料放锅中，加水适量，用武火烧沸，改文火煮熟，加入冰糖溶化即可。

颈椎病

颈椎病是由于颈部长期劳损，颈椎及周围软组织发生病理改变或骨质增生等引起的一组复杂的综合症。颈椎病多发于中老年人，但由于电脑等工具的普及以及坐姿不正确，颈椎病逐渐趋向年轻化，并且越来越严重。特别是经常伏案工作者，头颈部得不到应有的休息和运动，容易引起颈背疼痛、上肢无力、手指发麻、头晕、恶心甚至视物模糊、吞咽困难等一系列颈椎病的症状。

【取穴】风池穴、大椎穴、风府穴、肩井穴、肩中俞穴、大杼穴、曲池穴、手三里穴、合谷穴、内关穴、百会穴、太阳穴、足三里穴、膻中穴

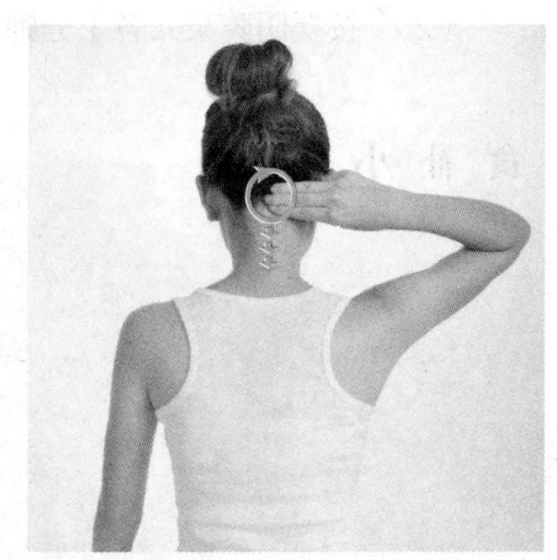

【方法】

（1）食指、中指、无名指并拢，从与风池穴水平正中线起，按揉至大椎穴，各重复5遍。

（2）一手掌心按揉风池穴，方向为自外向内，反复摩动数次，然后逐渐下移，直至

大椎穴水平位置，两侧交替进行。

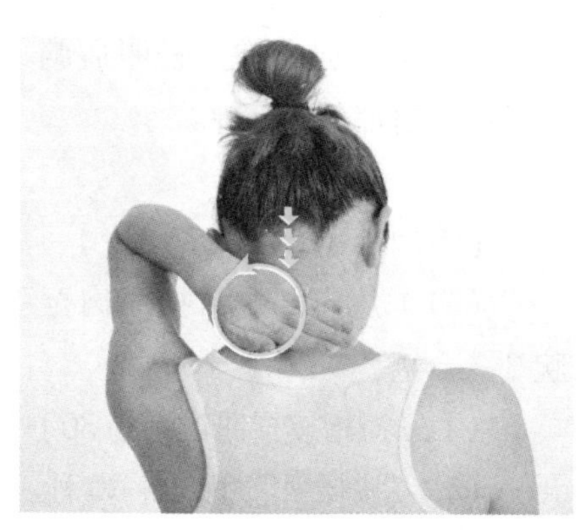

（3）一手拇指和中指拿捏两侧风池穴，沿颈部自上向下拿捏至颈根部,反复3～5遍。

（4）拿捏颈椎棘突左右旁开1.5寸处，距离为风池穴至颈根，按摩颈部软组织，反复操作3～5遍，两侧交替进行。

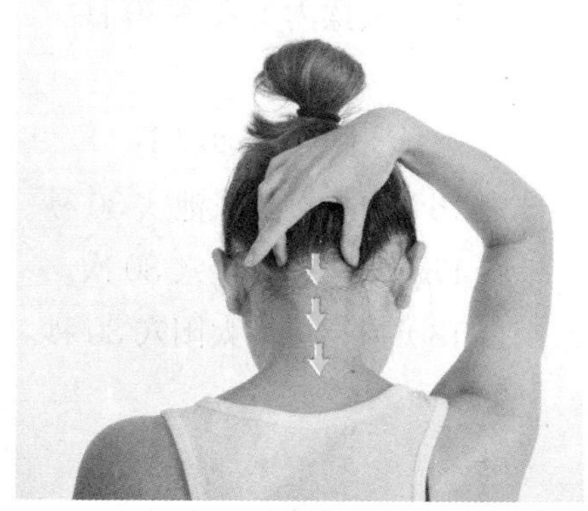

（5）食指、中指点按风府穴30秒。

（6）点按风池穴30秒。

（7）点按肩井穴30秒。

（8）点按肩中俞穴各30秒。

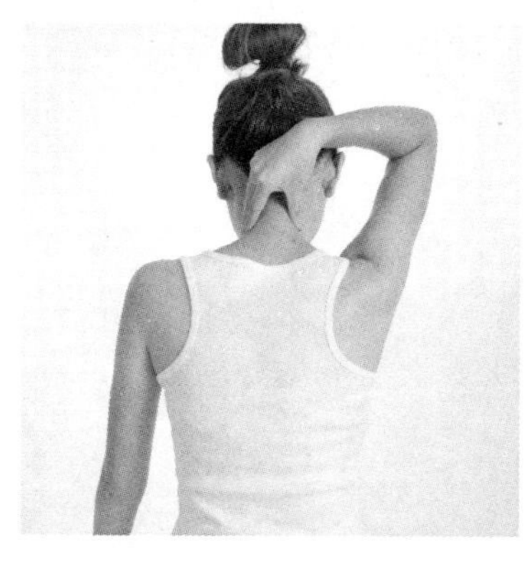

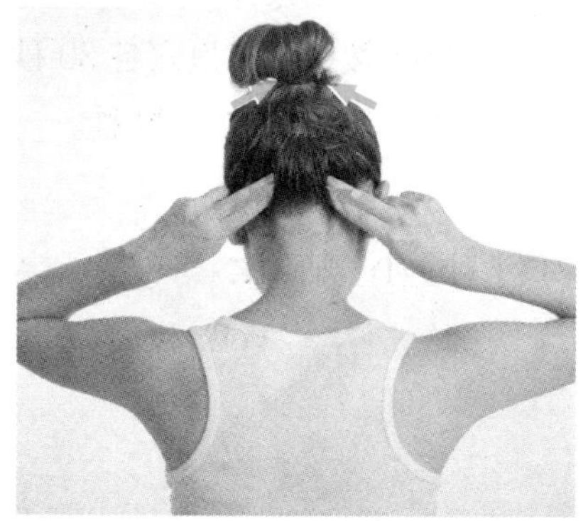

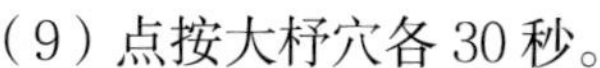

（9）点按大杼穴各30秒。

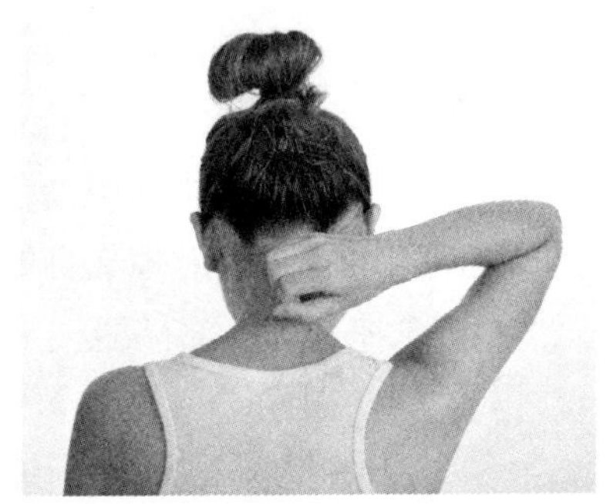

（10）手握空拳，轻叩后脑、后颈部、肩部各1分钟。

【上肢麻木、疼痛者加按】

（11）从肩部起拿捏肌肉至手腕3～5遍。

（12）拇指按揉曲池穴各30秒。

（13）按揉手三里穴各30秒。

（14）按揉合谷穴各30秒。

（15）按揉内关穴各30秒。

【头晕、脑胀者加按】

（16）拇指按揉风池穴30秒。

（17）掌按揉百会穴30次。

（18）拇指按揉太阳穴30秒。

【恶心、胸闷者加按】

（19）拇指按揉内关穴各30秒。

（20）按揉足三里穴各30秒。

（21）按揉膻中穴30秒。

食补小贴士

【山丹桃仁粥】

材料：山楂30克，丹参15克，桃仁（去皮）6克，粳米50克。

做法：将所有材料洗净，丹参先煎，去渣取汁，再放山楂、桃仁及粳米，加水适量，武火煮沸，文火熬成粥。

疲倦乏力

疲倦乏力不是病，而是人体生理变化的一种反应，属于生理现象。引发疲倦乏力的原因较多，如皮肤血流量增加，大脑供血量相对减少，从而降低大脑的兴奋性，引发疲倦感。此外，不健康的饮食习惯、睡眠不足、压力过大、周围空气不流通等都会降低血液携氧能力，导致大脑含氧量降低，引发精神萎靡、身体倦怠等问题。

【取穴】百会穴、太阳穴、肩井穴、涌泉穴

【方法】

（1）中指按压百会穴，时间为2～3分钟。

（2）拇指按揉太阳穴，时间为2～3分钟。

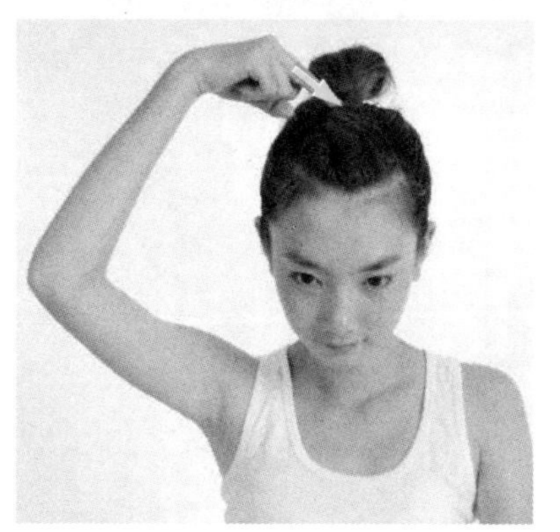

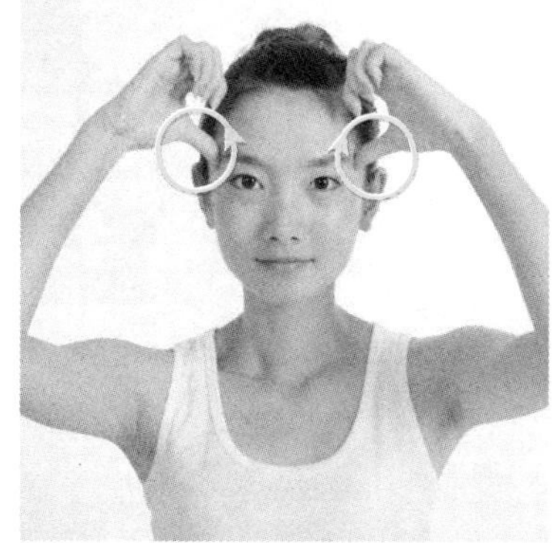

（3）拿捏肩井穴，操作 15 ~ 20 遍。

（4）以手握拳，敲打腰背部，操作 10 ~ 20 遍。

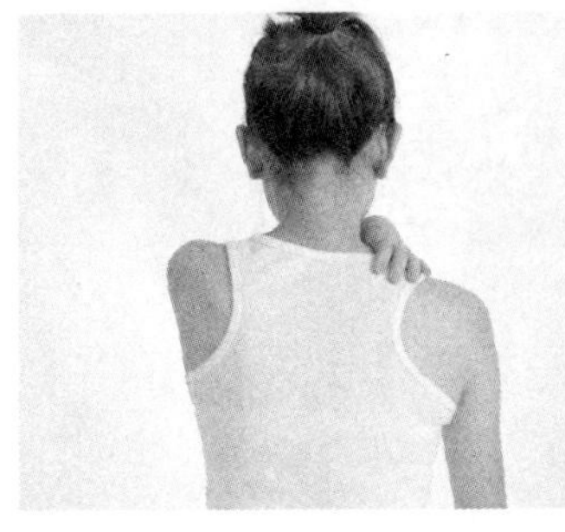

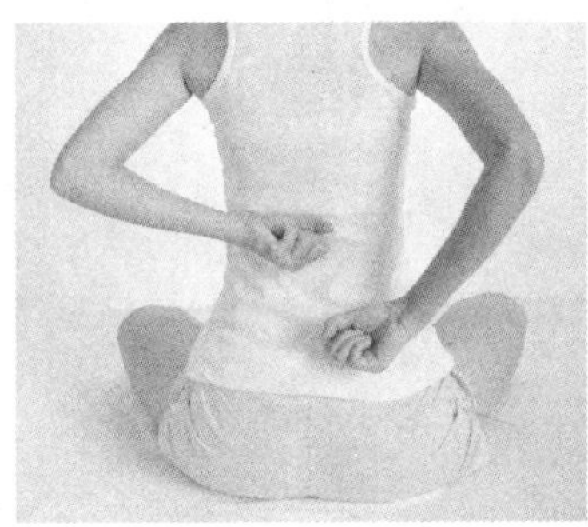

（5）拿捏下肢大腿内外侧肌和小腿腓肠肌，操作 8 ~ 9 遍。

（6）点按足底涌泉穴，时间为 2 ~ 3 分钟。

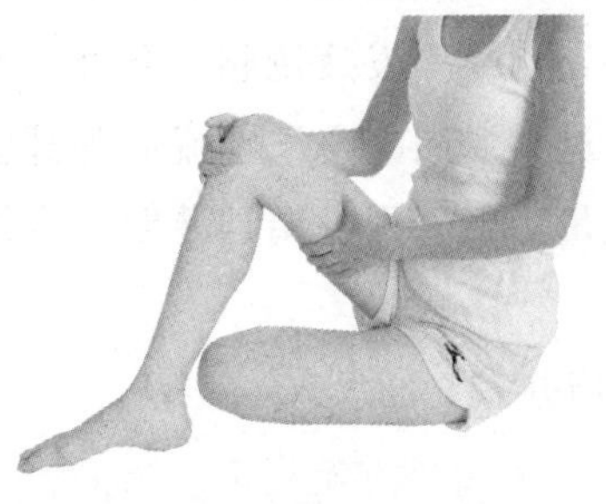

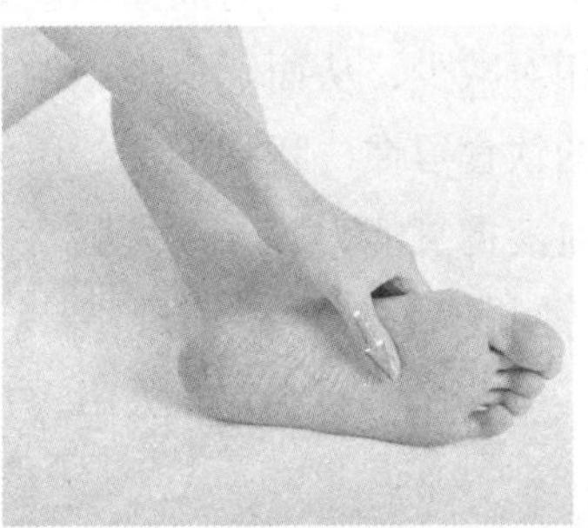

食补小贴士

【阿胶甜酒鸡蛋羹】

材料：鸡蛋 2 个，阿胶 10 克，甜酒 70 克，盐少许。

做法：

（1）先将鸡蛋打入碗内，用筷子搅匀。

（2）将阿胶打碎后在锅内浸泡，加入甜酒及少许清水，用小火煎煮。

（3）待阿胶融化后，倒入鸡蛋液，放盐调味，稍煮片刻即可食用。

焦虑烦躁

焦虑烦躁是指无法从生活中寻找乐趣，遇事常往坏处想，自觉慵懒无力、精神不振、脑力迟钝、反应缓慢，同时伴有心情压抑、郁闷，一点小事就会大发雷霆，即使情绪好转也会很快陷入不良的情绪中。引起情绪抑郁的原因包括环境因素、药物因素以及不良生活习惯因素。环境因素是指令人感到压力的生活或工作，药物因素是指长期服用某些治疗高血压或关节炎的药物；不良生活习惯是指抽烟、酗酒等，酒精和尼古丁均会引发忧郁症以及焦虑症。

【取穴】百会穴、四神聪、膻中穴、合谷穴、三阴交穴

【方法】

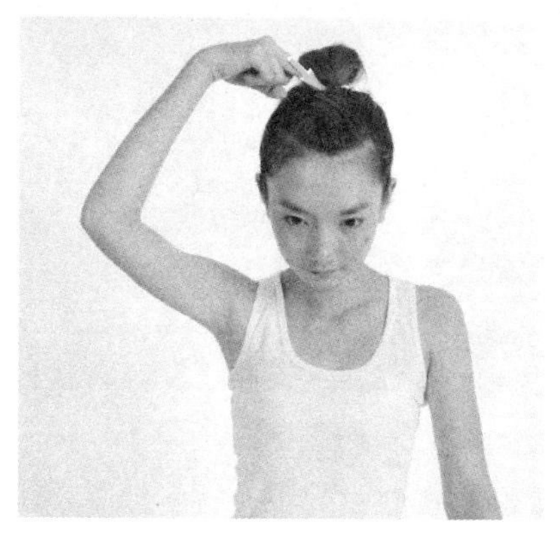

（1）点按百会、四神聪，时间各2～3分钟。

（2）将手掌置于膻中处，沿前正中线上下来回推摩前胸部。

（3）拇指点按合谷，时间为2～3分钟。

（4）按揉三阴交，时间

为8～9分钟。

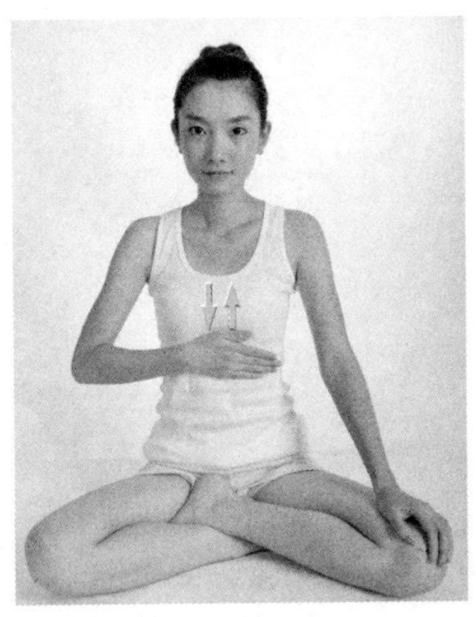

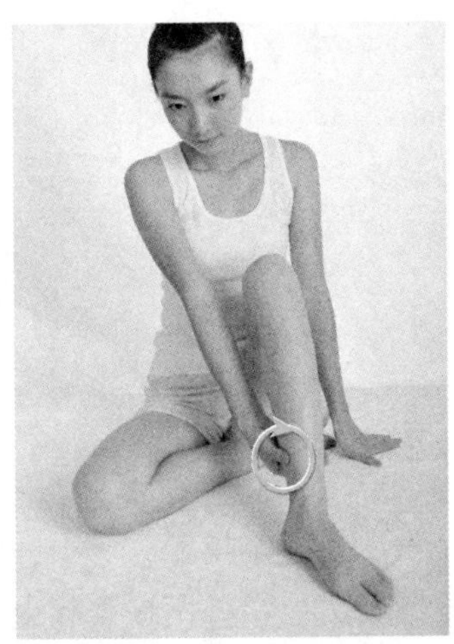

食补小贴士

【南瓜泡菜】

材料：南瓜500克，盐、白醋、糖、干红辣椒各适量。

做法：

（1）南瓜洗净，沥干水分，切成薄片。

（2）将南瓜子和南瓜片用盐腌制一天，在这期间多次翻动。

（3）将南瓜片的盐水滤干，再用凉开水冲洗1～2次，并彻底沥干水分。

（4）加入醋和糖，翻拌均匀后，放入密封罐中，放入干辣椒，继续腌制至入味即可。

睡眠不佳

拥有一个良好的睡眠，不仅有益身心健康，而且是白天保持良好工作学习状态的必要前提，但是由于现代高节奏、高压力的生活竞争环境，失眠、睡不好觉常常成为困扰现代人最多的问题之一。长期睡眠不良会诱发焦虑、记忆力减退、抑郁、高血压等多种病症。

【取穴】印堂穴、太阳穴、风池穴、神门穴

【方法】

（1）拇指点按印堂穴，时间为4～5分钟。

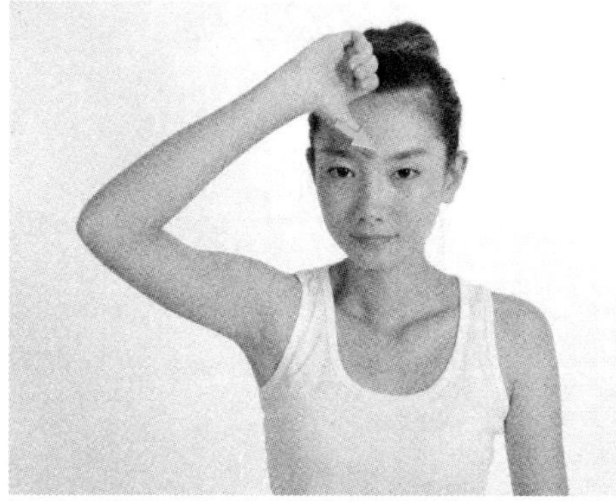

（2）按揉太阳穴，时间为3～4分钟。

（3）点按风池穴，时间为2～3分钟。

（4）按揉神门穴至有睡意，力度以感觉舒适为宜。

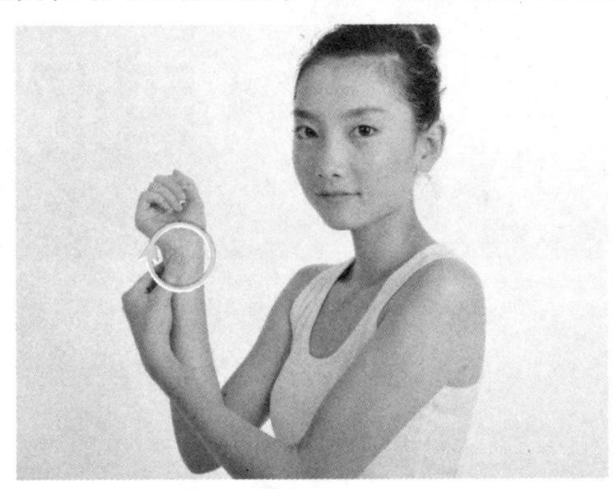

食补小贴士

【冰糖百合粥】

材料：新鲜百合1个，粳米50克，冰糖适量。

做法：

（1）将粳米放入锅中，煮20分钟以后放入1个新鲜百合。

（2）粳米和百合完全煮熟后，加入适量冰糖即可。

神经衰弱

神经衰弱是一种常见的心理疾病，患者非常容易出现精神兴奋、脑力疲乏、情绪烦恼等神经症性障碍。女性长期处于神经衰弱状态，会导致早衰、黑眼圈、眼袋、内分泌失调等问题。

【取穴】攒竹穴、百会穴、神阙穴、气海穴、关元穴、三阴交穴

【方法】

（1）双手拇指端抵住攒竹穴，慢慢用力，约1分钟，以局部有酸胀感为宜。

（2）用大鱼际揉前额部，约2分钟。

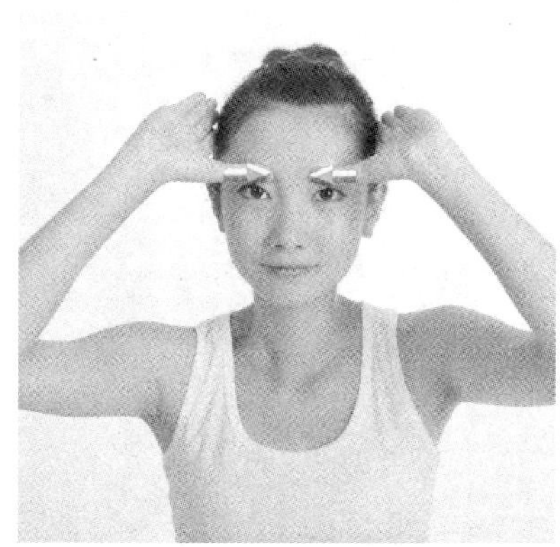

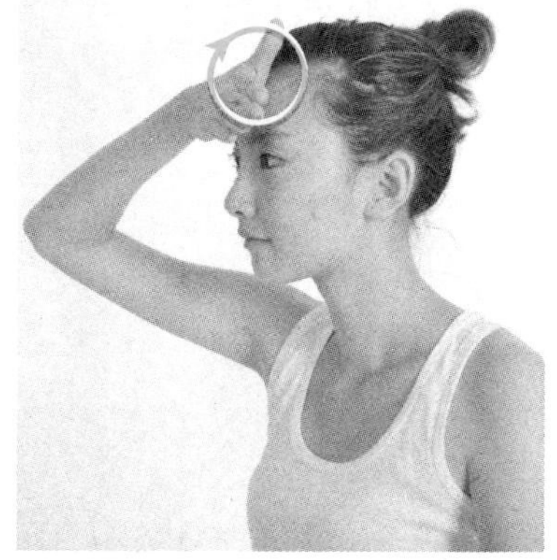

（3）食指、中指叠指，在百会穴处用力揉 1 分钟。

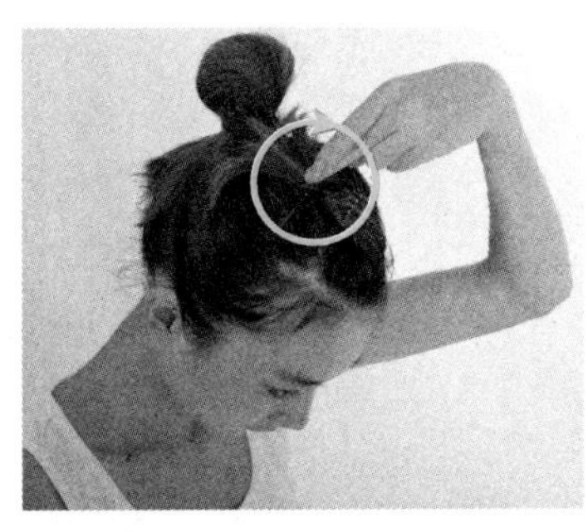

（4）五指张开，由前额部至后颈部用力拿捏 18 次。

（5）两手掌相叠，以神阙穴为圆心，沿顺时针方向在中腹、下腹部摩动，以腹内有热感为宜。

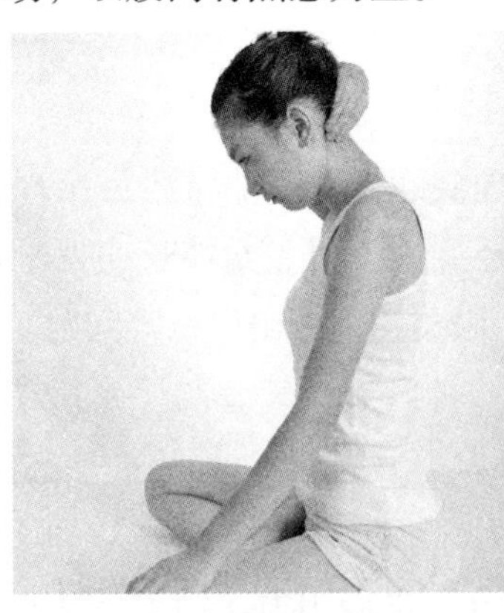

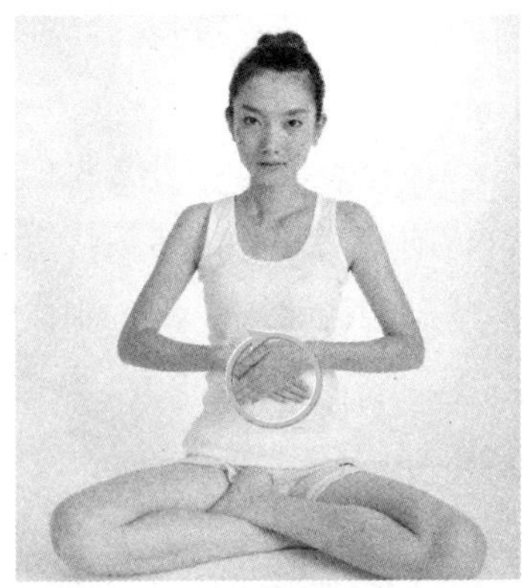

（6）用拇指端或食指端抵住气海穴、关元穴缓慢揉动，每穴揉 72 次。

（7）拇指用力按揉三阴交穴 108 次。

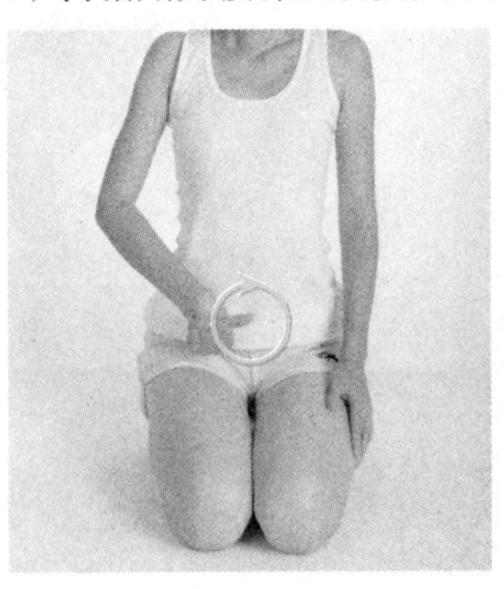

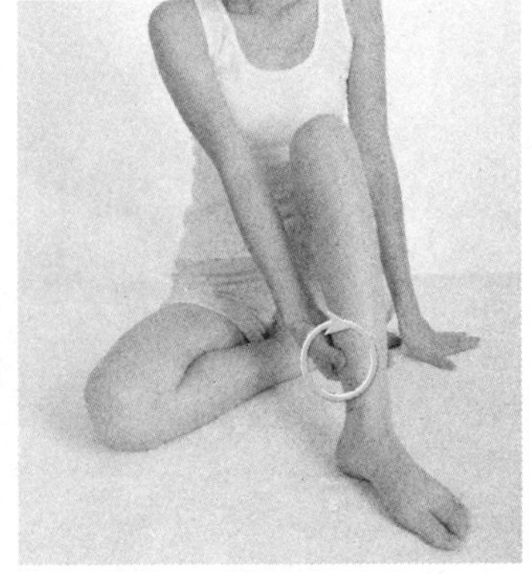

食补小贴士

【鲜花生叶汤】

材料：鲜花生叶15克，赤小豆30克，蜂蜜2勺。

做法：

（1）用清水将花生叶、赤小豆冲洗干净放入锅内，加入清水煎煮成汤。

（2）将花生叶撇除，加入蜂蜜搅拌，饮汤食豆。这是一日量，分2次饮服。

食欲不振

现代的人们，由于过度的体力或脑力劳动、情绪紧张、酗酒吸烟、神经性厌食等因素，容易导致食欲不振。长期食欲不振，容易影响人体所需营养成分的摄入，给健康造成危害。

【取穴】中脘穴、建里穴、足三里穴、脾经

【方法】

（1）用手掌以中脘穴为中心，对上腹部做顺时针方向旋摩，操作 10 ~ 15 分钟。

（2）拇指按揉中脘穴，时间为 2 ~ 3 分钟。

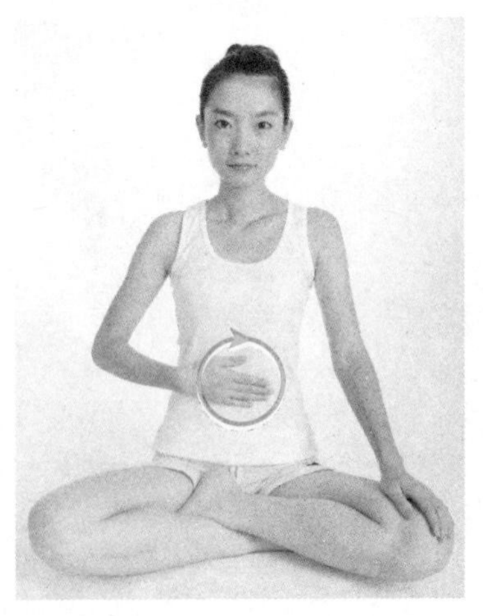

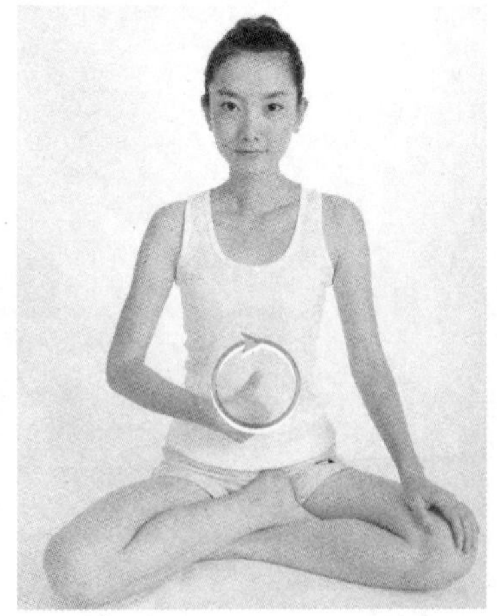

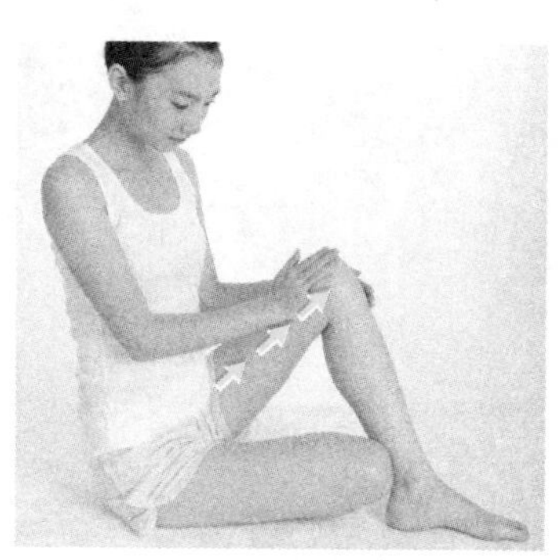

（3）拇指按揉建里穴，时间为3～4分钟。

（4）拇指按揉足三里穴，时间为3～4分钟。

（5）用掌根按照从上向下的顺序，推摩大腿内侧的脾经，重复操作8～9次。

食补小贴士

【木耳莴笋拌鸡丝】

材料：莴笋、木耳各50克，青椒、甜椒各10克，鸡胸脯肉200克，香油、盐、味精各适量。

做法：

（1）莴笋去皮，与木耳、青椒、甜椒分别洗净切成丝，用沸水稍烫一下。

（2）鸡胸脯肉洗净切丝，用沸水焯熟。

（3）将莴笋丝、木耳丝、青椒丝、甜椒丝、鸡胸肉丝用盐、味精拌匀，淋少许香油。

消化不良

影响消化的原因较多，如精神不适、饮酒过量、进食过饱、脾胃虚弱、进食狼吞虎咽、饮食不节等，这些原因均会使消化系统受到干扰，导致食物无法被正常消化。偶尔的消化不良对健康的危害性不大，如果发展成为习惯性消化不良，定会影响人体对必需营养素的吸收，容易造成营养不良，并容易引起肠胃疾病。

【取穴】中脘穴、中枢穴、足三里穴

【方法】

（1）用手掌掌心置于肚脐上，沿肚脐周围做逆时针摩腹运动，时间为 10 ~ 15 分钟。

（2）食指、中指点按中脘穴，时间 3 ~ 4 分钟。

（3）用掌根沿腹部前正中线，进行上下往返推腹，重复往返 15 ~ 20 次。

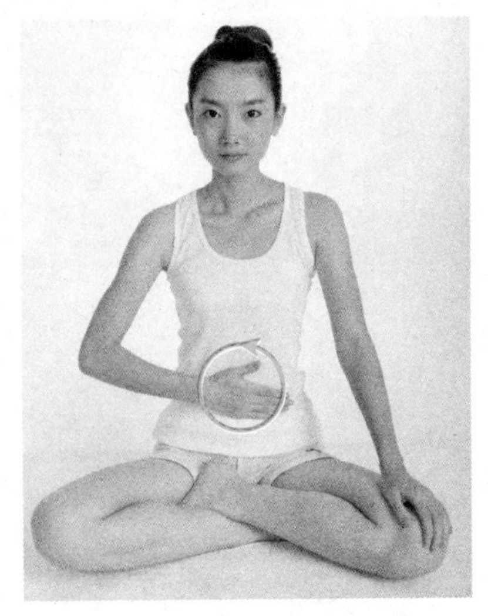

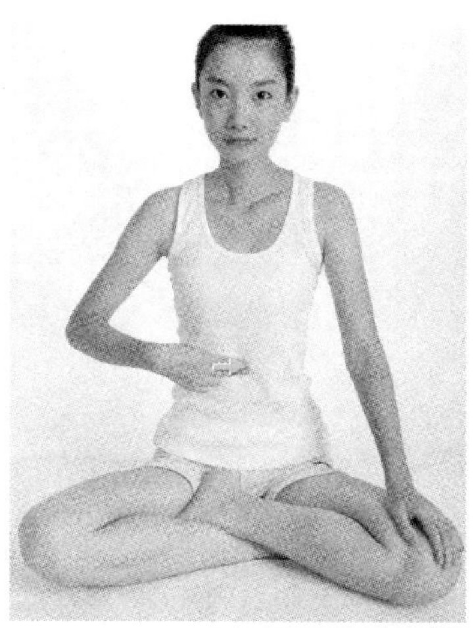

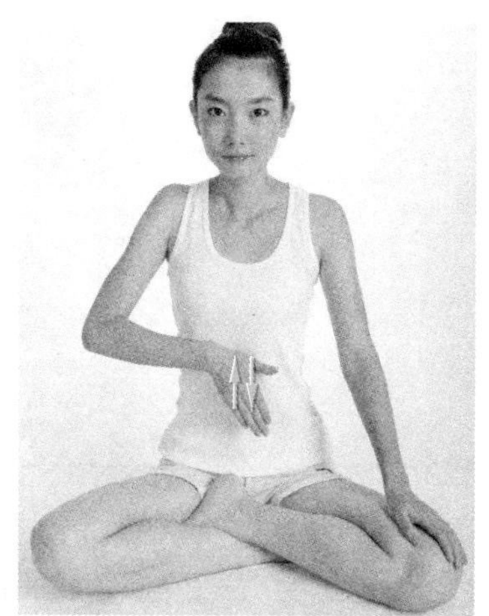

（4）拇指点按中枢穴，时间为3 ~ 4分钟。

（5）按揉足三里穴，时间为3 ~ 4分钟。

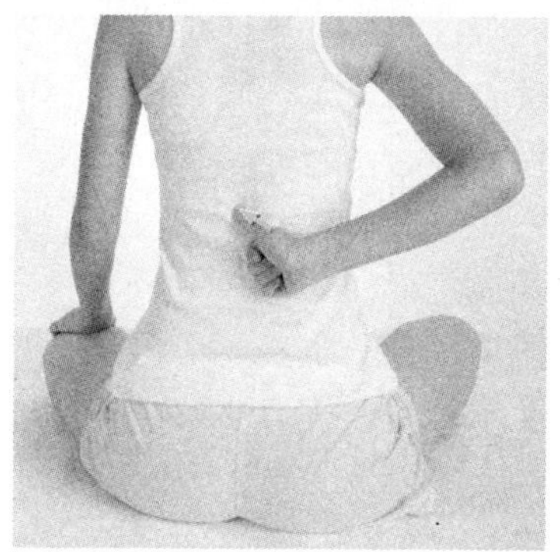

食补小贴士

【山楂末】

材料：山楂肉90克。

做法：将山楂肉炒焦碾磨细末，每次15克，用温水送服，每日两次。

大便不畅

大便不畅是指粪便在肠腔内滞留超过 48 个小时以上，在排泄时艰涩不畅。中医认为，大便不畅的原因与外感寒热之邪、内伤饮食情志有关，它们会导致阴阳气血不足，导致脏腑功能衰退，以至排便功能减退。

【取穴】膻中穴、中脘穴、石门穴、足三里穴

【方法】

（1）单掌或双手手掌叠加，置于膻中穴处，沿腹部前正中线从上往下推摩前腹部，操作 10 ~ 15 分钟。

（2）用掌心按揉中脘穴，时间为 8 ~ 9 分钟。

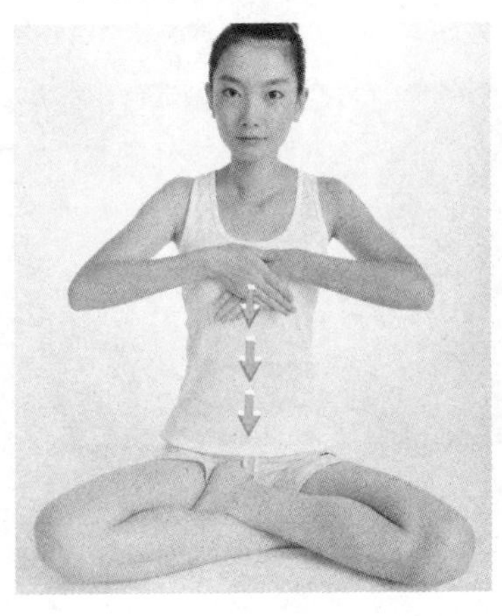

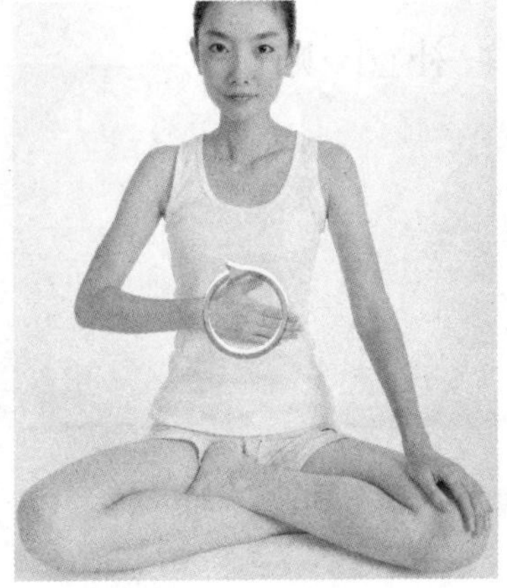

（3）将掌心置于肚脐上，以肚脐为中心，做逆时针方向摩腹运动，操作15 ~ 20分钟。

（4）拇指按揉石门穴，时间为3 ~ 4分钟。

（5）将双手分别置于两边腹外侧，以掌根从季肋向下推至腹股沟，反复做30 ~ 50次。

（6）拇指按揉足三里穴，时间为4 ~ 5分钟。

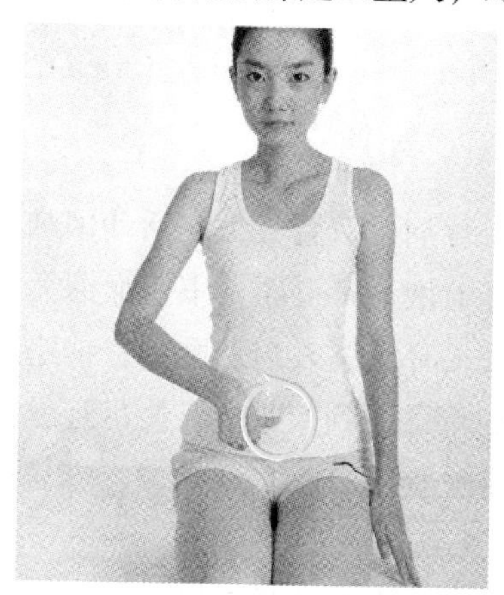

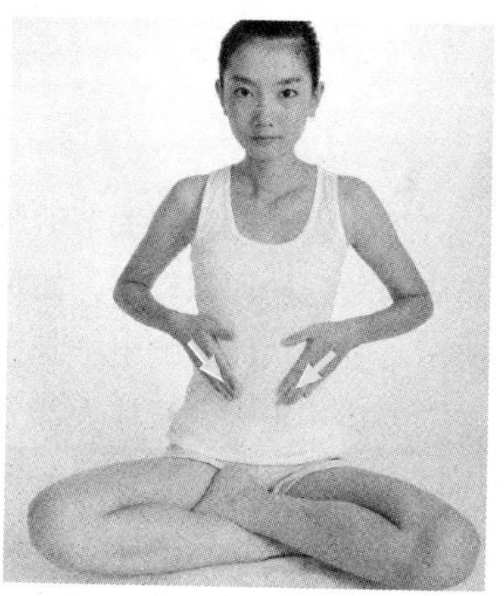

食补小贴士

【花菜拌海带】

材料：菜花300克，豌豆100克，海带200克，盐、香油、鸡精各适量。

做法：

（1）材料洗净，海带泡发，菜花掰小朵，将两者在水中焯熟后控干水分，晾凉后调入盐。

（2）锅中热少许油，放入豌豆、盐炒熟。

（3）将豌豆与海带、菜花装盘，调入香油、鸡精即可。

肩膀酸痛、僵硬

肩膀酸痛表现为肩关节酸胀、疼痛，双臂无力，活动困难。引起肩膀酸痛的原因较多，如足部血液循环受阻，下肢血液无法回流至心脏，从而影响上半身血液循环，引发肩膀酸痛；走路或者坐立姿势不正确，身体大部分的重量摊到双足上，使足趾受到挤压影响血液循环；腰部过分挺直又会使骨盆出现前倾，容易影响到上身甚至颈部的骨骼，造成肩部疲劳。

除此之外，肌肉劳损、颈椎病等也会造成肩膀酸痛。一般长期伏案写字及从事电脑工作等室内工作者是高发人群，如果置之不理，症状会逐渐加重，甚至肩峰突起，造成上举困难，无法进行梳头、脱衣、叉腰等动作。

【取穴】风池穴、肩井穴、肩髃穴

【方法】

(1) 按揉风池穴，时间为2～3分钟。

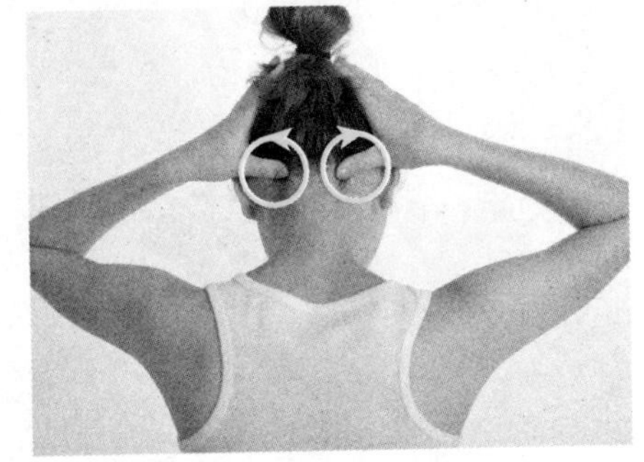

(2) 用食指、中指、无名指、小指由上到下、由轻到重，拿捏肩颈部肌肉3～5遍。

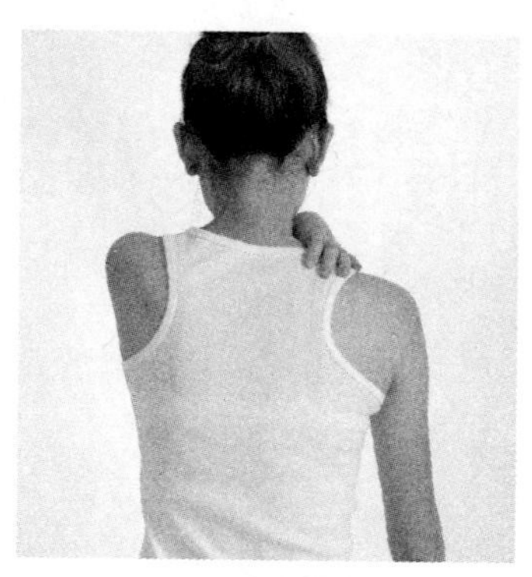

（3）拿捏肩井穴，时间为5～6次。

（4）以手握拳，按照从上往下的顺序来回敲打肩膀，反复操作5～6遍。

（5）食指、中指点按肩髃穴，时间为2～3分钟。

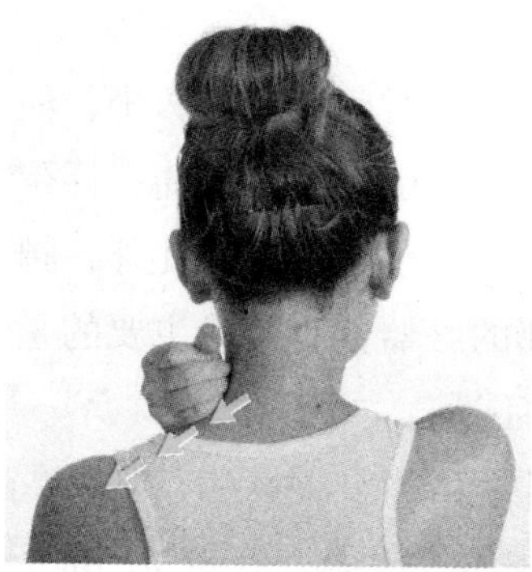

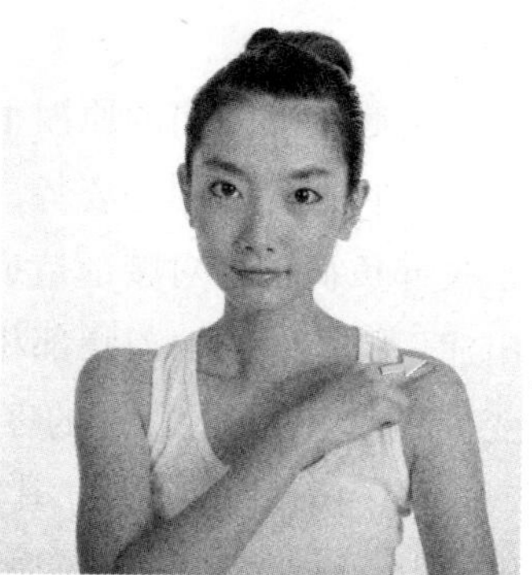

食补小贴士

【糯米姜枣粥】

材料：黑糯米200克，核桃仁100克，姜50克，红枣10个，红糖适量。

做法：

（1）红枣、核桃仁洗净；姜去皮，磨成姜汁。

（2）糯米洗净、浸泡后，放入锅中，加水适量，大火煮沸。

（3）加入所有材料，转小火续煮30分钟，至软烂后调入红糖即可。

腰部酸痛

引起腰部酸痛的原因很多，长时间久站或久坐，使腰椎、腰部肌肉长期处于同一姿势，很容易引发局部疼痛；怀孕的女性由于腹部负荷也会对腰部造成压力，引起腰痛。此外，腰椎间盘突出症、腰肌劳损、与腰部相邻的脏器器官（最主要的是肾）的病变等因素均可导致腰部的疼痛不适。

除了病理性腰痛外，其他腰痛虽然不是疾病，但如果置之不理，极易引发腰肌劳损、腰部骨质增生等疾病。在按摩之前应先在正规医院进行有效检查，待查明病因病症以后才能使用此方法作为治疗手段。

【取穴】命门穴

【方法】

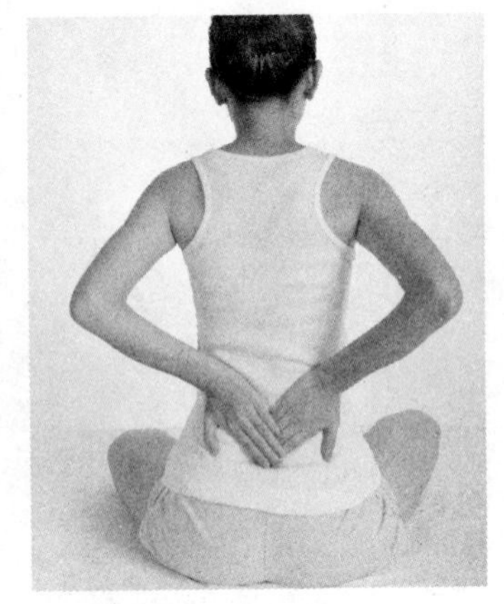

（1）两手五指并拢，分别放在左右后腰椎部，向下缓慢揉搓腰部，至发热为止。

（2）拇指点按命门穴，持续2～3分钟。

（3）两手重叠放于腰椎正中，由上而下推搓腰椎，持续30～50次，至局部产生发热感。

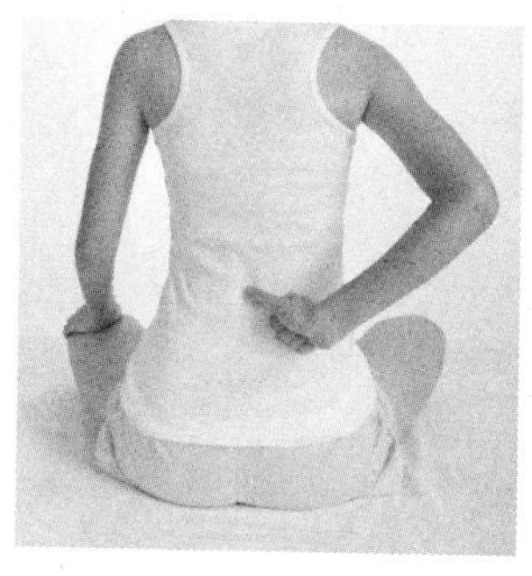

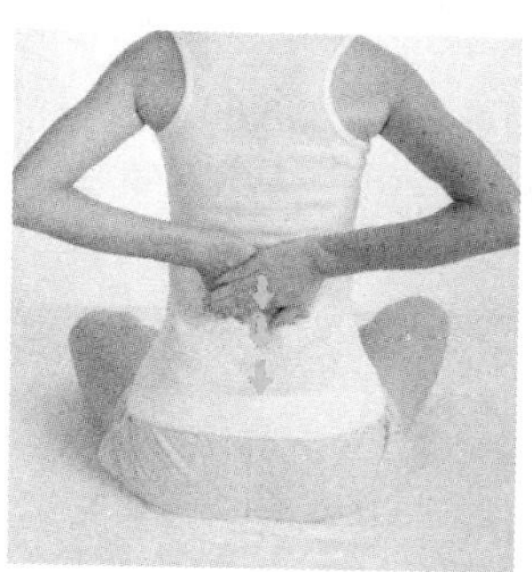

（4）拿捏腰部两侧肌肉，操作20～30次。

（5）手握拳，敲击腰部，操作8～10次。

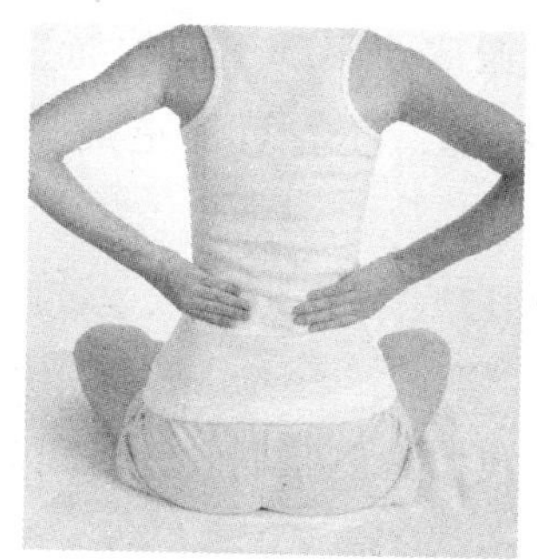

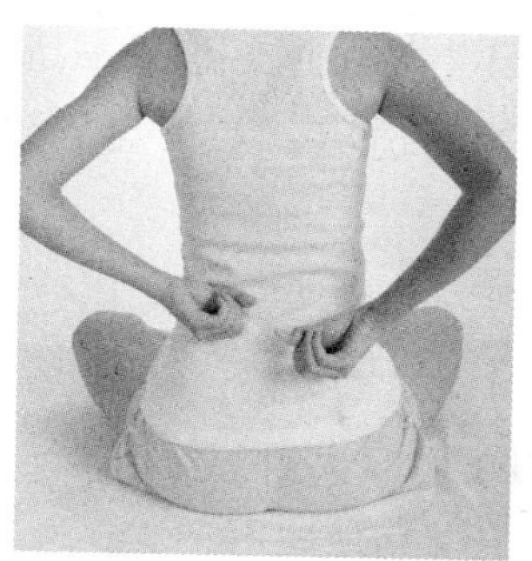

食补小贴士

【桑杜炖猪骨】

材料：猪骨、桑寄生各50克，杜仲15克，盐适量。

做法：

猪骨斩成小块，焯烫后冲净，与桑寄生、杜仲一同放入锅中，加水适量。大火煮沸，转小火炖熟，出锅前调入盐。

眼睛疲劳

大部分现代人都有长时间对着电脑、昼夜加班、熬夜看小说等不良生活习惯，这极易造成眼胀、眼部干涩灼痛、眼及眼眶酸痛等不适感，不仅会导致近视，还有可能造成其他眼睛疾病。

【取穴】睛明穴、太阳穴、四白穴、瞳子髎穴、丝竹空穴

【方法】

（1）用双手食指指端，同时点按两侧睛明穴，时间为2～3分钟。

（2）双手大拇指各置于两侧太阳穴处，使食指微弯曲，用弯曲的食指第2指节按照从内向外、先上后下的顺序，推摩上下眼眶。

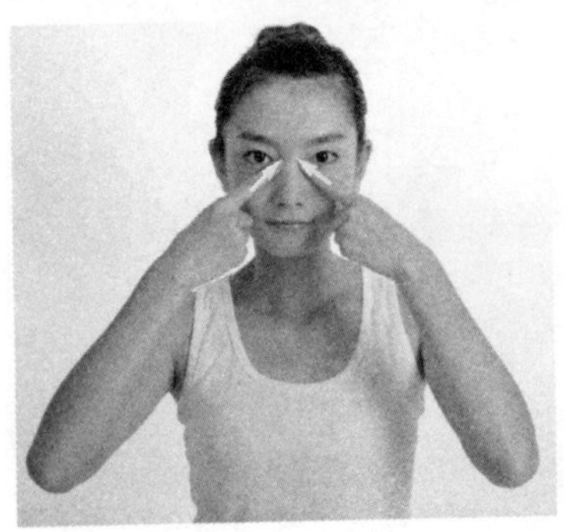

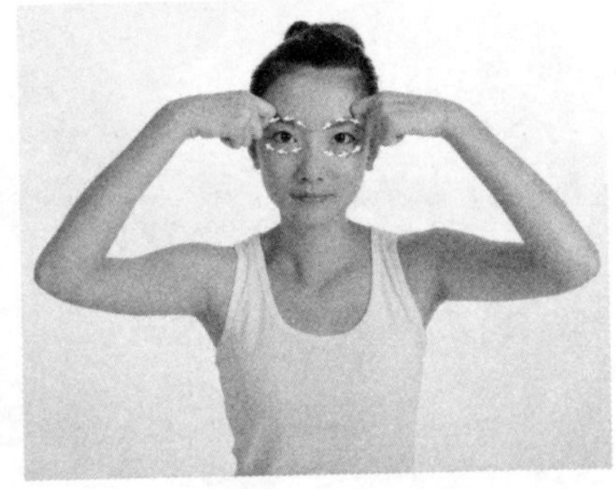

（3）拇指按揉太阳穴，时间为 2 ~ 3 分钟。

（4）拇指点按四白穴，时间为 2 ~ 3 分钟。

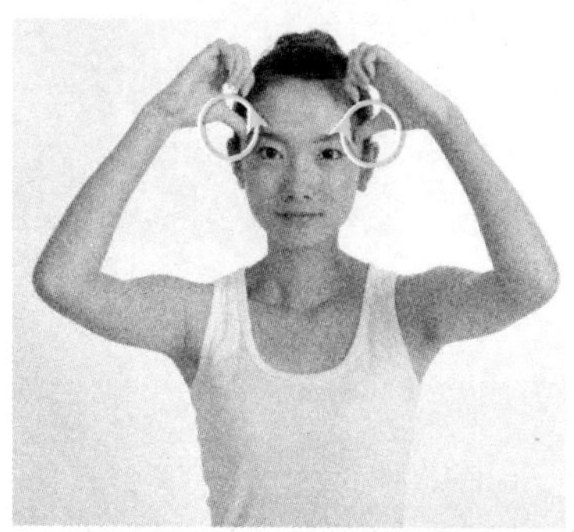

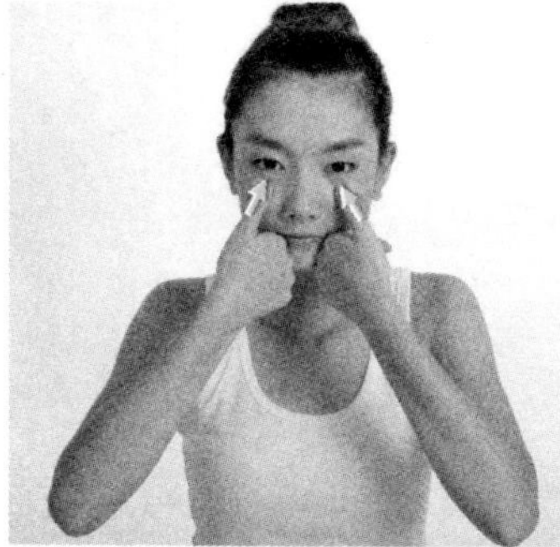

（5）按揉瞳子髎穴，时间为 2 ~ 3 分钟。

（6）点按丝竹空穴，时间 2 ~ 3 分钟。

（7）闭上双眼，用双手除大拇指外其余四指，按揉眼珠。

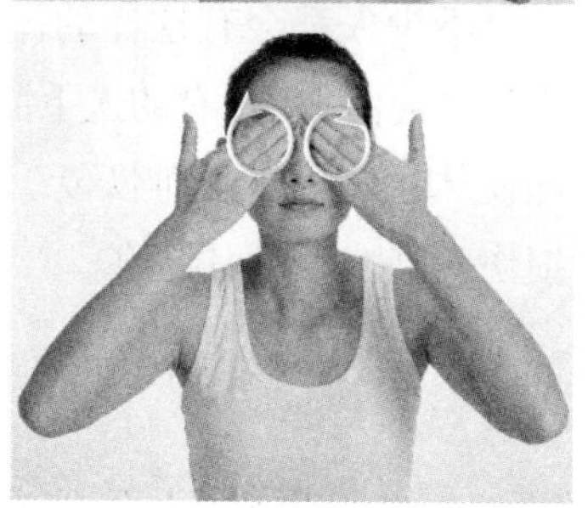

食补小贴士

【糙米菊花汤】

材料：糙米 100 克，菊花 50 克，姜丝、盐适量。

做法：

（1）菊花洗净，中火煎汤。

（2）将糙米放平底锅中炒出香味，直到糙米变成淡黄色。

（3）将炒好的糙米、姜丝放入菊花汤中，以中火续煮。

（4）糙米微烂时调入盐，再加水煮 15 分钟。

下肢酸痛

不少人都会有这样的体验，走路时下肢会出现酸痛，但在隔夜后就会消失。也有的人下肢酸痛较明显，通常在跑步时症状加重，即使休息一周也很难恢复。中医认为，下肢酸痛通常是由于运动损伤和脏腑亏损引起的。

【取穴】无须取穴

【方法】

（1）拇指和食指的中节稍用力分别捏脚跟腱，以能耐受为度，捏 36 次。

（2）用掌根或大鱼际由上向下保持压力向下推小腿肚，推 36 次。

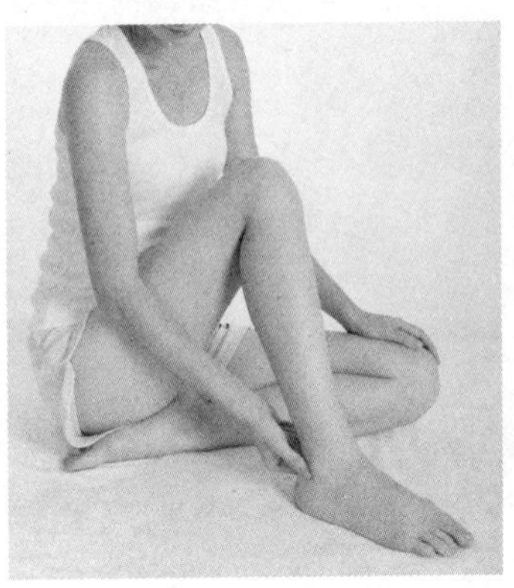

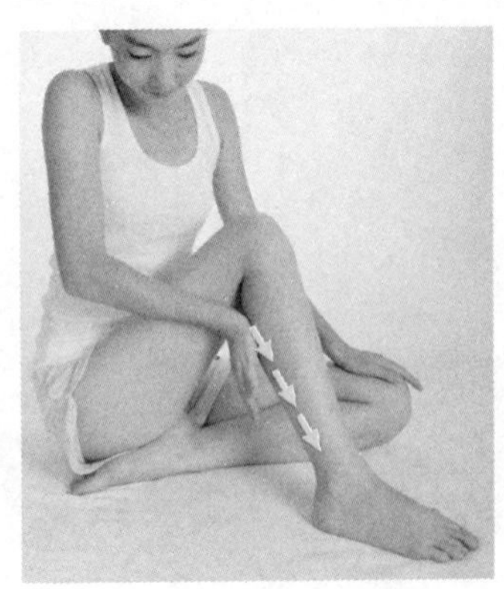

（3）站立，用没有疼痛感的腿支撑，疼痛的一侧放松，一手手掌按住大腿的后方连续抖动肌肉 1 ~ 2 分钟。

（4）坐姿，微屈膝关节，手握空拳，左右抖动小腿肌肉 1 ~ 2 分钟。

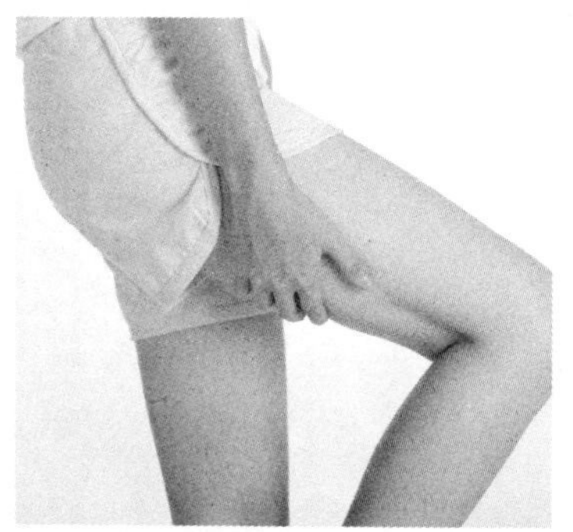

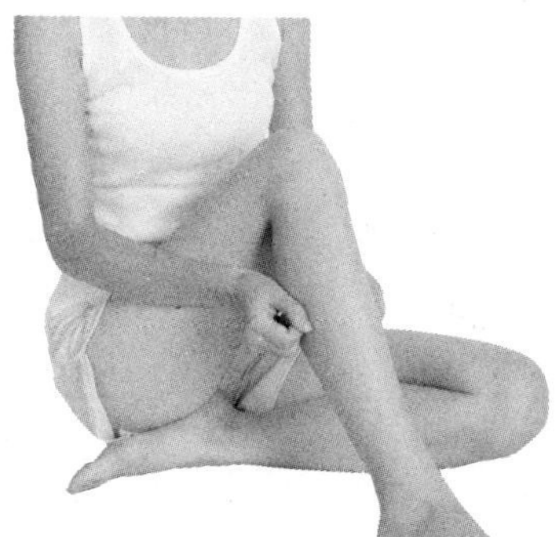

食补小贴士

【桑寄生煮蛋】

材料：桑寄生 15 ~ 30 克，鸡蛋 1 ~ 2 个。

做法：

将桑寄生与鸡蛋放入锅中，加水适量，大火煮沸后鸡蛋去壳，再煮片刻。

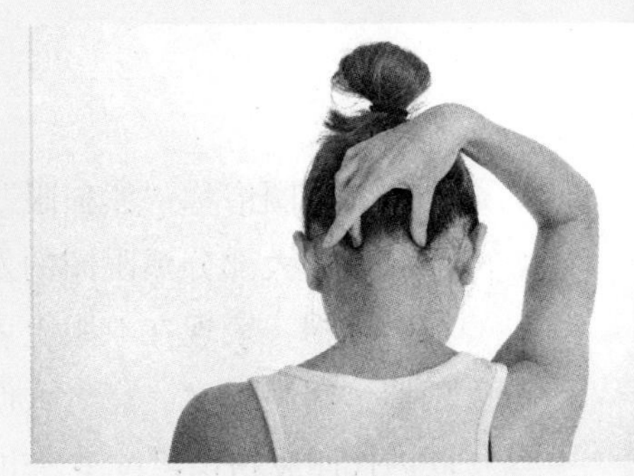

PART 6 学会自我按摩，

黑眼圈

黑眼圈俗称“熊猫眼”，表现为眼周的肌肤颜色明显深于其他部位。大部分黑眼圈的发生与肝肾亏虚有关，肝肾亏虚能导致精血亏损，表现在双眼上就形成黑眼圈。另外，经常熬夜、情绪压抑、用眼过度、衰老致使静脉血管血流速度过于缓慢，眼周肌肤内代谢废物积累过多，也会造成眼部色素沉着。

【取穴】承泣穴、四白穴、睛明穴

【方法】

（1）两手手指相互摩擦至微热，将手掌轻放在双眼上，待手掌温度降低后重新擦掌，热敷双眼，反复操作约 2 分钟。

（2）用拇指端或拇指桡侧，推揉承泣穴，共 18 次。

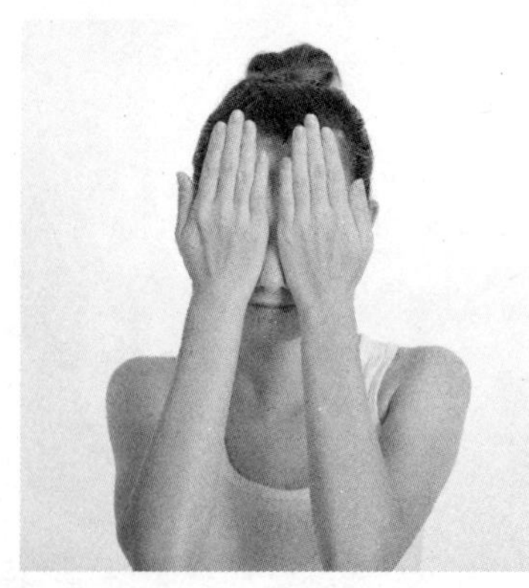

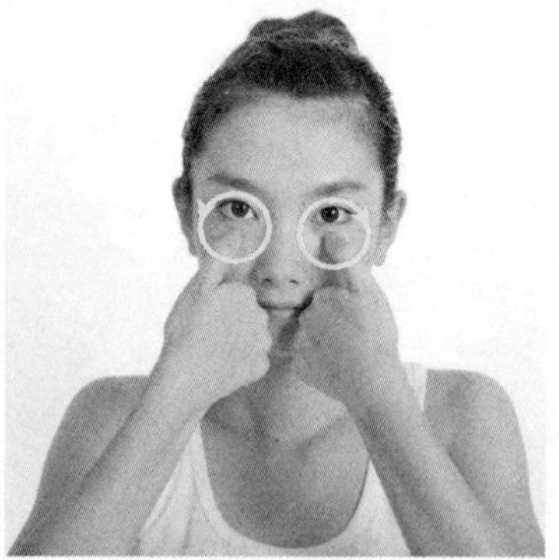

（3）按照顺时针与逆时针方向按揉四白穴，各按揉 18 次。

（4）轻掐睛明穴，1 ~ 2 分钟。

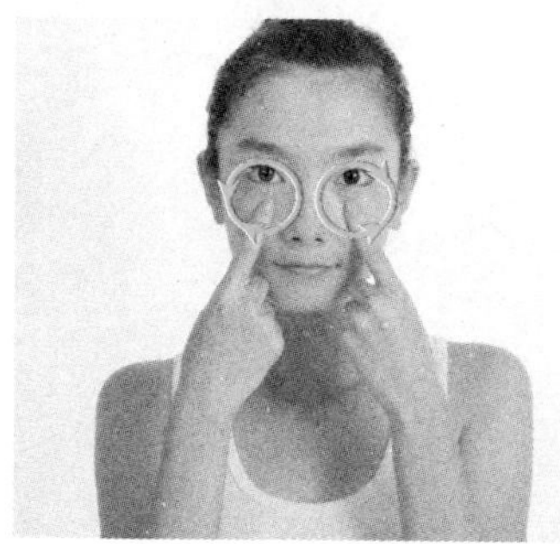

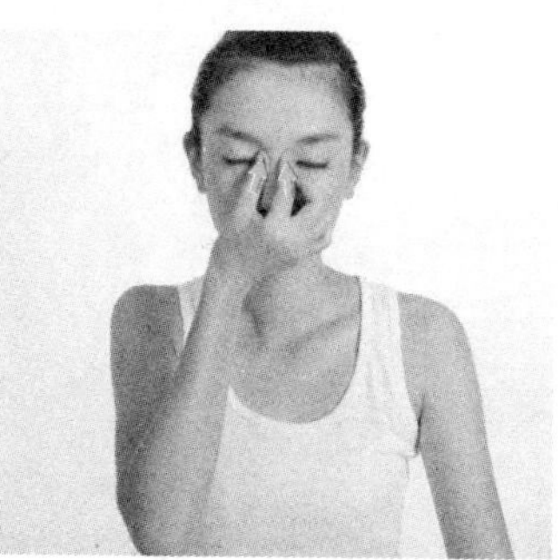

食补小贴士

【黑木耳滚猪肝汤】

材料：黑木耳 15 克，猪肝 300 克，生姜 1 片，红枣 2 粒，盐少许。

做法：

（1）先用清水将黑木耳泡好，冲洗干净备用。

（2）将猪肝、生姜、红枣用清水冲洗干净；将猪肝切片备用；将生姜的皮削掉；红枣去核备用。

（3）将砂锅中加入适量清水，用猛火煲至水开，然后放入黑木耳、生姜和红枣，改用中火煲 1 个小时左右，接着加入猪肝，待猪肝熟透后加少许盐调味，即可饮用。

【胡萝卜猪肝饼】

材料：胡萝卜 300 克，鸡蛋 4 个，猪肝 250 克，盐、酱油、料酒、生姜丝、鸡精、水淀粉各适量。

做法：

（1）萝卜洗净，1/3 榨汁，其余切丝，与姜丝入油锅煸炒至半熟；鸡蛋打成液，加入胡萝卜汁搅匀备用。

（2）猪肝切薄片，调入酱油、鸡精、料酒腌制 10 分钟，炒熟后放入鸡蛋液体中。

（3）锅内热少许油，然后倒入猪肝蛋液，煎至蛋液表面块凝固，撒上胡萝卜丝，将蛋饼翻面煎至金黄。

眼袋是指下眼睑皮肤、肌肉及眶膈松弛下垂，脂肪肥大，形成袋状突起。眼袋是人体开始老化的早期表现之一，一般来讲，成年人尤其是女性，在 25 ~ 30 岁之间多数由于脂肪堆积产生眼袋的现象。有些女性认为自己的眼袋还不是很严重，没必要大惊小怪，等到特别明显时再进行修护就可以了。其实，这种观点是错误的，其结果只能是下眼睑皮肤过早松弛、容颜过早衰老。

【取穴】睛明穴、承泣穴、四白穴

【方法】

（1）指甲轻掐睛明穴，1 ~ 2 分钟。

（2）拇指端点按承泣穴，以出现酸胀感为宜。

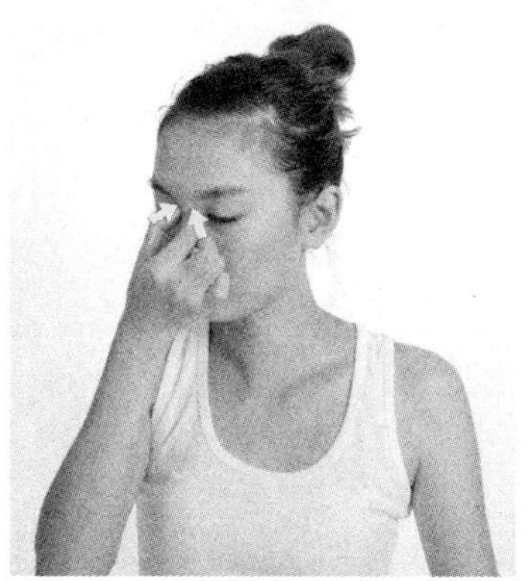

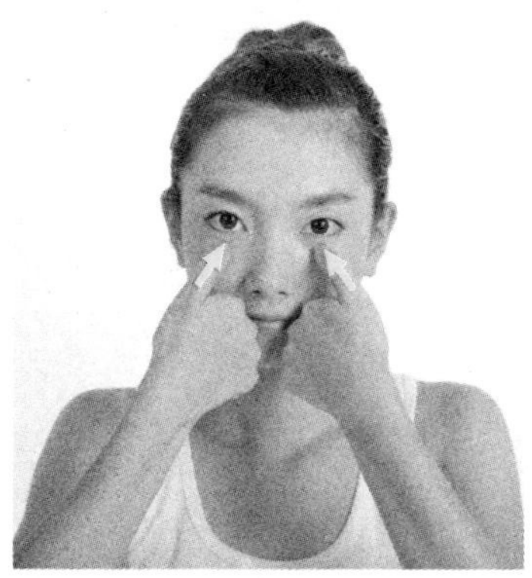

（3）按照顺时针与逆时针方向揉按四白穴，以出现酸胀感为宜。

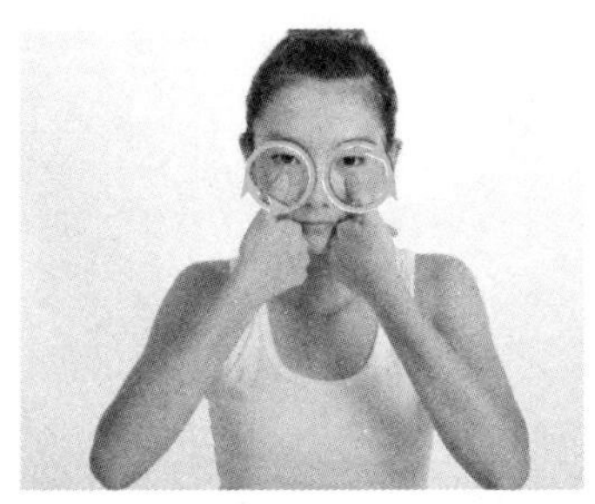

食补小贴士

【荞麦玉米沙拉饼】

材料：荞麦粉、玉米粉各适量，土豆100克，火腿150克，鸡蛋2个，胡萝卜50克，黄瓜50克，罐头豌豆30克，沙拉酱、盐、鸡精、胡椒粉各适量。

做法：（1）土豆、胡萝卜蒸熟，去皮切片；火腿切成片；鸡蛋煮熟，切片；黄瓜切成小片。

（2）将材料用沙拉酱、盐、鸡精、胡椒粉搅拌均匀。

（3）将荞麦粉与玉米粉调成糊，在锅中摊成薄饼。

（4）将材料卷在薄饼中即可食用。

【冬瓜薏仁排骨汤】

材料：冬瓜200克，薏仁30克，小排骨250克，盐少许。

做法：（1）将冬瓜洗净，去皮切块备用；用清水将薏仁冲洗干净；用清水将小排骨洗净切好，放进沸水中将血水和浮沫逼出，捞出后备用。

（2）将小排骨与冬瓜块、薏仁一起慢炖，煲足火候，放入少许盐调味即可。

痤疮

痤疮是一种毛囊皮脂腺慢性炎症性皮肤病，通常是指粉刺、脓疱、结节、囊肿等“痘痘”现象。多发生于年轻人的面部，有时也会出现在肩膀、胸部、颈部、背部等位置，有时伴有黑头或粉刺，并有油性皮脂溢出，还会出现触痛感。中医认为，痤疮多因皮脂腺分泌过多、脾胃湿热、浊气过重、内分泌失调或肺经风热阻于肌肤所致。

【取穴】曲池穴、外关穴、合谷穴、血海穴、足三里穴

【方法】

（1）拇指按揉对侧曲池穴，1分钟左右。

（2）拇指按揉外关穴，约1分钟左右。

（3）拇指按揉合谷穴，约1分钟左右。

（4）拇指按揉双侧血海穴，约1分钟左右。

（5）拇指按揉双侧足三里穴，约1分钟左右。

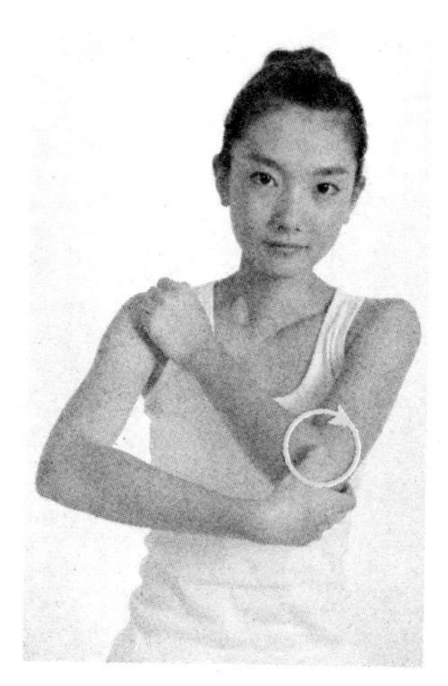

食补小贴士

【上汤芝麻菜】

材料：菠菜400克，白芝麻10克，草菇100克，枸杞、大蒜、姜、葱、盐、鸡汤、胡椒粉各适量。

做法：

（1）材料洗净，菠菜切段，草菇切块，大蒜切末，葱姜切丝。

（2）菠菜在盐水中焯熟，沥干水分装盘。

（3）锅中倒入鸡汤，放入草菇、枸杞、葱姜、蒜末、盐，煮沸后浇在菠菜上，撒白芝麻、胡椒粉即可。

黄褐斑

黄褐斑有别于雀斑，它是一种只产生于面部的色素沉积斑块。这些斑块为淡褐色或黄褐色，斑间的边界比较清晰，形状十分不规则，通常对称分布在眼眶附近、额头部、眉弓部、鼻部、两侧面颊、唇及口周等部位，无自觉症状及全身不适。产生黄褐斑的原因有肝火旺盛、气血瘀滞、脾脏亏虚、肾阴亏虚等方面。

【取穴】三阴交穴、太溪穴、血海穴

【方法】

（1）拇指点揉三阴交穴处，约 2 分钟。

（2）用掌根向上擦小腿内侧，直到皮肤发红发热。

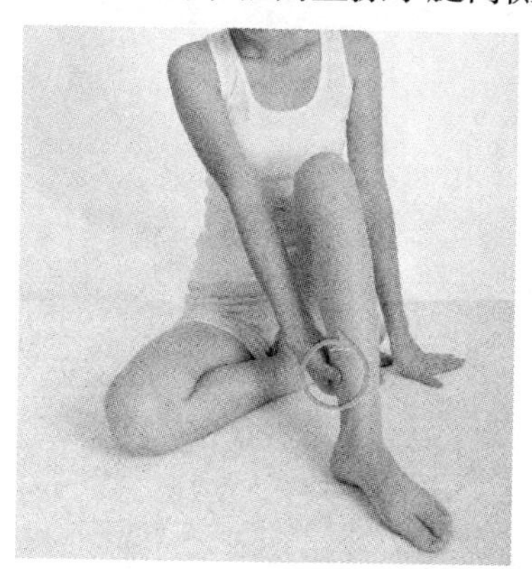

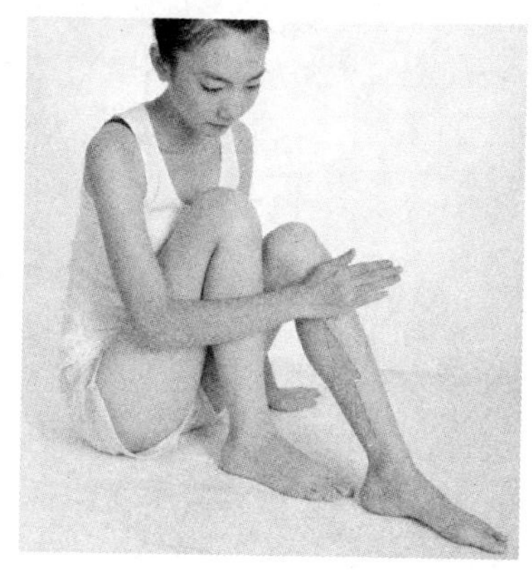

（3）用大拇指的指腹按揉太溪穴，以局部出现酸胀感为宜。

（4）用拇指端点按血海穴，以局部出现酸胀感为宜。

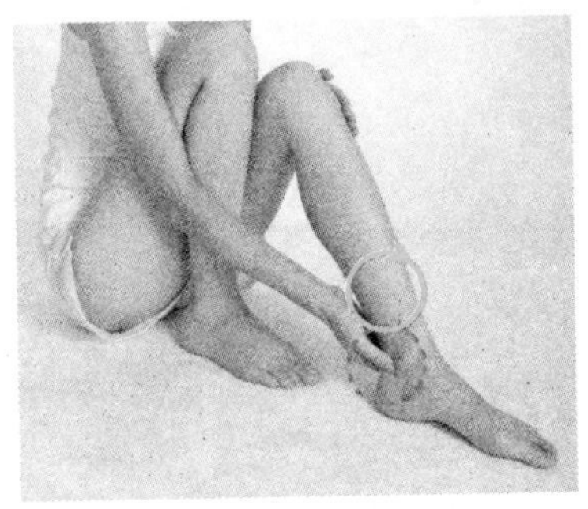

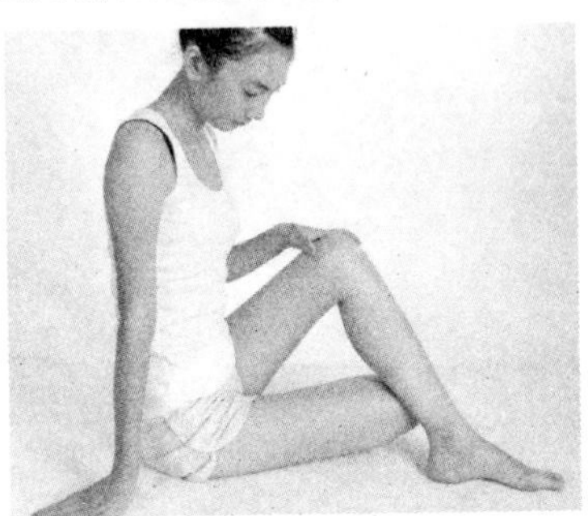

食补小贴士

【番茄蛋粥】

材料：番茄1个，大米50克，鸡蛋1个，盐、鸡精、胡椒粉、葱花各适量。

做法：（1）材料洗净，番茄切丁，鸡蛋打散，大米浸泡。

（2）将大米放入锅中，加入适量水，大火煮沸后放入番茄丁，转小火续煮30分钟。

（3）将鸡蛋打入粥中，调入盐、胡椒粉略煮5分钟，加鸡精、葱花调味即可。

【牛蒡山楂汤】

材料：山楂8个，牛蒡400克，山药300克，胡萝卜1根，盐适量。

做法：（1）材料洗净，牛蒡削皮、切块后，浸入淡盐水中；胡萝卜、山药削皮、切块。

（2）将所有的材料放入锅中，加水适量，大火煮沸。

（3）改小火，调入盐，续煮至牛蒡熟软即可。

雀 斑

雀斑是一种褐色斑点，形犹如雀卵，颜色深浅不一，数量多少因人而异，通常不伴有其他症状，是一种色素障碍性皮肤病，由于肌肤表皮基底层的黑色素细胞生成黑色素过多所致。雀斑最多出现在面部，尤其是鼻梁、颧部、颊部等处，也常见于颈部、手背、肩部等处，偶尔会有长在胸背部的现象。中医认为，外邪入侵、肾虚火旺、气血瘀滞也会导致雀斑生成。

【取穴】睛明穴、印堂穴、四白穴、迎香穴、颧髎穴

【方法】

（1）双手掌在双侧颧骨由内向外做环行按揉，约1分钟。

（2）双手中指的指腹从睛明穴开始，沿着鼻骨的左右两侧向下推揉至迎香穴，重复操作20次。

（3）双手掌置于两边外侧面颊，手指依次由下向上慢慢做“扫”的动作，约1分钟。

（4）按揉印堂穴，再依次按揉两侧四白穴、迎香穴、颧髎穴，各穴位约按30秒为宜。

食补小贴士

【蜂蜜柠檬橘子茶】

材料：橘子3个，柠檬1个，水2碗，冰糖、蜂蜜各适量。

做法：

（1）材料洗净，橘子、柠檬榨汁，连果肉一同放入水中24小时。

（2）将汤汁倒入砂锅中，大火煮沸后转小火，加入冰糖，边煮边搅拌。

（3）煮至汁水浓稠，晾凉后调入蜂蜜装瓶，喝时用开水调和即可。

【黄瓜紫菜海米汤】

材料：黄瓜2根，紫菜15克，海米、鸡精、盐、香油各适量。

做法：

（1）材料洗净，黄瓜切片，海米浸泡。

（2）锅中加入适量清水，煮沸后放入黄瓜、海米、盐。

（3）待再次煮沸后，撇去浮沫，放入紫菜、鸡精即可。

鱼尾纹

鱼尾纹是美丽的“天敌”，在25岁之后，由于新陈代谢减慢，皮肤真皮组织中的弹力纤维、结缔组织和肌肤纤维退化萎缩，皮肤的张力也随之降低，皱纹成了家常便饭，特别眼周肌肤由于皮肤薄、纤维贮备少，就更容易产生难看的鱼尾纹。

【取穴】瞳子髎穴、丝竹空穴、角孙穴、太阳穴

【方法】

（1）双手手掌放在两侧面颊，上下轻擦面部，反复操作1分钟，直至面部出现热感为宜。

（2）用双手食指或拇指的指腹分别按揉瞳子髎穴、丝竹空穴、角孙穴、太阳穴，各穴位均按揉1分钟。

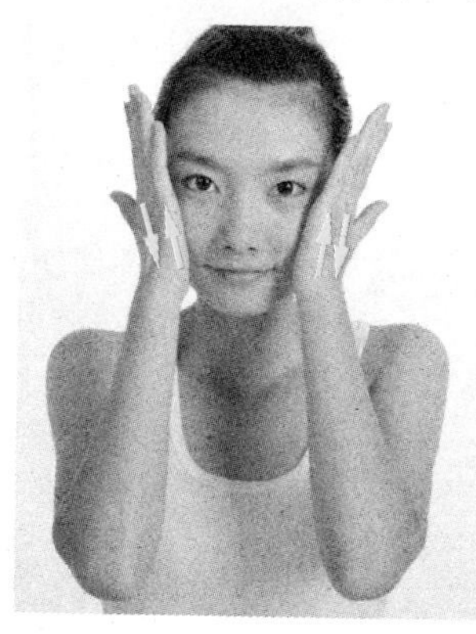

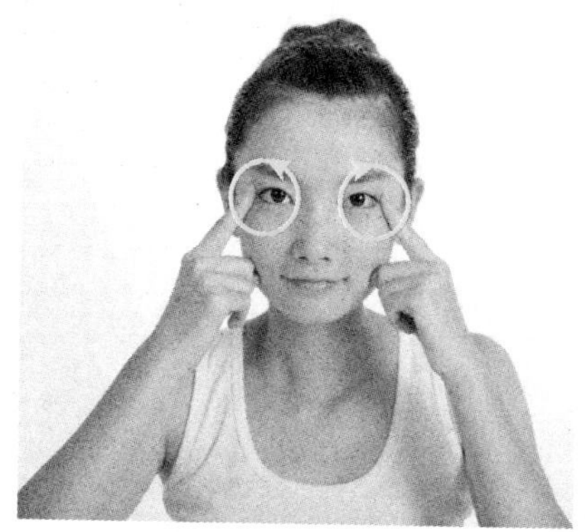

（3）食指的指腹轻轻按揉鱼尾纹处1分钟。

（4）手指并拢，用掌面轻轻拍打面部，如颧部、面颊、额头等处各1分钟。

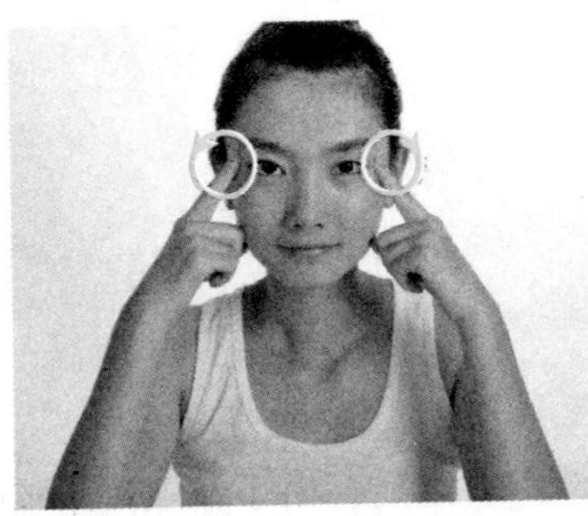

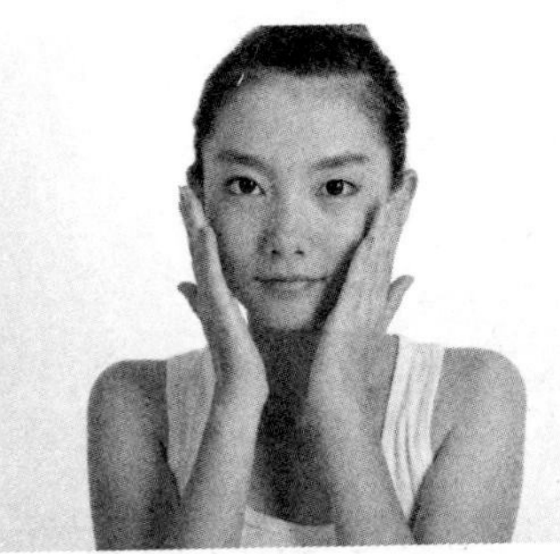

食补小贴士

【猪蹄汤】

材料：猪蹄2只，花生15克，黄豆15克，红枣5个，大葱1根，姜5片，草果1个，八角2个，花椒10粒，清水适量。

做法：

（1）猪蹄洗净后将表面的毛剔干净，对半劈开。

（2）将花生、黄豆用冷水浸泡15分钟，汤锅中放入猪蹄加入冷水没过表面5厘米左右，用大火将水烧开，撇去表层浮沫。

（3）将猪蹄倒入电子汤煲中。加入葱、姜、八角、草果、花椒等香料，加盖慢慢炖1个小时。

（4）汤汁变浓白后，倒入花生、黄豆，以及浸泡的水，继续炖半小时。

（5）黄豆酥烂后加入红枣，继续用小火炖20～30分钟即可。

【小白菜猪肝汤】

材料：小白菜100克，猪肝50克，银耳10克，鸡蛋1个，姜片、葱花、盐、酱油、淀粉各适量。

做法：

（1）材料洗净，小白菜切段，猪肝切片，银耳泡发后撕小朵，鸡蛋打散。

（2）把猪肝放在碗内，调入淀粉、盐、酱油、鸡蛋液，挂浆待用。

（3）锅中热少许油，爆香葱姜，倒入适量清水，大火煮沸后放入猪肝、银耳、小白菜，小火煮10分钟，调入少许盐即可。

皮肤晦暗

皮肤晦暗一般是因为经络不通、血液循环不畅所造成的。如果要让晦暗的肌肤亮起来，就应该打通经脉，加快血液流动，为肌肤供给充足的养分。

【取穴】无须取穴

【方法】

（1）将两手手掌分别贴于两侧面颊，上下轻擦面部，约2分钟后以面部有热感为准。

（2）双手食指、中指、无名指、小指并拢伸直，用双手四指的指面交替拍打一侧的面颊，约1分钟后换另一边面颊。

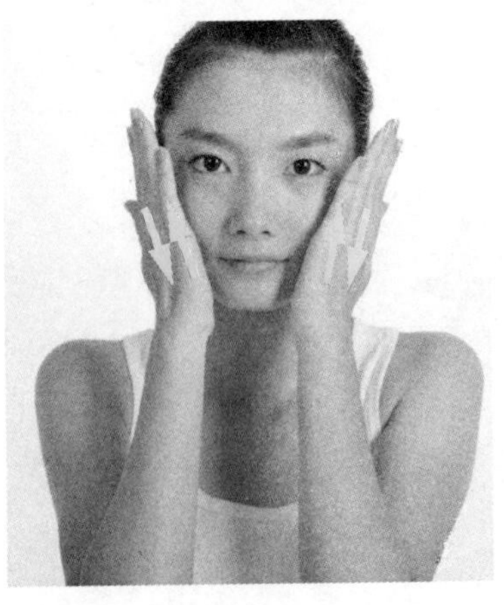

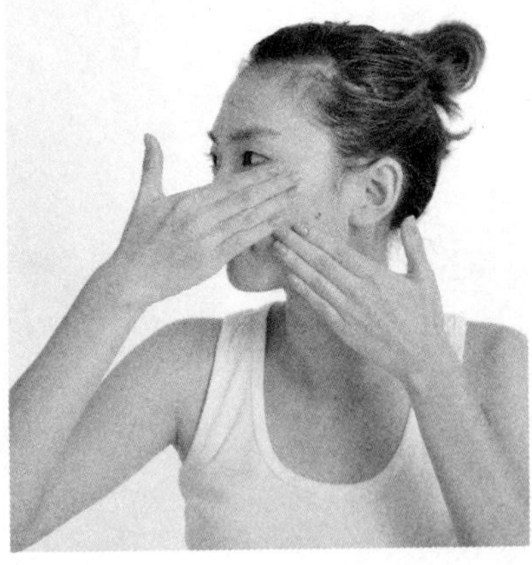

（3）双手食指、中指和无名指并拢，用三指的指面在两侧面颊环行推摩 1 分钟。

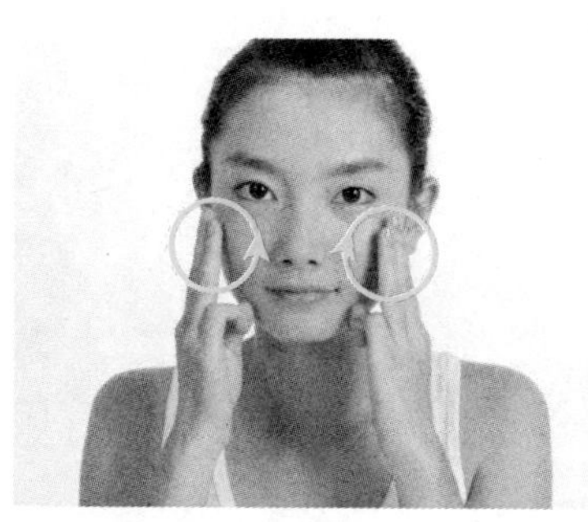

食补小贴士

【西兰花蘑菇汤】

材料：西兰花 300 克，豆腐 200 克，蘑菇 150 克，水淀粉、盐、香油各适量。

做法：

（1）材料洗净，西兰花掰小朵，入盐水焯烫；豆腐、蘑菇切块。

（2）将西兰花、豆腐、蘑菇放入锅中，加水适量，调入盐，中火煮沸。

（3）转小火续煮 15 分钟，勾芡后滴少许香油即可。

肌肤松弛

女性到了一定年龄后，血液循环速度开始迟缓，皮下组织脂肪层也逐渐出现松弛。通常表现为从耳根至下颌的面部轮廓开始变得松垮软塌，不再棱角分明，侧面看尤其明显。颧骨上的皮肤变得不再饱满紧致，面部的最高点逐渐向下游移，开始出现双下巴。

这些现象的原因都是因为肌肤真皮层中的胶原蛋白和弹力纤维蛋白减少，细胞间的纤维退化，令皮肤失去弹性造成的。此外，其他因素如精神紧张、吸烟等不良嗜好也会使皮肤结构发生变化，失去弹性。

【取穴】无须取穴

【方法】

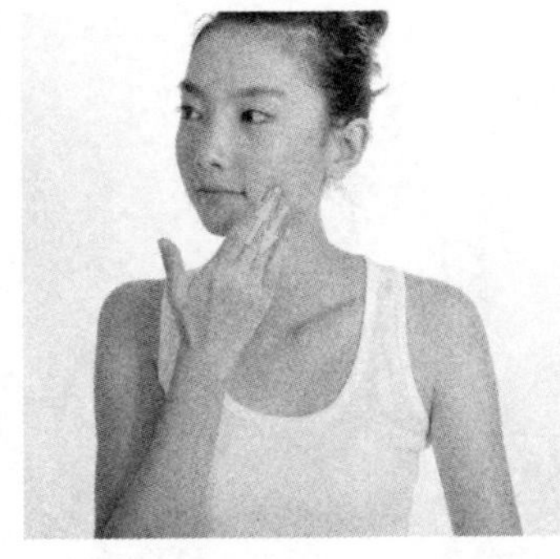

（1）用右手中指、无名指从左侧嘴角的下端开始，用力按摩至左侧下颌骨，来回10次。调转方向，用左手中指按摩右侧下颌。

（2）用手指将下颌尽量往上推，使下唇紧贴上唇，坚持15秒钟，放松休息。

（3）双手或单手交替，将食指、中指按在嘴边，然后轻轻推向鼻子，坚持 15 秒钟。

（4）手指稍用力，将脸颊向两旁耳朵方向牵拉，坚持15秒钟。

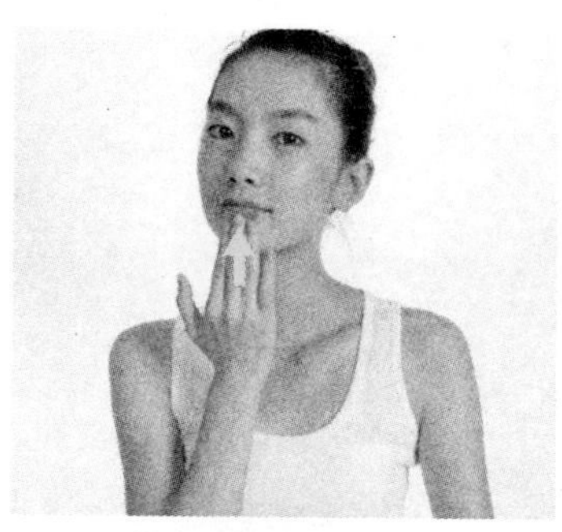

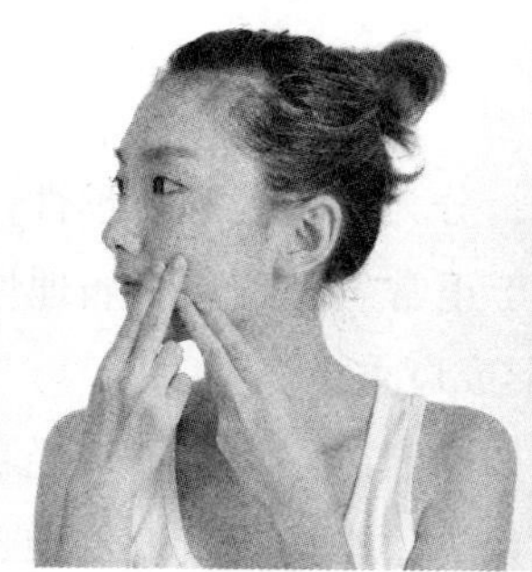

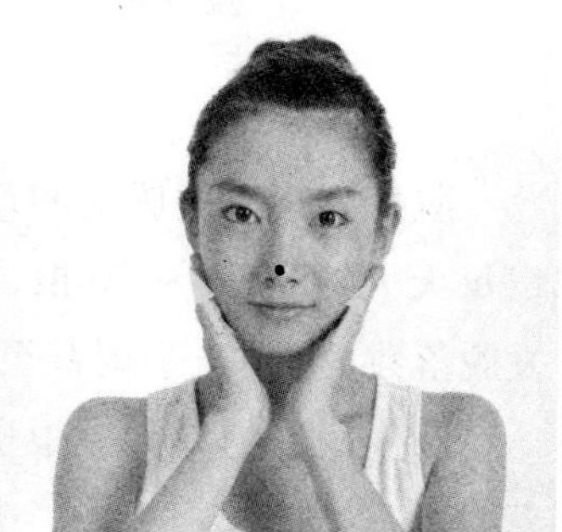

食补小贴士

【猕猴桃鱼肉沙拉】

材料：猕猴桃 3 个，生菜 80 克，净鱼肉 5 片，鸡蛋 1 个，面包糠、盐、胡椒粉适量。

做法：

（1）材料洗净，鱼肉用少许盐略腌片刻，鸡蛋打成液，猕猴桃切丁。

（2）锅中热少许油，将鱼肉均匀地蘸上鸡蛋液、裹上面包糠，在锅中炸成金黄色。

（3）将生菜铺在盘底，鱼肉沥干油分后摆在生菜上，撒少许胡椒粉，然后将猕猴桃丁放入盘中，即可食用。

脱 发

脱发是指头发脱落的现象，分为生理性和病理性，生理性脱发每天大约为50 ~ 70根，属于正常生理现象。病理性脱发的头发脱落数量较多，有时甚至会形成斑秃。

产生脱发的原因有很多，如激素分泌失衡、神经功能紊乱、营养不良、护理不当等。中医认为，本病与气血双虚、肝肾不足造成的血瘀毛窍有关。脱发与头皮屑不同，一般无自觉反应或炎症，可自行缓解或反复发作。

【取穴】百会穴、风池穴

【方法】

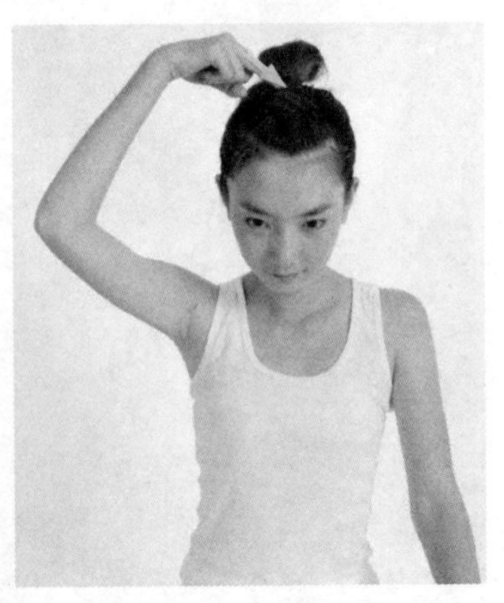

（1）中指按压百会穴，时间为2 ~ 3分钟。

（2）沿顺时针点揉风池穴，时间为2 ~ 3分钟。

（3）用五指的指腹顺着头部经络走向，叩击头部，往返重复4 ~ 5次。

（4）将双手十指插入头发内，从前额开始，经头顶至后脑，揉搓头皮，时间为 2 ~ 4 分钟。

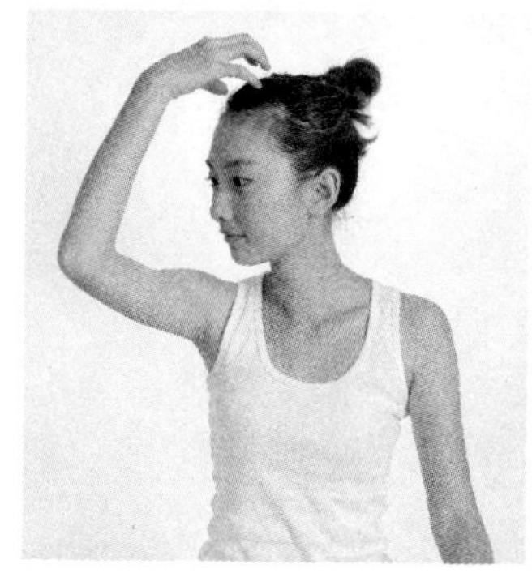

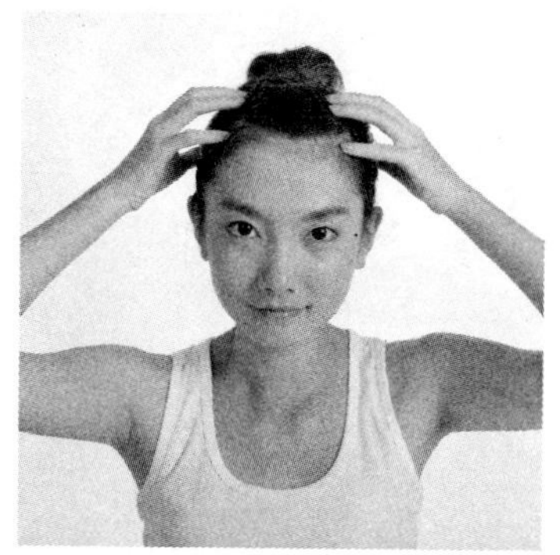

食补小贴士

【香菇油菜包】

材料：小麦面粉 500 克，油菜 750 克，干香菇 5 朵，罐头笋 150 克，海米 60 克，盐、鸡精、白砂糖、酱油、醋、香油、酵母各适量。

做法：

（1）材料洗净，香菇发泡、切丁，海米浸泡后切碎；油菜焯好后，挤干水分，切碎；罐头笋切丁。

（2）将油菜与笋丁、香菇丁、海米、酱油、盐、糖、香油、鸡精拌匀，做馅。

（3）将面粉与酵母掺在一起，用温水和好、揉匀，发好面团后揉匀揉透。

（4）将面团擀成包子皮，放入馅，包好后蒸熟，蘸醋食用。

瘦脸

给脸做运动，这听起来有些不可思议，可是对于想要拥有一张精致小脸的人来说没有什么不可能。按摩能够促进脸部血液循环，调节脂肪代谢，消除多余水分，不管是肉肉的脸还是肿肿的脸都可以焕然一新，变成你心目中最理想的样子。当然在按摩脸部的时候，最好将穴位按摩与抚摸配合使用，这样才能让脸部在瘦下去之后不容易变得松垮。

【取穴】攒竹穴、太阳穴、球后穴、颊车穴、地仓穴、迎香穴、听会穴

【方法】

（1）从攒竹穴开始，用中指和无名指从下向上轻轻按压至发际，然后向下按压至前额中央，以打圈的手法从内向外按摩至两侧太阳穴。如此重复 2 ~ 3 次。

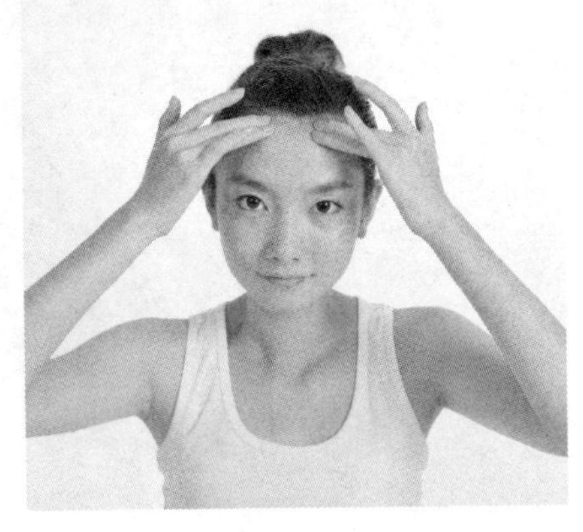

（2）将双手食指置于鼻翼两侧的迎香穴，轻轻按揉 2 分钟。

（3）以打圈的手法从颧骨处一直按摩到唇边，重点在球后穴、颊车穴按揉1～2分钟。如此重复3～5次。

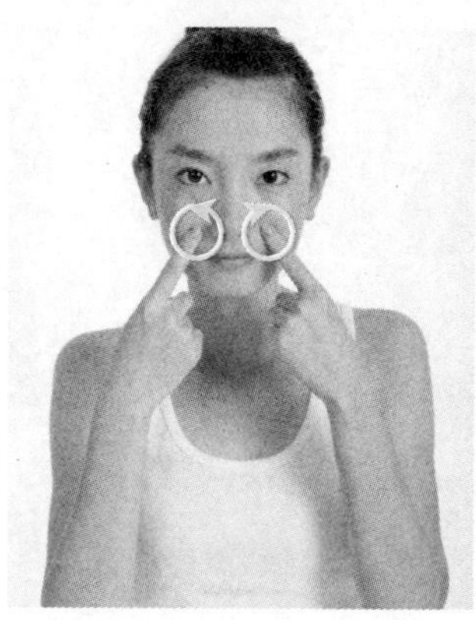
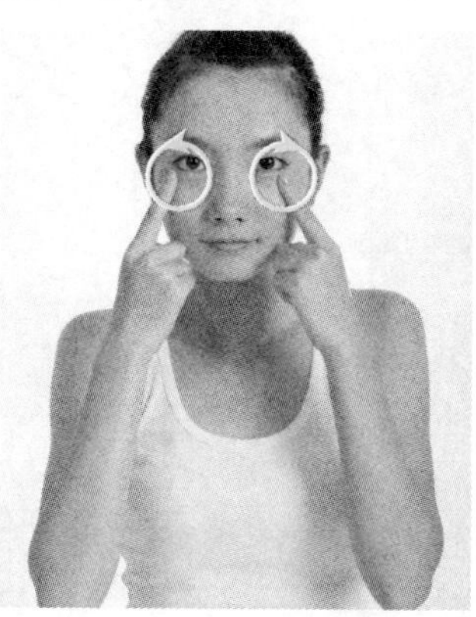

（4）深呼吸数次，从下巴开始，用中指一直按压到耳背骨，重点在地仓穴、听会穴按压1～2分钟。可重复3～5次。

（5）最后轻轻拍打前额、脸颊、下巴数次，用拇指、食指和无名指捏住颧骨部的赘肉并向外拉，再松手向下移动，用相同的手法捏脸部赘肉，一直到鼻翼处为止。

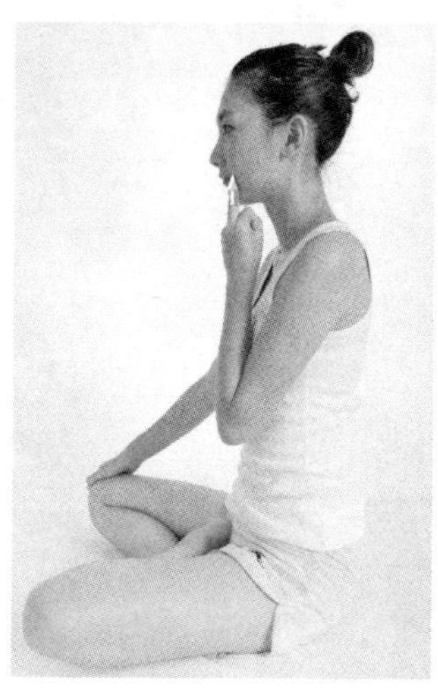
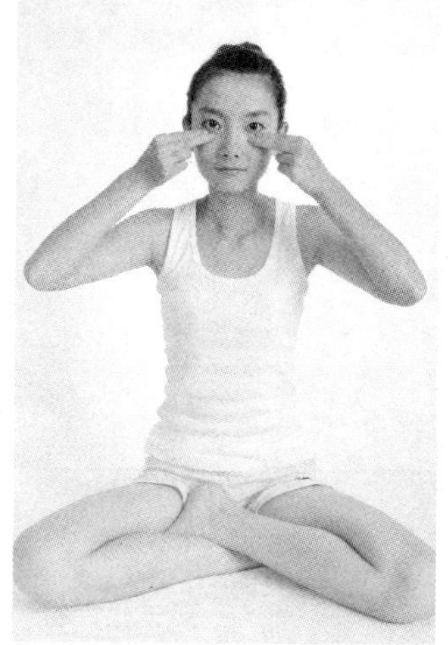

食补小贴士

【菠菜枸杞粥】

材料：菠菜200克，枸杞15克，小米100克，盐适量。

做法：

（1）材料洗净，菠菜在盐水中焯烫后，切碎备用。

（2）将小米入锅，加水适量，大火煮沸后，改用小火煨煮20分钟。

（3）待小米粥煮好后，放入菠菜、枸杞，调入盐，再次煮沸后点香油即可。

美颈

每个女性都希望拥有如仙鹤一般优雅的颈部，然而现实生活中，颈部恰恰是极易囤积脂肪和皱纹的部位，不仅让原本健美苗条的你显得“健壮”，还给人留下苍老的感觉。那么怎样才能拥有健康的美颈呢？按摩就能让爱美的你拥有完美的脖颈。

【取穴】风池穴、定喘穴、缺盆穴

【方法】

（1）先将拇指和中指置于一侧的风池穴上，手指用力向对侧风池穴方向推，然后再拉回原位，如此来回推摩 10 次。

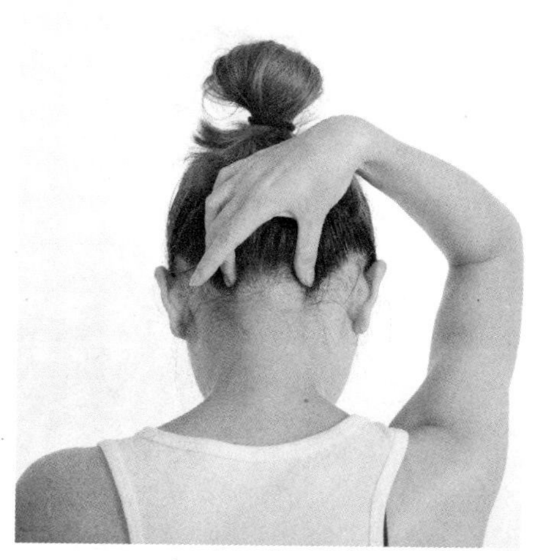

（2）将双手食指和中指分别置于两侧耳后高骨按揉 10 ~ 30 次。

（3）将手指置于后颈根处，沿着颈部两侧向上推至两侧风池穴，重复 10 次。

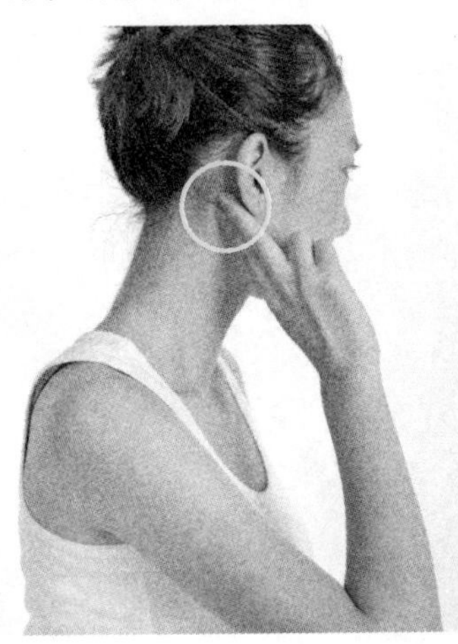
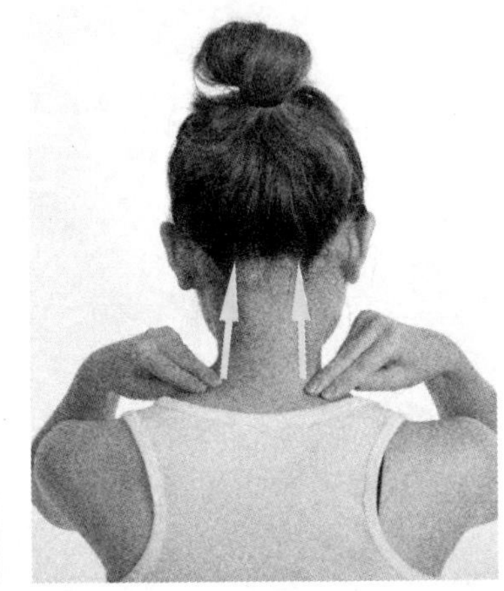

（4）左手掌心托住面部右下颌处，向左方向推，同时右手五指分开置于头后左枕部向右方拉动，反复数次后向相反方向按摩。

（5）双手握拳，将第 2 指关节用力抵住下颌，并慢慢地深吸一口气，右拳沿着颈部向下推，左拳向上顶，移动时用嘴有节奏地呼吸。

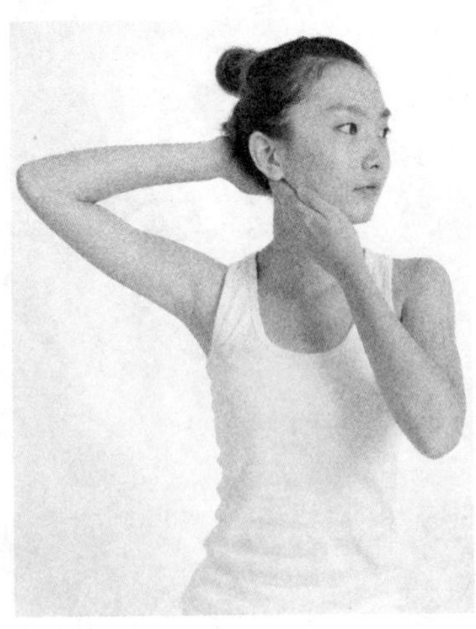
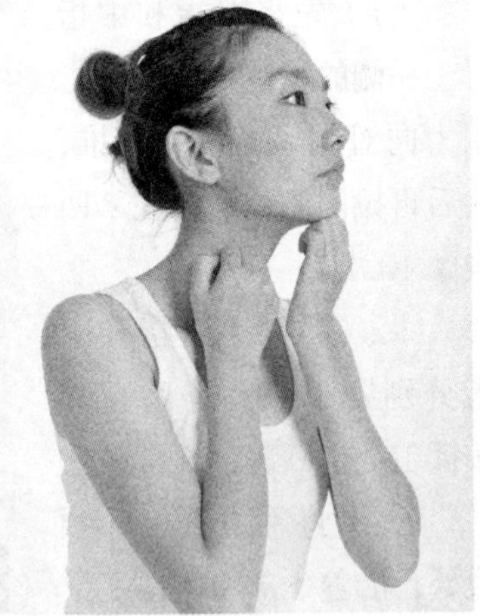

食补小贴士

【苹果通心面】

材料：通心粉 40 克，精瘦肉 35 克，洋葱 30 克，红萝卜 20 克，青豆仁 10 克，花椰菜 50 克，苹果小半个，一茶匙色拉油，一大匙番茄沙司。

做法：

（1）将通心粉煮熟，然后放进冷水中拔凉，再捞起沥干。

（2）将苹果切丁、红萝卜切丁。

（3）将青豆仁和花椰菜烫熟。

（4）再将洋葱切成丝放入烧热的锅中炒香，加肉末炒熟。倒入所有材料拌匀调味即可。

美胸

什么是完美的胸部？许多人都认为，越丰满的胸部越能彰显女人味，可大家不知道丰满胸部的背后也隐藏着“下垂”的隐患，有时甚至还会带来“副乳”的尴尬。也许你会问，难道要想拥有完美的胸部如此不易吗？当然不是，通过按摩能够让胸部重新恢复挺翘的美姿，每次沐浴时按摩效果更佳。

【取穴】膻中穴、天溪穴、关元穴

【方法】

（1）右手食指、中指、无名指和小指并拢，紧贴于锁骨中央，稍用力向下进行推摩，重点按摩膻中穴。待推摩至胸骨底端时，换左手重复相同的动作，双手各交替按摩 10 ~ 15 次。

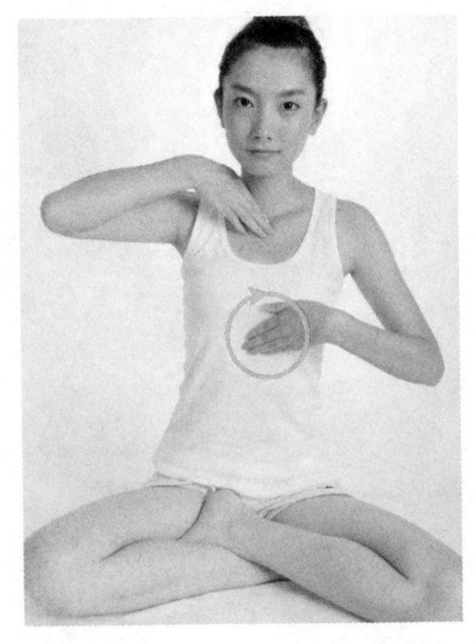

（2）将右手紧贴于左胸上方，左手放在胸部下方的外侧，按着顺时针的方向双手同时做画圆按摩 1 ~ 3 分钟，右侧乳房也用同样的方式按摩。

（3）将右手的食指、中指、无名指、小指并拢，贴于左侧胸肌处，从内向外画圈式按摩，重点在腋下的淋巴结进行按摩。

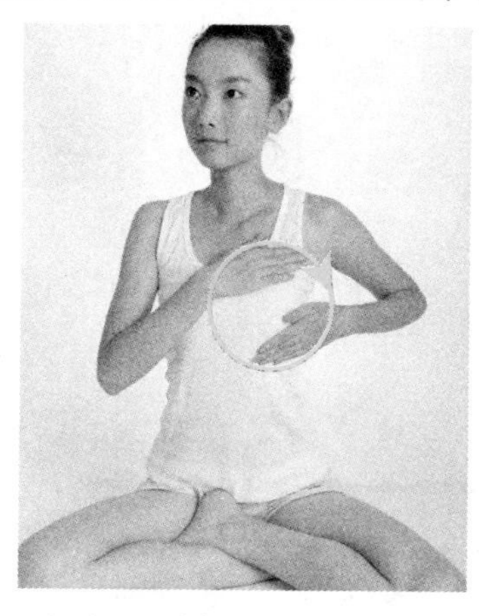
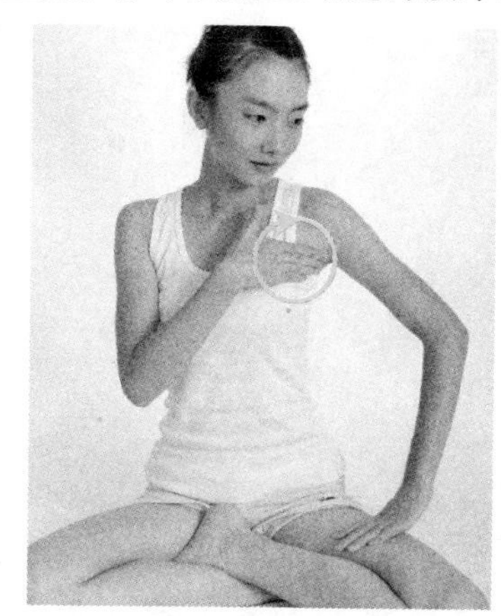

（4）左手托左胸，右手从乳房下侧轻抚提升，在按摩至淋巴结时稍用力，按摩 1 ~ 3 分钟，换右乳重复相同按摩。

（5）按摩完毕后，将双手手掌托住左侧乳房，用手做“顶起—放下”的循环动作 20 ~ 30 次，然后换右侧乳房重复相同动作。

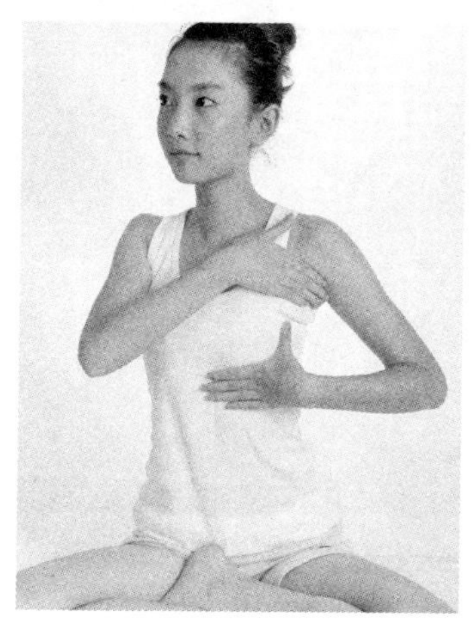
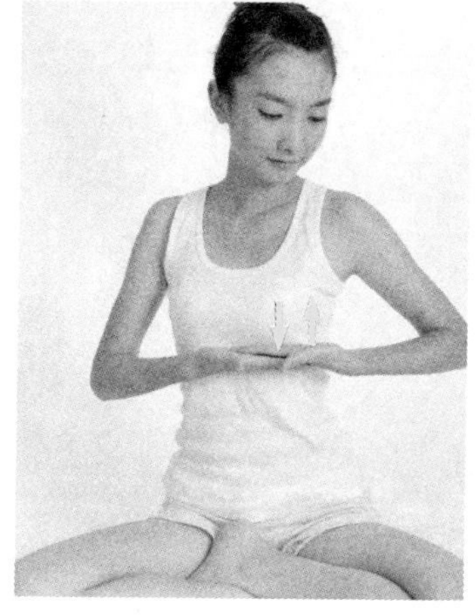

（6）双手食指、中指、无名指和小指并拢，虎口张开，手指相对抵在锁骨中央，手指稍用力，从中间向两侧腋下移动。到达

腋下后再按压回锁骨中间，如此反复10次。

（7）用双手食指、中指和无名指用力均匀地点压关元穴，约2分钟。

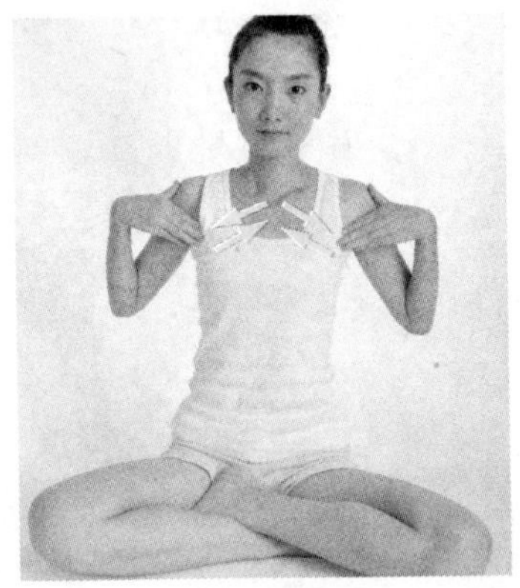

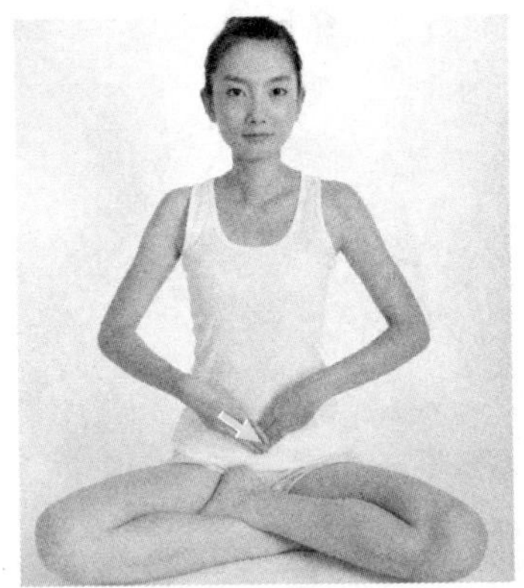

食补小贴士

【木瓜蛋奶糊】

材料：木瓜1/2个，牛奶250毫升，鸡蛋1个，蜂蜜适量。

做法：

（1）木瓜洗净去皮，切块；将牛奶倒入锅中，放入木瓜和冰糖，小火熬至木瓜变软，晾凉备用。

（2）将鸡蛋打散，倒入牛奶中，搅拌均匀后倒入容器中。

（3）将表面的浮沫撇去，盖上保鲜膜，大火蒸15分钟，晾凉食用。

瘦腹

没有人愿意有“大肚腩”，可是美食诱惑让原本平坦、紧致的小腹似乎在一夜之间就长出难看的“游泳圈”。对腹部进行按摩，就是利用各种手法进行推拿、按压、抓捏，改善小腹赘肉、脂肪堆积问题，具有明显的“减腹”效果。

【取穴】中脘穴、天枢穴、关元穴

【方法】

（1）右手平放于腹部肚脐处，左手置于右手上。左手稍用力向下压，双手按照顺时针方向同时进行圆周按摩，按摩30 ~ 50圈，以腹部发热为宜。

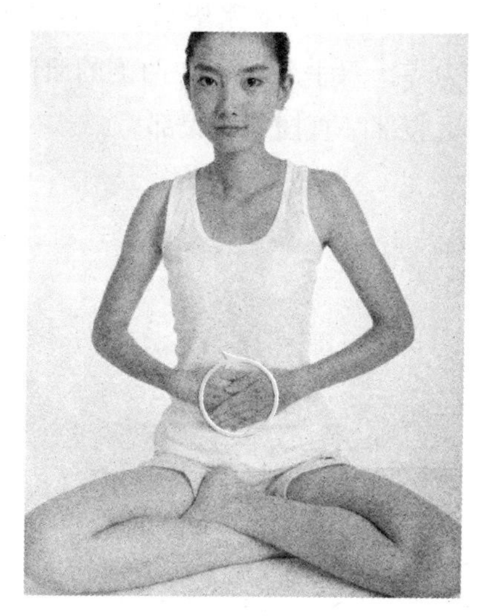

（2）深呼吸数次，双手相叠依次紧贴在中脘穴、天枢穴、关元穴处，双手稍用力按照顺时针和逆时针方向按揉30 ~ 50圈，按摩完毕后，再用拇指依次按揉上述穴位各1分钟。

（3）将双手手掌分别置于两肋下剑突中央处，手指张开，指间的距离与肋骨的间隔相等。将右掌向左推至身体左侧，再将左掌向右推至身体右侧，两侧各交替分推 10 次。

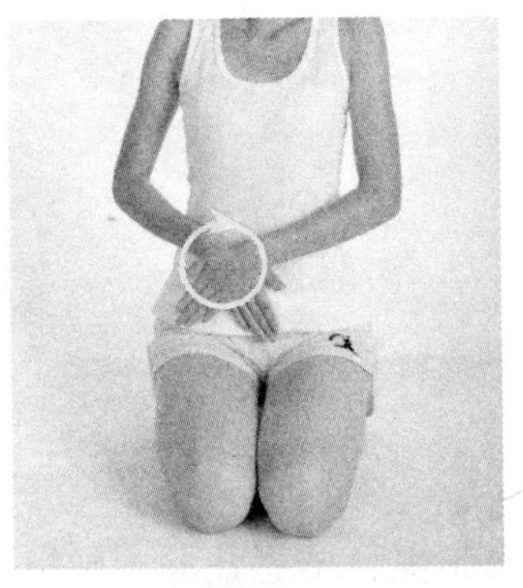

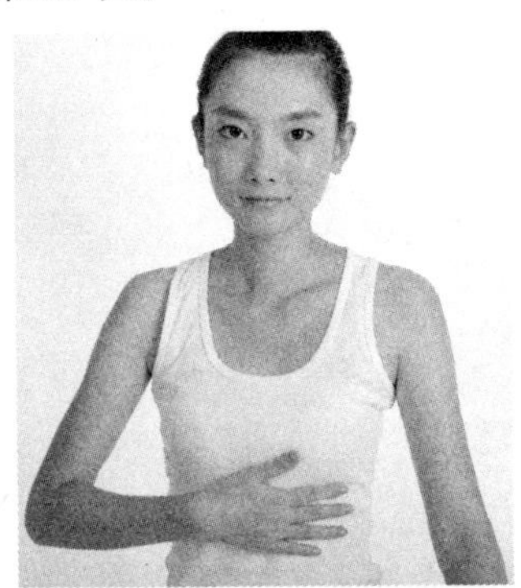

（4）将双手叠放置于剑突下中央位置，稍用力沿着腹部中线向下推至下腹，再从下腹推回剑突下，重复1分钟。

（5）双手叠放置于下腹部，按照顺时针的方向做圆周按摩 1 分钟，以腹部皮肤发红发热为宜。

（6）按摩完毕后，以腹部中线为界，双手分别捏住两侧的肌肉，从上腹部一直捏到下腹部。

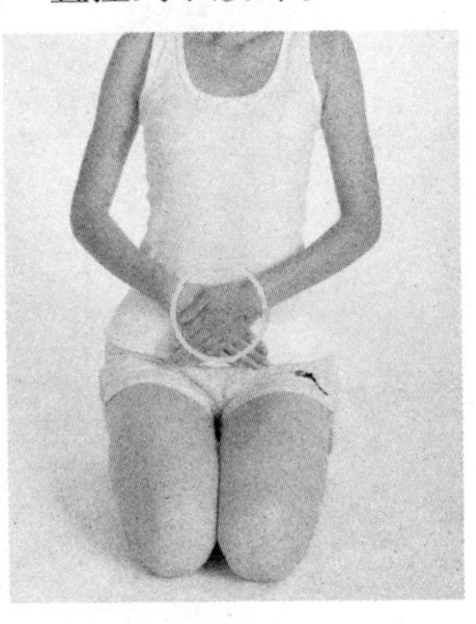

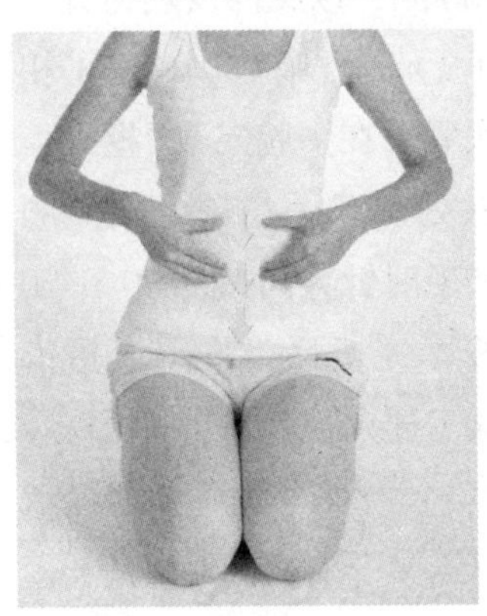

食补小贴士

【椒糜蘑菇】

材料：蘑菇250克，大红甜椒2个，红色小辣椒3个，花椒数粒，盐、生抽、香油各适量。

做法：

（1）材料洗净，甜椒、小红辣椒去蒂、去籽，剁成肉糜；蘑菇撕小朵，蒸熟备用。

（2）锅中热少许油，放入花椒，香味溢出后弃之，放入甜椒糜翻炒，调入盐、生抽。

（3）将炒好的甜椒糜均匀地铺在蘑菇上，滴少许香油即可。

瘦 腰

腰部纤细可以完美地体现女性曲线美，能够将小腹衬托得更性感，使臀部显得圆润。相反地，臃肿的腰部只能遮盖住迷人的小腹和翘美的臀部，让“S”形曲线彻底崩塌，不管用多么宽松的上衣遮掩，也都会显得臃肿。

【取穴】腹结穴、京门穴、志室穴

【方法】

（1）将双手同时置于腰部的一侧，虎口张开捏住腰部肌肉，稍用力由外向内的拿捏、推压，时间大约是1分钟，换另一侧重复相同动作。

（2）将双手拇指按在腹结穴上，稍用力揉2分钟。

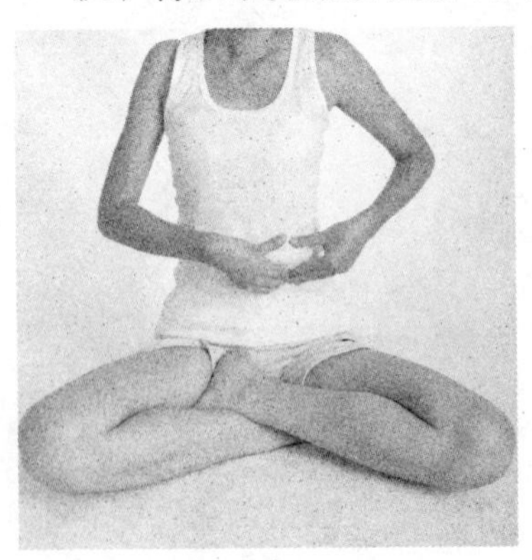

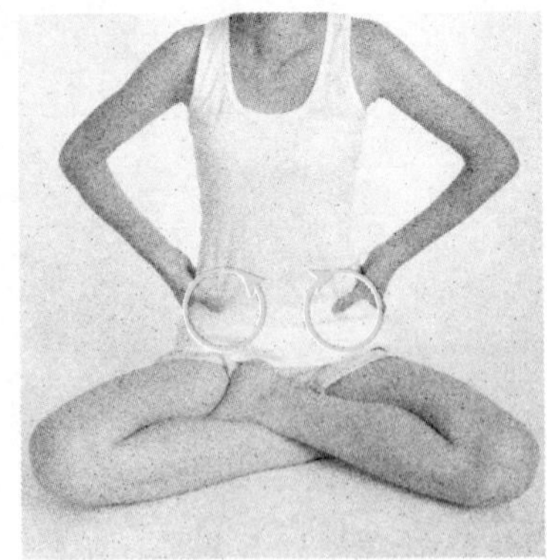

（3）依次按揉京门穴、志室穴各 1 分钟。

（4）环绕腰身沿着带脉（腰部最细处），用双手按揉、抓捏数圈。按揉、抓捏的幅度应小一些，保证每一处肌肉都得到充分的“锻炼”。

（5）将双掌置于后腰肌肉与腰椎的衔接处，掌心紧贴皮肤，稍用力斜下将腰部肌肉推挤至后腰中间，以皮肤发红发热为宜。

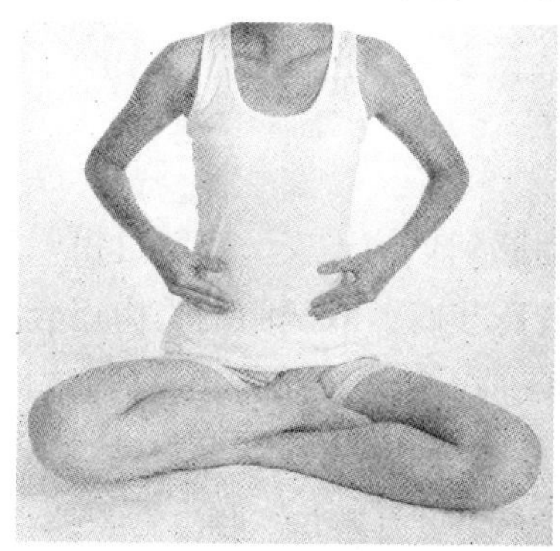

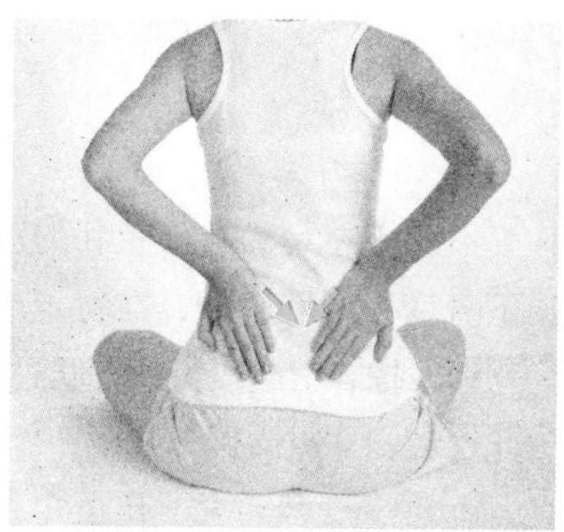

食补小贴士

【橙汁香蕉球】

材料：橙子 1 个，香蕉 2 根，蜂蜜适量。

做法：

（1）橙子用盐水洗净后，将果肉与果皮分离，果肉搅碎，调入蜂蜜。

（2）将香蕉挖成球状，放入盘中，浇上蜜橙汁，然后将橙皮切成细丝，撒在香蕉球上即可。

瘦腿

不少人总是为自己粗壮的双腿感到烦恼不安，双腿过粗不仅让下身变得肥胖臃肿，在行走或者跑步时，双腿间的赘肉还会因为互相摩擦，引起皮炎等皮肤过敏反应，给生活带来很大的影响。因此给大腿“减减肥”成了一件迫在眉睫的事情。

【取穴】风市穴、伏兔穴、委中穴、血海穴、殷门穴

【方法】

（1）坐位，双腿自然放松，膝盖微微弯曲，用双手大拇指从膝盖向大腿方向按压 5 ~ 10 次。

（2）虎口张开拇指向下，有节奏地按压大腿两侧的部位，重点按压风市穴和伏兔穴，每个穴位各按压 2 分钟。

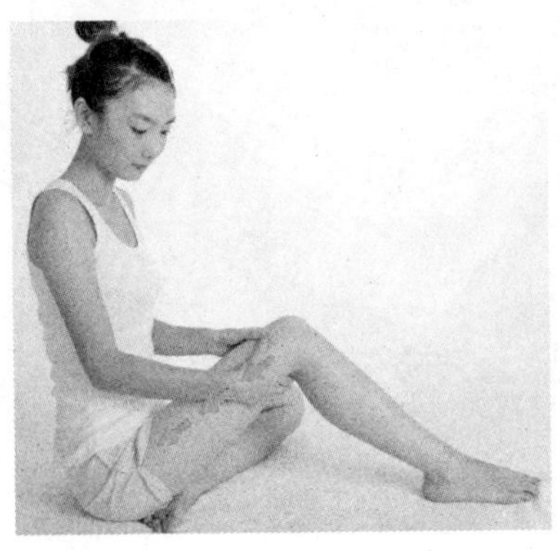

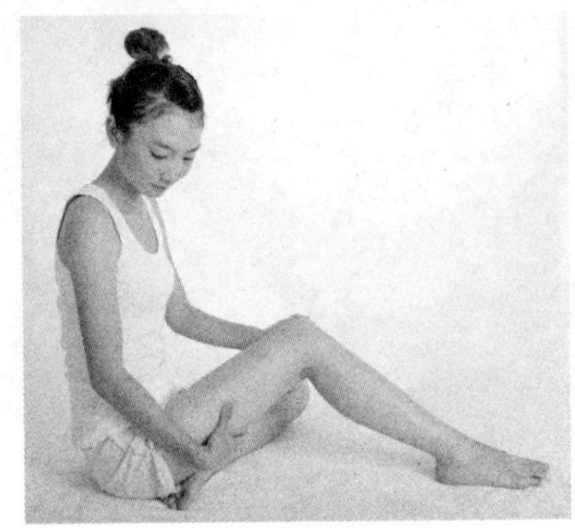

（3）四指向下，虎口张开，与拇指一同握住膝盖处，有节奏地向上按压推挤，重点按揉委中穴、血海穴、殷门穴，每个穴位各按压 2 分钟。

（4）盘坐，左腿向前伸，使脚掌平放于地面，膝盖屈至 60° 。将一块浸过水的毛巾扭成麻花状，从膝盖开始向大腿根处稍用力向上推拉，推拉幅度要小一些。大腿前侧推拉完毕后，后侧、外侧、内侧重复相同动作，最后换另一条腿按摩。

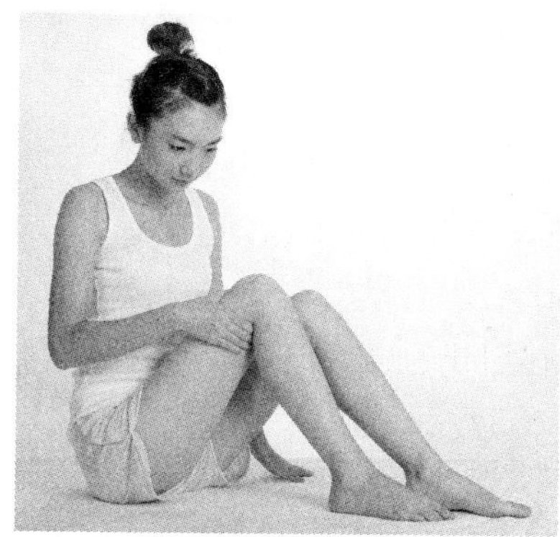

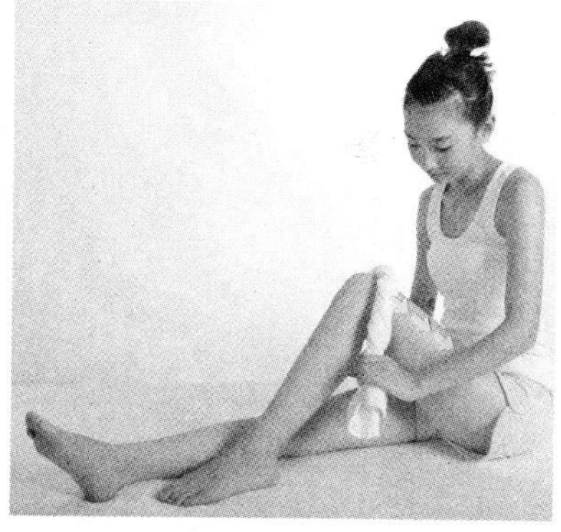

食补小贴士

【紫菜豆腐油菜汤】

材料：油菜 300 克，紫菜 10 克，豆腐 1 块，黑木耳 2 朵，黑芝麻、盐、鸡精、香油各适量。

做法：

（1）材料洗净，油菜切段，豆腐切块，木耳泡发后切丝。

（2）将木耳、紫菜入锅，加水煮 4 分钟，然后放入油菜、豆腐续煮 3 分钟，最后调味、撒黑芝麻即可。